肠内营养护理
理论、实践与管理创新

主编◎常健 林雷 陈兰

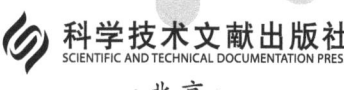

·北京·

图书在版编目（CIP）数据

肠内营养护理：理论、实践与管理创新 / 常健，林雷，陈兰主编. —北京：科学技术文献出版社，2025.4
ISBN 978-7-5235-1150-3

Ⅰ.①肠…　Ⅱ.①常…　②林…　③陈…　Ⅲ.①临床营养—导管治疗　Ⅳ.① R459.9

中国国家版本馆 CIP 数据核字（2024）第 040714 号

肠内营养护理：理论、实践与管理创新

策划编辑：王黛君　责任编辑：王黛君　宋嘉婧　责任校对：张吲哚　责任出版：张志平

出　版　者	科学技术文献出版社
地　　　址	北京市复兴路15号　　邮编　100038
编　务　部	（010）58882938，58882087（传真）
发　行　部	（010）58882905，58882870（传真）
邮　购　部	（010）58882873
官方网址	www.stdp.com.cn
发　行　者	科学技术文献出版社发行　全国各地新华书店经销
印　刷　者	北京厚诚则铭印刷科技有限公司
版　　　次	2025年4月第1版　2025年4月第1次印刷
开　　　本	710×1000　1/16
字　　　数	355千
印　　　张	25.75
书　　　号	ISBN 978-7-5235-1150-3
定　　　价	88.00元

版权所有　违法必究

购买本社图书，凡字迹不清、缺页、倒页、脱页者，本社发行部负责调换

编委会

主　编：常　健　林　雷　陈　兰
副主编：董向燕　贾　磊　张　仲
编写秘书：汪倩倩
审　订：张玲娟

编写人员（按姓氏拼音排序）

　　　　常博典　窦雯玥　范宽华　龚晓媛　顾李妍
　　　　胡慧宇　李梦雪　李雪莲　梁红梅　沈玮昶
　　　　沈　仙　苏莉青　苏　雅　孙维瑾　王　辉
　　　　王　妹　杨红艳　姚叶英　叶丽钦　张　洁
　　　　张雨萌

主编简介

常健，博士、MBA、主任护师、教授、硕士研究生导师、上海交通大学医学院附属第一人民医院护理部（北）主任、中国老年医学学会医疗照护分会常务委员、上海市护理学会护理人文专业委员会副主任委员。从事护理工作20年，主要研究方向为围手术期护理、营养支持、护理管理等，主持省部级课题2项、局级课题10项，发表核心期刊论文20余篇、SCI收录论文12篇，获得专利7项，参编专著9本。入选上海青年护理人才培养资助计划、上海交通大学护理学科带头人等人才项目，曾获抗击新冠肺炎疫情全国三八红旗手、上海市左英护理奖、上海好护士、上海市护理工作改进成果奖等荣誉。

林雷，博士、主任医师、复旦大学附属华东医院心血管外科主任、院应急医疗队队长。兼任中华医学会上海心血管外科分会委员、中国医师协会上海心血管外科分会委员、上海康复医学会重症康复专业委员会副主任委员、上海市医疗事故鉴定专家组委员、司法部上海医患纠纷调解办公室专家组委员、中国极地考察医疗保障专业委员会委员。从事心胸外科临床工作30余年，主要专业方向为心血管疾病的外科治疗，包括常规开胸和介入微创手术；亦专注于围手术期处理、危重症抢救、营养支持等。参与市科委等各级课题多项，发表核心期刊论文20余篇，获得专利2项，翻译、参编专著3本。曾荣获院先进工作者、优秀共产党员、上海市抗震救灾先进个人、南极科考优秀队员等奖项。

陈兰，博士研究生在读、主任护师、硕士研究生导师、上海交通大学医学院附属第一人民医院护理部（南）副主任、上海市护理学会第十二届理事会重症监护专业委员会副主任委员、中国医学装备协会医院物联网分会第一届常务委员、中国医学装备协会医院物联网护理分会智慧护理专业委员会副主任委员。在营养领域主要致力于重症患者的营养照护,探索重症患者肠内营养喂养不耐受潜在危险因素,建立风险预测模型并验证,发表学术论文 20 余篇,主持课题 5 项,作为副主编参编专著 3 本。入选上海市首批青年护理人才培养资助计划,获 2023 年中华护理学会杰出护理工作者、上海交通大学医学院三八红旗手等荣誉。

序

营养学是一门古老而又年轻的学科。自从有了人类，就有了营养活动。远古时代人类居住在山林和洞穴，靠捕鱼、打猎、采集食物谋生，在与自然的搏斗中，经受了猛兽的伤害和恶劣环境的摧残，逐渐形成"自我保护"营养意识。例如，学会钻木取火后，远古人类认识到吃熟食可减少胃肠道疾病的发生。从古至今，营养与人类的生存息息相关，营养护理更是与食物、环境、健康等密不可分。

为患者提供基本的营养支持与生命照护一直是护理工作的重点。第二次世界大战前后，中心静脉营养还未兴起，肠内营养在临床占据主导地位。20世纪70年代，随着肠内营养液的问世及输注系统的研发，肠内营养临床应用更趋完善。20世纪90年代，肠内营养在我国临床应用广泛，相关技术及制剂、途径、辅助用具研究等方面都取得了显著进步，已成为临床治疗中不可或缺的组成部分。

临床肠内营养的快速发展给护理工作带来了机遇与挑战，从营养风险筛查到营养评估，多途径肠内营养通道的建立，以及并发症观察、识别与处置，营养疗效监测与评价，护理人员参与各个环节并发挥重要作用。然而，目前我国营养领域的护理专科人才储备不足，迫切需要加强对临床一线护理人员在营养支持相关理论、实践和管理等方面的培训，促进临床营养专科护理水平的提升。

常健主任等主编的《肠内营养护理：理论、实践与管理创新》一书，结合了当下指南、共识及临床实践，重点介绍肠内营养理论、置管方法、技术革新、管理创新等方面的先进理念和方法，对临床医护人员具有很好的指导作用，也可作为临床营养专科护士的培训教材。

随着肠内营养支持研究的不断拓展，营养护理必将取得长足的发展，营养专科护理队伍将不断壮大，为更多患者解决临床营养问题。

（签名）

主任护师，教授，博士研究生导师
长海医院临床护理学教研室主任、学科带头人
上海市老年护理管理质控中心主任
中华护理学会老年护理专业委员会副主任委员
全军护理专业委员会副主任委员
上海市护理学会营养支持专业委员会主任委员

前 言

利用食物中的营养成分维持生命及治疗疾病，在我国已有悠久历史。随着现代医学发展，临床营养学作为营养学的重要分支，已成为20世纪医学的主要成就之一。随着基础研究与临床应用研究的不断深入，临床营养治疗已成为患者治疗措施中不可或缺的组成部分，在医院工作中处于不容忽视的地位。临床营养治疗的发展也推动着临床营养护理学不断向前发展，目前营养学术团体相继成立，护理指南及专家共识也相继发布，均有效推动临床营养护理学科不断前行。

然而临床实践中患者实际营养需求尚未得到很好的满足，医护人员的营养知识与储备有待更好提升。为认真贯彻落实《国民营养计划(2017—2030年)》文件精神，进一步提高各级护理人员肠内营养护理理论水平与操作技能，提升各级医疗机构肠内营养的护理管理水平，我们编写了本书。

本书以"健康中国"国家战略为引领，以患者和临床实际需求为导向，以与临床实际紧密配合为出发点，从理论、实践及管理三大方面进行阐述，内容涵盖胃肠道生理解剖，营养代谢与吸收，营养风险筛查，肠内营养途径选择与建立，营养制剂的确定与应用，并发症的识别、预防及处理，特殊人群的营养支持，肠内营养的置管及辅助技术，营养护理团队的建立，营养相关的伦理问题等，以期为广大护理人员及患者带来福利与帮助。

本书具有一定的科学性、适用性和全面性，具有一定的临床指导意义。

本书编者均为长期从事肠内营养护理领域的专家，有着丰富的理论、实践及管理经验。全体编者秉持科学、严谨、规范的态度编写本书，在此，向各位编者和所有支持本书的同人表示真挚的感谢！

因时间紧迫,加之学识水平有限,本书中难免有不足之处,敬请广大读者批评指正,不吝赐教。

上海交通大学医学院附属第一人民医院

目 录

导　论 …………………………………………………………………… 1

理论篇

第一章　胃肠道生理与营养学基础 …………………………………… 14
　　第一节　胃肠道的生理解剖 ………………………………………… 14
　　第二节　胃肠道黏膜屏障 …………………………………………… 21
　　第三节　胃肠道的运动 ……………………………………………… 24
　　第四节　营养的代谢与吸收 ………………………………………… 26

第二章　营养风险筛查与状况评价 …………………………………… 28
　　第一节　营养风险筛查 ……………………………………………… 28
　　第二节　营养状况评价 ……………………………………………… 35
　　第三节　肠内营养代谢研究 ………………………………………… 45

第三章　肠内营养制剂 ………………………………………………… 53
　　第一节　肠内营养制剂的分类 ……………………………………… 53
　　第二节　各类制剂的特点与应用 …………………………………… 56

第四章　特殊医学用途配方食品 ……………………………………… 66
　　第一节　概述 ………………………………………………………… 66
　　第二节　特殊医学用途配方食品的分类 …………………………… 67
　　第三节　特殊医学用途配方食品的保存与管理 …………………… 84

第五章　肠内营养支持途径与方式 ·············· 87
第一节　肠内营养支持途径 ·············· 87
第二节　肠内营养输注方式 ·············· 104
第三节　肠内营养支持时机 ·············· 107

第六章　特殊人群的肠内营养支持 ·············· 110
第一节　儿童的肠内营养支持 ·············· 110
第二节　孕妇的肠内营养支持 ·············· 120
第三节　老年患者的肠内营养支持 ·············· 131
第四节　肿瘤患者的肠内营养支持 ·············· 144
第五节　危重患者的肠内营养支持 ·············· 150
第六节　围手术期患者的肠内营养支持 ·············· 154

第七章　肠内营养并发症与防治 ·············· 161
第一节　常见并发症 ·············· 161
第二节　并发症的监测与预防 ·············· 181

实践篇

第八章　鼻胃管的置入与护理 ·············· 188

第九章　鼻十二指肠管的置入与护理 ·············· 194

第十章　鼻空肠管的置入与护理 ·············· 207

第十一章　胃空肠造口置管及其护理 ·············· 215
第一节　胃空肠造口置管的历史与发展 ·············· 215
第二节　胃造口术的概念与发展 ·············· 217
第三节　胃造口置管条件 ·············· 235
第四节　胃造口置管前的准备工作 ·············· 237

第五节　胃造口置管过程 …………………………………… 240

第六节　胃造口置管操作流程中的并发症 …………………… 250

第七节　胃造口置管后常见并发症的处理 …………………… 256

第八节　胃造口置管的护理常规 ……………………………… 258

第九节　胃造口术后的居家护理 ……………………………… 262

第十节　胃造口置管应急预案 ………………………………… 268

第十一节　空肠造口术 ………………………………………… 272

第十二节　经皮颈部穿刺食管造口置管术 …………………… 284

第十二章　腹腔压力的监测 …………………………………………… 287

第十三章　肠内营养置管的辅助技术 ………………………………… 293

第十四章　肠内营养操作的辅助用具 ………………………………… 297

管理篇

第十五章　肠内营养专科团队的组建 ………………………………… 304

第一节　团队成员的架构与管理、培训与培养 ……………… 305

第二节　医院档案建立与管理 ………………………………… 308

第三节　互联网医院 …………………………………………… 309

第四节　开业护士及护士处方权 ……………………………… 316

第十六章　肠内营养的管理 …………………………………………… 321

第一节　肠内营养的质量控制 ………………………………… 321

第二节　肠内营养的安全管理 ………………………………… 327

第十七章　肠内营养支持的供给情况及特点 ………………………… 338

第一节　肠内营养支持现状 …………………………………… 338

第二节　临床肠内营养支持 …………………………………… 348

第三节　家庭肠内营养支持 …………………………………………… 356

第十八章　肠内营养相关的健康科普教育 …………………………… 367

第十九章　肠内营养相关的伦理学问题 ……………………………… 374

附　　录 ……………………………………………………………… 386

参考文献 ……………………………………………………………… 392

导　论

人类通过进食来获取营养、保障生存，然而在患病和某些特殊生理状态下，许多人无法完成进食行为。正常人的胃肠道，其功能主要是将进入消化道的食物进行一系列的消化、解毒，并从中吸收营养，获得足够的热量和氮源，进而维持人体内环境水、电解质及酸碱的平衡，满足机体代谢的需要，加速组织的修复。然而，在人体患病后，呕吐、腹泻、厌食、吞咽困难等使人体内的激素及内环境发生紊乱。20 世纪 60 年代，临床营养支持疗法诞生，包括以静脉供给为特点的肠外营养和经胃肠道提供营养的肠内营养，患者不能进食时，通常用这两种方式来满足患者的营养需要。

一、肠内营养的意义

肠内营养是经口服或管饲来提供各种营养素的临床营养方法，将一些只需化学性消化或不需消化就能吸收的营养液通过口服或管饲注入患者的胃肠道内，从而为患者提供所需要的营养素。

肠内营养的应用优势是在不断实践探索中检验出来的。20 世纪 70 年代，选择营养支持途径的金标准是"当患者需要营养时，首选肠外营养"，直到 20 世纪 80 年代，免疫学的研究有较大的发展，人们认识到肠黏膜具有屏障功能，且肠黏膜细胞需要与食糜直接接触才能增殖、生长，虽可用谷氨酰胺双肽，但效果不及肠内营养。为了维护肠黏膜的屏障功能和肠道的免疫作用，人们转而重视肠内营养的作用，选择营养支持途径的金标准更改为"当肠道有功能且能安全使用时，使用它"。不过应激患者的分解代谢明显增加且代谢紊乱、胃肠功能不正常，从胃肠道补给需要的能量与营养物质尤为困难。通过实践发现，肠黏膜功能的维护达到 40%～60% 即具有维护肠黏膜屏障的效果，并不需要按机体预计的全量来给予，供给的营养量过多反而导致机体不能代谢利用。所以当时就有低热量即按 83.68～104.6 kJ/（kg·d）供给的理念。但是经过一段时间的实践发现，低热量营养供给的时间稍长所产生的负平衡将增加并发症的发生率。因此营养支持途径选择的金标准再次更改为"全营养支持首选肠内，肠内与肠外联合应用"。全肠内营养具有以下优点：①可改善和维持肠道黏膜细胞结构与功能的完整性，保持胃肠道固有菌群的正常生长，降低细菌移位的发生率；②刺激消化液和胃肠道激素的分泌，促进胆囊收缩、胃肠蠕动，减少肝胆并发症的发生；③与肠外营养相比，肠内营养能提高患者免疫力，减轻全身炎症和分解代谢反应，降低肠通透性及高血糖发生率；④在同样热量和氮水平的情况下，应用肠内营养者体重的增长和氮潴留均优于应用肠外营养者；⑤技术操作与监测简单，并发症少，费用低。因此在肠道有功能且能安全使用时，应优先使用全肠内营养。

但是处于下列情况的患者禁用或慎用全肠内营养：①年龄不超过 3 个月的婴儿不能耐受任何高渗膳食的喂养，即使加以稀释，也会引起电解质紊乱；②肠道很短的急性患者不应立即行全肠内营养，而应在全肠外营养支持 4～6 周后缓慢过渡到全肠内营养；③胃或肠切除术后早期；④处于严重应激状态、麻痹性或完全性肠梗阻、重症急性胰腺炎急性期、上消化道出血、腹膜炎、顽固性呕吐或严重急性腹泻者；⑤空肠造瘘的患者，如缺乏足够的小肠吸收面积，无论从上端或下端喂养均有困难；⑥症状明显的糖尿病、接受大剂量类固醇药物治疗及糖耐量异常的患者；⑦严重吸收不良综合征及长期少食、衰弱的患者，在肠内营养以前应先给予一段时间的肠外营养，以改善其小肠酶的活力及肠黏膜细胞的状态；⑧无明显肠内营养适应证的患者；⑨休克患者。

二、肠内营养的历史与发展

2018 年欧洲肠外肠内营养学会（European Society for Parenteral and Enteral Nutrition, ESPEN）发布的《重症临床营养指南》建议，对于能够耐受肠内营养的危重患者而言，无须额外的肠外营养支持。肠内营养来源于太空饮食，从最原始的将食物打成原浆灌进肠胃，转变为将食物研磨成粉制成密度更高的工业匀浆，以便计算营养值。营养素制剂是在配制间利用电子秤称量呈粉状的营养素，在用水调和后被均匀地倒入各种容器中所制成的。对于那些能够自主进食的患者，营养素制剂将被倒入塑料小盒中，方便患者取用；而对于那些吞咽困难的患者，营养素制剂则会被灌入点滴瓶中，利用鼻饲送至患者胃肠部。营养素制剂的配制环境要求严苛，配制间需要达到30万级的空气净化标准，每份营养素制剂都要留样保存48 h。一些患者可能因急性或慢性疾病入院，在住院期间开始接受肠内营养，且出院回到家庭或社区后，需要继续进行肠内营养支持，即家庭肠内营养。广泛的商业配方营养素种类实现了家庭肠内营养个性化的治疗，并能达到患者能量和蛋白质的目标摄入量。

肠内营养的历史可追溯到公元前1500年，那时古埃及人已有每月行营养性灌肠3天以保持健康的习惯。在古希腊，医生们已懂得用酒、乳清、牛奶行灌肠治疗腹泻。之后相当长的一段时期内，经直肠滴注营养成为给患者补充营养的重要方法。最先是对一些不能进食的患者进行直肠滴注，滴注的营养液多为牛奶、肉汤、菜汤、酒、麦粉液等，以此满足营养需要和保持大便通畅。直肠滴注法虽能提供人体需要的水、盐、葡萄糖和等渗氨基酸，但易刺激直肠且不能完全满足患者的需要。1882年，Bliss发现以往文献中已有400多例患者行直肠营养，所用营养液多为鸡蛋汤、牛肉汤、牛奶、白兰地酒等。进入20世纪后，人们对消化生理结构逐渐认识，发现小肠是营养物质吸收的主要场所，主要功能是吸收水分和充当贮器。1913年，Myers对当时经直肠营养的状况进行总结后，指出食物只有在被分解成基本构成单位后才能被吸收，结肠能吸收一定量的游离氨基酸、葡萄糖、无机盐等。1939年，著名外科学家、外科营养治疗的创始人Jonathan Rhoads观察了狗孤立肠袢对氨基酸的吸收情况，发现2 h后小肠袢可吸收供给量的50%，而结肠袢仅吸收25%，他认为在静脉应用碳水化合物联合结肠灌注氨基酸以满足机体蛋白质需要的方式是可行的。尽管如此，经直肠营养在20世纪初并未得到更大的发展及广泛接受，原因是其违背了消化吸收生理原理，营养素利用率低，操作不便，患者不易接受。20世纪40年代后，经胃肠营养及静脉营养得到了较大发展，且临床效果得到肯定，明显优于经直肠营养。第二次世界大战期间，人们才逐渐开始进行经周围静脉或上胃肠道来维持营养的研究，避免了经直肠营养的许多缺点，由于第二次世界大战前后中心静脉营养还未兴起，所以胃肠内营养与周围静脉营养相比，胃肠内营养尤为被临床重视。第二次世界大战以后，经直肠营养在临床上已基本无人采用。

经上消化道行肠内营养的历史远短于经直肠营养，其开始阶段主要是将导管插至咽部或食管内行营养液灌注。12世纪中期，Averzoar首先采用银质或锡质导管置于食管麻痹患者的食管内输注液体。1598年，威尼斯医生Capivacceus用一端系有动物膀胱的导管插入患者食管内灌注营养液，开创了肠内营养的先河。1617年，Fabricius ab Aquapen-dente采用圆锥形银质漏斗，与另外一套有羊肠的银质鼻管相连，经鼻孔插入鼻咽部，以灌注营养物质治疗破伤风患者。1646年，Von Helmont制造出一种柔软的皮管，此管较金属导管更适合患者应用。1801年，larrey采用橡胶导管置于食管内，给受伤士兵灌注肉汤和酒，经15天喂养后，患者精力与体力都有改善。19世纪后叶，许多医生报告了经鼻插管至咽部或食管内行肠内营养的结果。1859年，Nesbitt在英国医学杂志上发表论文，详细介绍了应用可弯曲或金属导管插入食管内灌注液体食物行胃肠内营养的方法。1869年，Tement报道了发热患者，尤其是斑疹伤寒患者行食管内置管喂养的结果，其所用导管为弹性橡胶管。1876年，Clement Dukes报告将液体盛于瓶中悬挂起来连接橡皮管经重力滴注行食管内喂养。1917年，Moore报道1例经鼻食管喂养长达21年7个月的病例，每日供给热量8845 kJ（2114 kcal）、蛋白质94 g、碳水化合物231 g、脂肪100 g，分3次给予，患者死亡时为84岁。这是当时经肠内营养时间最长的病例报道。

将导管插入胃内行肠内营养始于1790年，由John Hunter首先采用。当时，有位50岁的男性脑卒中患者，右侧偏瘫、吞咽肌麻痹，不能进食。Hunter设计了一条采用鳗鱼皮和鲸鱼骨制成的导管，一端连接动物膀胱，另一端插入患者胃内，每日注入2次营养物质，5周后患者恢复进食功能。此例患者的治疗成功，加之 Hunter 的崇高威望，立即使管饲营养受到重视与信任。19 世纪后，向胃内插管行胃肠减压及洗胃已得到较为普遍的应用，这对胃内喂养的发展起到了推动作用。在英国，用胃管行管饲维持精神疾病患者营养状况的方式被广泛应用，不过所用导管直径较大且不能弯曲。1851 年，Reeve 报道胃内管饲时可发生胃裂伤和误吸，操作时应耐心细致。1884 年，美国的 Millard 在纽约医学杂志上发表了一系列论文详细介绍了经口胃内置管提供营养的方法，观察到可使结核病患者及其他营养不良的患者体重增加。Fmemett Holt 在 1894 年和 Morrison 在 1895 年分别报告了儿童行胃内喂养的结果。1952 年，Wagner 等建议用聚乙烯为材料制作喂养管，之后人们又相继制作出硅胶、聚氨酯等材料的导管。这些导管口径较细，质地柔软，有的不透 X 线，对肠内营养的发展起到了较大的推动作用。

将营养液注入小肠行肠内营养，在 20 世纪以前很少采用，原因是置管技术不完善及对消化吸收生理过程缺乏了解。进入 20 世纪后，这方面取得较大进步。1910 年，Max Einhorn 首先提出了十二指肠肠内营养的概念。他设计了一种远端附有 10～20 g 金属小囊的十二指肠橡皮管，置于胃内，然后让其随胃蠕动排入十二指肠内，灌注营养液。所用膳食为牛奶或是牛奶和打碎的鸡蛋，另外加糖。每次给予 303 g 缓慢注入，从上午 7 时至晚 9 时每 2 h 一次，每次喂养后用少量盐水冲洗导管。1914 年，Pilcher 注意到当向十二指肠注入营养液速度过快时，可出现虚脱、出汗、脉搏加快、呼吸急促、上腹不适，甚至晕厥的表现，所以他强调输入 303 g 营养液的时间不应少于 25 min，必要时行胃肠减压引流。1918 年，Anderson 首次报告胃手术后早期行空肠喂养，他采用 Rehfuss 胃十二指肠管，手术时将管端经胃空肠吻合口放于空肠内，术后早期开始灌注由陈化牛奶、葡萄糖、乙醇组成的营养液。1939 年，Stengel 和 Ravdin 将两条导管捆在一起，一条较长，另一条较短，经鼻插入胃内。手术时，将长的导管放于空肠内，而短管置于胃内，前者行肠内营养，后者行胃肠减压。同年，Abbott 和 Rawson 介绍了经同心双腔管行胃肠手术后肠内营养的经验，此种导管在以后被广泛采用。1944 年，Co Tui 等对胃次全切除术后患者经双腔管行空肠营养，发现可使患者获正氮平衡、体重增加，并减少住院时间。1952年，Falls等首先采用管端封汞的聚乙烯管，以利于进入空肠。1954年，Pareira等报告了240例患者近7000 d的肠内营养经验，对管饲的适应证、膳食组成及喂养方法做了详细介绍。1959年，他又出版了一本专著 *Therapeutic Nutrition with Tube Feeding*，回顾了肠内营养的历史，总结了临床应用经验，提出了几项管饲营养的原则：应用细口径喂养管，开始时灌注稀释的营养液及连续滴注。这些原则仍沿用至今。20世纪60年代以后，随着要素膳的发明和临床应用成功，经肠营养取得巨大发展。人们相继发明各种不同材料制作的鼻肠喂养管，许多医生对经肠营养的效果亦进行了深入研究，使其适应证大为拓宽。1981年Moss创用三腔鼻胃气囊管，1985年Nelson创用四腔二囊管，这为腹部手术后早期肠饲营养提供了更大便利。

消化道造口是肠内营养置管的重要技术，尤其是对需要较长时间营养支持者，此种技术的最早应用可追溯到19世纪初。1839年，法国外科医生Charles Sedillot施行了首例胃造口术，但患者死于腹膜炎。1853年，他又施行了第二例，但患者仍然死亡。直到1876年，Verneuil为一患食管狭窄的17岁男孩进行了第一例成功的胃造口术。Sedillot及Verneuil所施行的胃造口均为浆膜管式胃造口术。1891年，Witzel创用了一种浆膜隧道式胃造口术（现称为Witzel胃造口术）。1894年，Stamm创用以导管为中心浆膜荷包缝合胃造口术（Stamm胃造口术）。1896年，Marwedel对Witzel胃造口术进行了改进，创用了浆膜下隧道式胃造口术（Marwedel胃造口术）。进入20世纪后，永久性（黏膜管式）胃造口术得到了发展。1901年，Depage施行了首例永久性胃造口术，1913年，Janeway进一步改进了Depage创用的方法，形成了Depage-Janeway胃造口术。之后，人们又创用了多种永久性胃造口的方法，但是目前极少采用。20世纪60年代以后，纤维内镜技术有了很大发展，Gauderer等利用此技术于1980年创用了经皮内镜胃造口术。此种方法无须外科手术，操作简便，一经问世即受到广泛欢迎，极大地推动了肠内营养的发展。

空肠造口的历史要晚于胃造口术。1858年，Wilhelm Busch报告一例被公牛抵伤后形成空肠瘘，经该瘘口灌注鸡蛋汤、肉汤等营养液的患者。这是医学历史上的首例空肠喂养。1878年，Surmay施行了第一例空肠皮肤造口术。1885年，Gould为一例胃癌患者进行了空肠造口术，术后经造口行肠内营养。1892年，Maydle创用了Roux-en-Y空肠皮肤造口术。以上空肠造口均为永久性造口，肠腔直接开口于皮肤，常有肠内容物溢出，侵蚀四周皮肤，患者痛苦较大。鉴于此，1895年，Eiselberg将Witzel胃造口技术用于空肠造口，创用了Witzel空肠造口术。1905年，Hofmeister利用Stamm胃造口技术创用了Stamm空肠造口术。Witzel和Stamm空肠造口术均利用一导管与肠道相通，拔除导管后，瘘管可自行闭合。如今，这两种造口术仍在临床上广泛应用。1951年，Usher首先用聚乙烯导管代替橡胶管行空肠造口。1952年，Mc-Donald依据静脉穿刺置管的原理，对Witzel空肠造口术进行了改进，设计了空肠穿刺造口术。然而，由于当时肠内营养膳食黏稠度较大，经此导管灌注营养液易发生堵塞，故空肠穿刺造口术并未得到广泛应用。20世纪60年代要素膳发明之后，空肠穿刺造口术才被广泛接受。20世纪70年代初，Liffmann、Delany、Page等对本法进行了广泛研究应用。目前，空肠穿刺造口术已成为最常用的空肠造口技术。20世纪80年代，Kaminski为满足长期肠内营养的需要，设计了K管，用于空肠造口后可使导管长期保留，不易脱管。20世纪90年代以后，由于腹腔镜技术的发展，人们又相继创用了腹腔镜空肠造口术和经皮穿刺腹腔镜空肠造口术。

膳食对肠内营养尤其是管饲营养来说十分重要，它的发展历史同样漫长。早年人们主要采用流质食物，如牛奶、打碎的鸡蛋、牛排汤、鸡汤、酒等，单独应用或混合应用。1882年，Brown-Seguard用经新鲜动物胰腺分解的牛肉通过经直肠喂养3例不能进食的患者，取得良好效果。1902年，Lowei从牛胰腺中提取出一种不含蛋白质的自溶产物可使狗获正氮平衡。Abderhalden在1909年用络蛋白水解物、淀粉等维持狗生存长达2.5个月。20世纪30年代，人们发现了苏氨酸，并确定了其特点，Rose等研究并确定了大鼠的氨基酸需要量。J Elman等首先将蛋白质分解，形成了水解蛋白，并经静脉应用获得成功。20世纪40年代，Elman及Co Tui等分别观察了水解蛋白配合糖经肠道应用的效果，发现可使患者获正氮平衡。进入20世纪50年代，Rose等进一步确定了人体氨基酸的需要量。Francis Moore提出了人体的理想热氮配比。另外，各种矿物质及维生素的重要性亦得到广泛重视与研究。人们认识到肠内营养膳食应含有足够的热量及蛋白质，且二者配比要合适，还要有充足的矿物质及维生素。20世纪50年代末，美国国家航空航天局为开发宇航员的膳食，由国家癌症研究院的Greenstein等研制了一种水溶性化学成分明确膳（chemically defined diet，CDD），又称要素膳（elemental diet，ED）。此种膳食由18种结晶氨基酸、碳水化合物、矿物质、必需脂肪酸及维生素组成。1957年，他们用这种膳食成功连续喂养了三代大鼠，发现可维持大鼠的生长、生殖、寿命及授乳。1960年，Greenstein等将这种膳食用于数例进展期癌症患者，获正氮平衡。这是人类首次临床应用化学成分明确膳的报告，标志着肠内营养进入一个新时代。1963—1964年，Winitz等以近似于上述配方的膳食持续19周应用于15例健康男子志愿者，能维持体重水平、氮平衡、血生化水平，有良好的健康状态而无不良生理及心理反应，也有人用此法治疗2例肠瘘患者，其瘘口均自行闭合。1967年，Bounous用狗做休克实验时，发现应用要素膳的动物能耐受较长时间的小肠缺血，肠道细菌受到抑制，其他脏器的受损也减少。Brown更进一步证明，要素膳能抑制胰腺的外分泌。他用生物化学测定和电子显微镜做超微结构研究，发现实验动物分泌的胰蛋白酶原下降1/3，胰腺细胞内胰蛋白酶原的颗粒减少。1969年，StepHens和Randall首先将要素膳用于严重分解代谢、胃肠道正常或部分正常的患者，平均热量摄入可达12 600 kJ/d，获得良好效果。此后，Randall等在20世纪60年代末、70年代初对要素膳在临床各种情况下的应用进行了广泛研究。此时，Norwich-Eaton制药厂首先生产出一种品名为Vivonex的要素膳商品，从此要素膳真正走向临床。1971年以后，应用要素膳的报告迅速增多，其临床适应证接近胃肠外营养，特别是肠瘘、胰腺炎的患者亦可使用。它与胃肠外营养不同的是，胃肠内营养使用简便，不需要专门化的医护小组，无须做锁骨下静脉插管，败血症的威胁几乎没有。但它也有缺点，首先是患者的消化道要有相当的功能。有人认为，需有 100 cm 长的小肠进行正常工作，才能使要素膳全部吸收；其次是进入高营养状态须有一个较长的适应过程，一般需要 1～3 周。目前对于特别危重的患者，仍要先用胃肠外营养，然后过渡到胃肠内要素膳治疗。另外，使用要素膳治疗的患者，大便量明显减少，呈糊样稀便，带绿色，甚至带黑色。1980 年以后，由于胃肠外营养的弊端越来越明显，Willmere 等的研究发现，长期用胃肠外营养支持的患者，肠道黏膜由于缺少谷氨酰胺而使肠道黏膜屏障发生异常，发生肠源感染，且肠外营养后患者的免疫功能也有所下降，抵抗力降低。于是，胃肠内营养进一步兴起，营养制剂不断增新。20 世纪 70 年代和 80 年代是要素膳及其他肠内营养膳食得到巨大发展的时代，各种不同配方及用途的膳食相继问世，并在临床上应用成功，如肝衰竭专用膳、肾衰竭专用膳等。20 世纪 80 年代末及 90 年代初，组织特需营养素（如谷氨酰胺、精氨酸、ω-3 不饱和脂肪酸等）在临床营养中的重要性受到重视，故人们又研制出含有各种组织特需营养素的肠内营养膳食，获得了良好的临床效果。

我国肠内营养的历史较短。20 世纪 40～50 年代，临床上即开始应用鼻饲管或胃造瘘管行胃肠内营养，前者主要用于长期昏迷、脑外伤、破伤风等患者，后者主要用于晚期食管癌、贲门癌等患者，所用膳食均为流质食物。20 世纪 60～70 年代，食管癌、贲门癌切除术后用自制组合式导管灌注混合奶行肠内营养已在许多医院开展。进入 20 世纪 80 年代，国内出版一些有关肠内和肠外营养的译著，为肠内和肠外营养的普及和推广起到了重要的作用。国内和中外合资的药厂也开始生产肠内和肠外营养制剂，使得肠内和肠外营养的广泛开展成为可能。在开展临床应用的同时，一些有条件的医疗机构还开展了肠内和肠外营养的基础研究工作，越来越多有关营养支持的文章刊登在国内各种医学期刊上。20 世纪 90 年代，我国两个肠内和肠外营养的专业期刊《肠外与肠内营养》和《中国临床营养杂志》诞生。这些都是我国肠内和肠外营养发展史上的重要里程碑。要素膳发明后，随着其在国外广泛应用，20 世纪 70 年代中后期、80 年代初期，国内少数医院亦开始在临床上应用。

1979年，蒋朱明等报告应用静脉营养加要素膳治疗肠瘘取得良好效果。1982年、1983年何双梧及牟敦学等分别报告了腹部外科患者及食管癌和贲门癌术后应用要素膳的结果。在此同时，国产商品要素膳的研究亦取得明显进展。1980年，第二军医大学长海医院与上海东海制药厂研制出了国内首种要素膳"要素合剂"。1983年，青岛生物化学制药厂生产出了"复方要素"，之后又有数种要素膳问世。1985年，邵继智详细介绍了要素膳及其应用方法。20世纪80年代初期，第三军医大学西南医院全军烧伤研究所对烧伤后患者行肠内营养进行了一系列研究，取得了丰硕成果。20世纪90年代后，许多医生对肠内营养进行了大量研究，并报道了各自的临床应用经验和体会，某些国外肠内营养膳食的商品制剂，如爱伦多、安素、能全素、百普素等亦相继被引进国内，在临床上较广泛应用。目前常见市售肠内营养制剂依据其体外预消化的程度以及功能分为五种：①口服补充性肠内营养，主要适用于胃肠道功能正常者。②部分预消化多聚体性肠内营养，是临床最广泛应用的肠内营养制剂，同样主要适用于胃肠道功能基本处于正常状态的患者。③要素膳，为已充分预消化的单体营养素，主要用于胃肠功能障碍者。④特殊性饮食，即添加特殊营养元素的肠内营养制剂，如生长激素、精氨酸、核苷酸等。⑤特殊疾病饮食，即因为疾病需要而特殊处理的专用肠内营养制剂，一般包括肝病、肾病、肺功能不全、糖尿病、免疫调节专用配方。

医务人员对胃肠内营养所表现的热情和积极性，推动了医疗机械工业的进一步发展，表现为配合胃肠内营养所需的器械和设备的改进和更新。例如，发展了在内镜的协助下体外穿刺行胃或空肠造口的技术；发展了某些高质量对人体无害的管道，能在X线透视下了解管道所在部位；管道的设计亦能适应胃肠道的内环境，由鼻到胃再进入小肠或直接穿刺由胃进入小肠。这就大大提高了肠内营养的效率，预防了有关并发症的发生。近年来由于国人寿命越来越长，老年患者增多，在发展老年医学的基础上，也进一步推动了老年人胃肠内营养支持的发展，用胃肠内营养支持维持老年人各脏器的功能。由于临床医务人员对肠内营养支持所表现出的积极性，相当一部分外科医生在腹部手术时都能为术后营养支持设计通路,如行胃造口、空肠造口术等。200多年前曾使用的十二指肠营养管当今在外科手术治疗又再次得到推广、使用。与此相关的是,医疗器械工业也得到了发展,随着胃肠内营养的输液泵和输液恒温器的制造及其造型、功能的不断改进,进一步完善了肠内营养工作。国内从20世纪80年代开始先后开发、生产这两种器具,在临床使用中取得了满意的效果,并发症大为减少。随着医学的发展,抢救危重患者的成功率不断提高,其中,相当一部分被抢救者在一定时期内是用胃肠内营养维持其脏器功能的,争取了抢救时间,从而挽救了生命。

纵观肠内营养的悠久历史,其真正的发展还是从发明要素膳开始。自此以后,肠内营养进入了一个新时代,并确立了其在临床营养支持中的重要地位。1986年,Moore等证实了腹部创伤后早期行肠内营养的有益作用。1988年,Wilmore等提出了"肠道是外科应激的中心器官"的概念,使人们认识到应激时保护肠道的重要性。20世纪90年代后,Moore F A,Moore E E,Kudsk等对腹部手术和创伤后早期肠内营养与肠外营养进行了前瞻性临床研究,证明了肠内营养的巨大优点。管理良好的早期肠内营养开始于腹部手术和创伤后的24~48 h,能够促进胃肠动力恢复和提高早期肠内营养的耐受性与营养供给量,降低感染性并发症的发生率与患者死亡率、缩短机械通气时间与重症监护时间等。早期(48 h内)与延迟(48 h以上)开始肠内营养比较,前者可以获得更好的营养补充及某些临床结局指标的效果。当然,肠内营养也需要随时代不断发展,如需要进一步改进制剂类型,以满足不同患者的需要。

理论篇

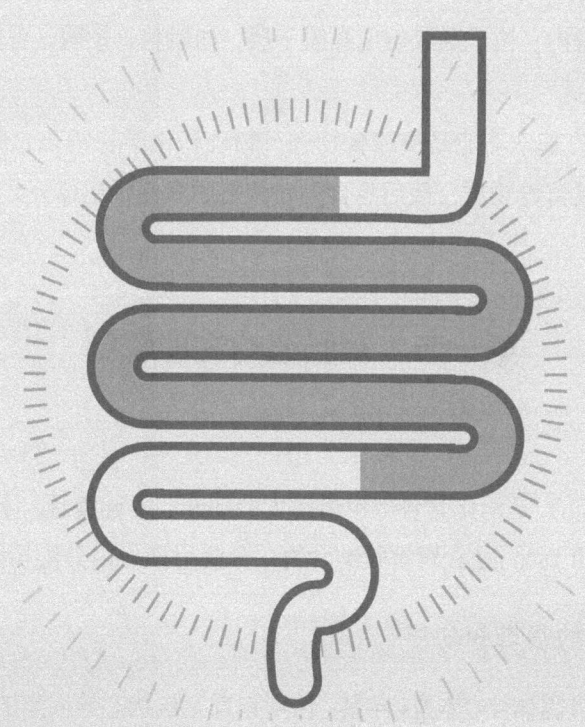

第一章　胃肠道生理与营养学基础

消化系统（alimentary system）由消化管和消化腺组成。消化管（alimentary canal）是指从口腔到肛门的管道，其各部的功能不同，形态各异，包括口腔、咽、食管、胃、小肠（十二指肠、空肠和回肠）和大肠（盲肠、阑尾、结肠、直肠和肛管）。临床上通常把从口腔到十二指肠的这部分管道称为上消化道，空肠以下的部分称为下消化道。消化腺（alimentary gland）包括口腔腺、肝、胰和消化管壁内的许多小腺体。消化腺按体积的大小和位置不同，可分为大消化腺和小消化腺两种。大消化腺位于消化管壁外，成为一个独立的器官，所分泌的消化液经导管流入消化道管腔内，如大唾液腺、肝和胰；小消化腺分布于消化管壁内，位于黏膜层或黏膜下层，如唇腺、颊腺、舌腺、食管腺、胃腺和肠腺等。

消化系统的基本功能是摄取食物进行物理和化学性消化，经消化管黏膜上皮细胞吸收其营养物质，最后将食物残渣形成粪便排出体外。

第一节　胃肠道的生理解剖

一、胃

胃（stomach）是消化管各部中最膨大的部分，上连食管，下续十二指肠。成人胃的容量约 1500 mL。胃有收纳食物、分泌胃液、内分泌功能。

（一）胃的形态和分部

胃的形态可因体位、体型、年龄、性别和胃充盈状态等因素的改变而不同。

胃在完全空虚时略呈管状，高度充盈时呈球囊状。

胃有两壁（前壁、后壁）、两口（入口、出口）、两弯（小弯、大弯）。胃前壁朝向前上方，后壁朝向后下方。胃小弯（lesser curvature of stomach）凹向右上方，其最低点弯度明显折转处称角切迹（angular incisure）。胃大弯（greater curvature of stomach）大部分凸向左下方。胃的近端与食管连接处是胃的入口，称贲门（cardia）。贲门的左侧，食管末端左缘与胃底所形成的锐角称贲门切迹（cardiac incisure）。胃的远端接续十二指肠处，是胃的出口，称幽门（pylorus）。由于幽门括约肌的存在，在幽门表面，有一缩窄的环形沟，幽门前静脉常横过幽门前方，这为手术提供了幽门的标志。

通常将胃分为四部分：贲门附近的部分称贲门部（cardiac part），界域不明显；贲门平面以上，向左上方膨出的部分为胃底（fundus of stomach），临床有时称胃穹隆（fornix of stomach），内含吞咽时进入的空气，约50 mL，X线胃片可见此气泡；自胃底向下至角切迹处的中间大部分称胃体（body of stomach）；胃体下界与幽门之间的部分称幽门部（pyloric part），临床上也称胃窦。幽门部的大弯侧有一不甚明显的浅沟称中间沟，将幽门部分为右侧的幽门管（pyloric canal）和左侧的幽门窦（pyloric antrum）。幽门管长2～3 cm，幽门窦通常位于胃的最低部，胃溃疡和胃癌多发生于胃的幽门窦近胃小弯处。

（二）胃的位置

胃的位置常因体型、体位和充盈程度不同而有较大变化。通常，胃在中等程度充盈时，大部分位于左季肋区，小部分位于腹上区。胃前壁右侧部与肝左叶和方叶相邻，左侧部与膈相邻，被左肋弓掩盖。在剑突的下方，部分胃前壁直接与腹前壁相贴，是临床上行胃触诊的部位。胃后壁与胰、横结肠、左肾上部和左肾上腺相邻，胃底与膈和脾相邻。

（三）胃壁的结构

胃壁分为黏膜层、黏膜下层、肌层和浆膜层四层。沿胃小弯处有 4~5 条较恒定的纵行皱襞，襞间的沟称胃道。在食管与胃交界处的黏膜上，有一呈锯齿状的环形线，称食管胃黏膜线，该线是胃镜检查时鉴别病变位置的重要标志。在幽门处黏膜形成的环形皱襞称幽门瓣（pyloric valve），突向十二指肠腔内。黏膜下层由疏松结缔组织构成，内有丰富的血管、淋巴管和神经丛，当胃扩张和蠕动时起缓冲作用。肌层较厚，由外纵、中环、内斜的三层平滑肌构成。纵行肌以胃小弯和大弯处较厚；环行肌环绕于胃的全部，在幽门瓣的深面较厚，称为幽门括约肌（pyloric sphincter），与幽门瓣一起有延缓胃内容物排空和防止肠内容物逆流至胃的作用；斜行肌是由食管的环行肌移行而来，分布于胃的前、后壁，起支持胃的作用。胃的外膜为浆膜。临床上常将胃壁的四层一起称为全层，将肌层和浆膜层两层合称为浆肌层。

二、小肠

小肠（Small intestine）是消化管中最长的一段，成人小肠长 5~7 m。上端起于胃幽门，下端接续盲肠，分为十二指肠、空肠和回肠三部分。小肠是进行消化和吸收的重要器官，并具有某些分泌功能。

（一）十二指肠

十二指肠（duodenum）介于胃与空肠之间，由于其相当于 12 个横指并列的长度而得名，全长约 25 cm。十二指肠是小肠中长度最短、管径最大、位置最深且最为固定的部分。十二指肠除始、末两端被腹膜包裹，较为活动之外，其余大部分均为腹膜外位器官，被腹膜覆盖而固定于腹后壁。因为它既接受胃液，又接受胰液和胆汁，所以十二指肠的消化功能十分重要。十二指肠整体上呈"C"形，包绕胰头，可分为上部、降部、水平部和升部。

（二）空肠与回肠

空肠（jejunum）和回肠（ileum）上端起自十二指肠空肠曲，下端接续盲肠。空肠和回肠一起被肠系膜悬系于腹后壁，合称为系膜小肠，有系膜附着的边缘称系膜缘，其相对缘称游离缘或对系膜缘。

空肠和回肠的形态结构不完全一致，但变化是逐渐发生的，故两者间无明显界限。一般是将系膜小肠的近侧 2/5 称为空肠，远侧 3/5 称为回肠。从位置上看，空肠常位于左腰区和脐区；回肠多位于脐区、右腹股沟区和盆腔内。从外观上看，空肠管径较大，管壁较厚，血管较多，颜色较红，呈粉红色；而回肠管径较小，管壁较薄，血管较少，颜色较浅，呈粉灰色。从组织结构上看，空、回肠都具有消化管典型的四层结构。其黏膜除形成环状襞外，内表面还有密集的绒毛，这些结构极大地增加了肠黏膜的表面积，有利于营养物质的消化和吸收。

三、大肠

大肠（large intestine）是消化管的下段，全长 1.5 m，全程围绕于空、回肠的周围，可分为盲肠、阑尾、结肠、直肠和肛管五部分。

大肠的主要功能为吸收水分、维生素和无机盐，并将食物残渣形成粪便、排出体外。除直肠、肛管和阑尾外，结肠和盲肠具有三种特征性结构，即结肠带、结肠袋和肠脂垂。结肠带（colic band）由肠壁的纵行肌增厚所形成，沿大肠的纵轴平行排列，分为独立带、网膜带和系膜带 3 条，均汇聚于阑尾根部。结肠袋（haustrum of colon）是肠壁由横沟隔开并向外膨出的囊状突起，这是由于结肠带短于肠管的长度使肠管皱缩所形成。肠脂垂（epiploic appendice）是沿结肠带两侧分布的许多小突起，由浆膜和其所包含的脂肪组织形成。在正常情况下，大肠管径较大，肠壁较薄，但在疾病情况下可有较大变化。因此在腹部手术中，鉴别大、小肠主要依据大肠的上述三种特征性结构。

（一）盲肠

盲肠（cecum）是大肠的起始部，长 6～8 cm，其下端为盲端，上续升结肠，左侧与回肠相连接。盲肠位于右髂窝内，其体表投影在腹股沟韧带外侧半的上方。但在胚胎发育过程中，有少数情况，由于肠管旋转异常，可出现异位盲肠，既可高达髂嵴以上，也可低至骨盆腔内，甚至出现于腹腔左侧。

一般情况下，盲肠属于腹膜内位器官，其各面均有腹膜被覆，因无系膜或仅有短小系膜，故其位置相对较固定。少数人在胚胎发育过程中，由于升结肠系膜不同程度保留，使升结肠、盲肠具有较大的活动范围，称移动性盲肠。这种情况可导致肠扭转的发生。另外，由于结肠系膜过长，在盲肠和升结肠后面形成较深的盲肠后隐窝，小肠易突入，形成盲肠后疝。

回肠末端向盲肠的开口称回盲口（ileocecal orifice），此处肠壁内的环行肌增厚，并覆以黏膜而形成上、下两片半月形的皱襞，称回盲瓣（ileocecal valve）。此瓣的作用为阻止小肠内容物过快地流入大肠，以便食物在小肠内被充分消化吸收，并可防止盲肠内容物逆流回小肠。在回盲口下方约 2 cm 处，有阑尾的开口。

（二）阑尾

阑尾（vermiform appendix）是从盲肠下端后内侧壁向外延伸的一条细管状器官，因外形酷似蚯蚓，故又称引突。其长度因人而异，一般长 5～7 cm，偶有长达 20 cm 或短至 1 cm 者。阑尾缺如者极为罕见。阑尾根部较固定，多数在回盲口的后下方约 2 cm 处开口于盲肠，此口为阑尾口。阑尾口的下缘有一条不明显的半月形黏膜皱襞，称阑尾瓣，该瓣有防止粪块或异物坠入阑尾腔的作用。阑尾尖端为游离盲端，游动性较大，所以阑尾位置不固定。成人阑尾的管径多为 0.5～1.0 cm，并随着年龄增长而缩小，易被粪石阻塞，形成阻塞性阑尾炎。阑尾系膜呈三角形或扇形，内含血管、神经、淋巴管及淋巴结等。阑尾系膜游离缘短于阑尾本身，致使阑尾呈钩形、"S"形或卷曲状等不同程度的弯曲，这些都是易使阑尾发炎的形态学基础。

阑尾根部的体表投影点,通常在右髂前上棘与脐连线的中外 1/3 交点处,该点称 McBurney 点。有时也以 Lanz 点表示,即左、右髂前上棘连线的右中 1/3 交点处。但这仅仅是外科学上比较接近的位置,事实上尚有一定差距。由于阑尾的位置常有变化,所以诊断阑尾炎时,确切的体表投影位置并非十分重要,而是在右下腹部的局限性压痛点更有诊断意义。

(三) 结肠

结肠 (colon) 是介于盲肠与直肠之间的一段大肠,整体呈"M"形,包绕于空、回肠周围。结肠分为升结肠、横结肠、降结肠和乙状结肠四部分。结肠的直径自起端 6 cm,逐渐递减为乙状结肠末端的 2.5 cm (这是结肠腔最狭窄的部位)。

1. 升结肠

升结肠 (ascending colon) 长约 15 cm,在右髂窝处,起自盲肠上端,沿腰方肌和右肾前面上升至肝右叶下方,转折向左前下方移行于横结肠,转折处的弯曲称结肠右曲 (right colic flexure) (或称肝曲)。升结肠属腹膜间位器官,无系膜,其后面借结缔组织贴附于腹后壁,因此活动性甚小。

2. 横结肠

横结肠 (transverse colon) 长约 50 cm,起自结肠右曲,先行向左前下方,后略转向左后上方,形成一略向下垂的弓形弯曲,至左季肋区,在脾脏之下折转成结肠左曲 (left colic flexure) (或称脾曲),向下续于降结肠。横结肠属腹膜内位器官,由横结肠系膜连于腹后壁,活动度较大,其中间部分可下垂至脐或低于脐平面。

3. 降结肠

降结肠 (descending colon) 长约 25 cm,起自结肠左曲,沿左肾外侧缘和腰方肌前缘下降,至左髂嵴处续于乙状结肠。降结肠与升结肠一样属腹膜间位器官,无系膜,借结缔组织直接贴附于腹后壁,活动性很小。

4. 乙状结肠

乙状结肠（sigmoid colon）长约 40 cm，在左髂嵴处起自降结肠，沿左髂窝转入盆腔内，全长呈乙字形弯曲，至第 3 骶椎平面续于直肠。乙状结肠属腹膜内位器官，由乙状结肠系膜连于盆腔左后壁。由于乙状结肠系膜在肠管中段幅度较宽，所以乙状结肠中段活动范围较大，常为乙状结肠扭转的因素之一。

（四）直肠

直肠（rectum）是消化管位于盆腔下部的一段，全长 10～14 cm。直肠在第 3 骶椎前方起自乙状结肠，沿骶、尾骨前面下行，穿过盆膈移行于肛管。直肠并不直，在矢状面上形成 2 个明显的弯曲：直肠骶曲（sacral flexure of rectum）是直肠上段沿着骶尾骨的盆面下降，形成一个凸向后方的弓形弯曲，距肛门 7～9 cm；直肠会阴曲（perineal flexure of rectum）是直肠末端绕过尾骨尖，转向后下方，形成一个凸向前方的弓形弯曲，距肛门 3～5 cm。在冠状面上也有 3 个凸向侧方的弯曲，但不恒定，一般中间较大的一个凸向左侧，上、下两个凸向右侧。当临床进行直肠镜、乙状结肠镜检查时，应注意这些弯曲部位，以免损伤肠壁。

直肠上端与乙状结肠交界处管径较细，向下肠腔显著膨大，称直肠壶腹（ampulla of rectum）。直肠内面有 3 个直肠横襞（Houston 瓣），由黏膜及环行肌构成，具有阻挡粪便下移的作用。最上方的直肠横襞接近直肠与乙状结肠交界处，位于直肠左侧壁上，距肛门约 11 cm 处，偶见该襞环绕肠腔一周，致使肠腔出现不同程度的缩窄。中间的直肠横襞大而明显，位置恒定，通常位于直肠壶腹稍上方的直肠右前壁上，距肛门约 7 cm，相当于直肠前壁腹膜反折的水平，因此，在乙状结肠镜检查中，确定肿瘤与腹膜腔的位置关系时，常以中直肠横襞为标志。最下方的直肠横襞位置不恒定，一般多位于直肠左侧壁上距肛门约 5 cm 处，当直肠充盈时，此皱襞常消失。

(五)肛管

肛管(anal canal)的上界为直肠穿过盆膈的平面,下界为肛门,长约4 cm。肛管被肛门括约肌所包绕,平时处于收缩状态,有控制排便的作用。

肛管内面有6~10条纵行的黏膜皱襞,称肛柱(anal column),儿童时期更清楚,成人则不明显,内有血管和纵行肌。各肛柱下端彼此借半月形黏膜皱襞相连,此襞称肛瓣(anal valve)。每一肛瓣与其相邻的2个肛柱下端之间形成开口向上的隐窝,称肛窦(anal sinus),窦深3~5 mm,其底部有肛腺的开口。肛窦内往往积存粪屑,感染后易致肛窦炎,严重者可导致肛门周围脓肿或肛瘘等。

通常将各肛柱上端的连线称肛直肠线(anorectal line),即直肠与肛管的分界线;将连接各肛柱下端与各肛瓣边缘的锯齿状环行线称齿状线(dentate line)或肛皮线(anocutaneous line)。

在齿状线下方有一宽约1 cm的环状区域,称肛梳(anal pecten)或称痔环(haemorrhoidal ring),表面光滑,因其深层有静脉丛,故呈浅蓝色。肛梳下缘有一不甚明显的环行线,称白线(white line)或Hilton线,该线位于肛门外括约肌皮下部与肛门内括约肌下缘之间,故活体肛诊时可触知此处为一环行浅沟,即括约肌间沟。肛门(anus)是肛管的下口,为一前后纵行的裂孔。肛门周围皮肤富有色素,呈暗褐色,成年男子肛门周围长有阴毛,并有汗腺(肛周腺)和丰富的皮脂腺。

第二节 胃肠道黏膜屏障

一、胃黏膜屏障

胃黏膜上皮向内凹陷,形成胃腺,分为三种。幽门腺(pyloric gland)分布于胃窦及幽门部,呈分支较多且弯曲的管状黏液腺,内有较多内分泌细胞,是分泌黏液及促胃液素的主要腺体。胃底腺（oxyntic gland）分布于胃底和胃体部，分支较少，由主细胞、壁细胞、颈黏液细胞及内分泌细胞组成，是分泌胃酸、胃蛋白酶及内因子的主要腺体，也称泌酸腺。贲门腺（gastric gland）分布于胃贲门附近，主要分泌黏液。

胃液 pH 为 0.9～1.5，正常人分泌量为 1.5～2.5 L/d，在酸性环境下胃蛋白酶原被激活。此外，胃黏膜经常与各种病原微生物及有刺激的、损伤性的物质接触，但胃黏膜却能保持本身完整无损，使胃腔与胃黏膜内的 H^+ 浓度维持在 1000 倍之差的高梯度状态，这与胃黏膜屏障所涉及的 3 个层面有关。

（一）上皮前

由覆盖于胃黏膜上皮细胞表面的一层约 0.5 mm 厚的黏液凝胶层及碳酸氢盐层构成，能防止胃内高浓度的盐酸、胃蛋白酶、病原微生物及其他有刺激的甚至是损伤性的物质对胃上皮细胞造成伤害，保持酸性胃液与中性黏膜间高 pH 梯度。

（二）上皮细胞

上皮细胞顶端膜及细胞间的紧密连接对酸反弥散及胃腔内的有害因素具有屏障作用。它们再生速度很快，每隔 2～3 d 更换 1 次，在其受到损伤后，可很快修复。上皮细胞可以产生炎症介质，其间有上皮间淋巴细胞，是黏膜免疫的重要组成部分。

（三）上皮后

胃黏膜细胞内的糖原储备量较少，在缺氧状态下产生能量的能力也较低。因此需保持胃黏膜的完整性，供给它足够的氧和营养物质。胃黏膜丰富的毛细血管网为上皮细胞旺盛的分泌功能及自身不断更新提供足够的营养，也将局部代谢产物及反渗回黏膜的盐酸及时运走，胃黏膜的健康血液循环对保持黏膜完整性甚为重要。此外，间质中的炎症细胞在损伤愈合中亦具有积极意义。

前列腺素、一氧化氮、表皮生长因子、降钙素基因相关肽、蛋白酶活化受体、过氧化物酶体增殖物激活受体及辣椒素受体等分子群参与了复杂的胃黏膜屏障功能调节。前列腺素 E 对胃黏膜细胞具有保护作用，能促进黏膜的血液循环及黏液、碳酸氢盐的分泌，是目前认识较为充分的黏膜保护性分子。

二、肠道屏障

肠道在接触大量的食物和与肠腔内微生物共生的过程中，其屏障防御体系起了重大的作用，可有效地阻挡肠道内 500 多种、浓度高达约 10^{11}/mL 的肠道内寄生菌及其毒素向肠腔外组织、器官移位，防止机体受内源性微生物及其毒素侵害。肠道屏障是指肠道能够防止肠内的有害物质如细菌和毒素穿过肠黏膜进入人体内其他组织、器官和血液循环的结构和功能的总和，由机械屏障、化学屏障、免疫屏障、生物屏障与肠蠕动共同构成。

（一）机械屏障

由肠黏膜上皮细胞、细胞间紧密连接等构成，这道屏障只允许水分子和小分子水溶性物质选择性通过，抑制细菌移位、防止肠源性感染，在执行肠屏障功能中最为重要。

（二）化学屏障

由肠黏膜上皮分泌的黏液、消化液及肠腔内正常寄生菌产生的抑菌物质构成。

（三）免疫屏障

由肠相关淋巴组织、肠系膜淋巴结、肝 Kupffer 细胞和浆细胞产生的分泌型抗体（sIgA）及免疫细胞分泌的防御素等构成。

（四）生物屏障

肠道生物屏障指对外来菌株有定植抵抗作用的肠内正常寄生菌群。

（五）肠蠕动

肠蠕动如同肠道的清道夫，在肠梗阻、肠麻痹等情况下，常伴有小肠细菌过生长。

胃酸和胆盐可灭活经口进入肠道的大量细菌。肠道菌群与机体的诸多疾病有关，其菌群谱呈明显的个体化特征，被称为人体的第二指纹，可大致分为以下几种。①益生菌：主要是各种双歧杆菌、乳酸杆菌等厌氧菌，常紧贴黏液层，是人体健康不可缺少的要素，可以合成各种维生素，参与食物消化，促进肠道蠕动，阻止致病菌与肠上皮细胞的接触，分解有害、有毒物质等。②机会致病菌：如大肠埃希菌、肠球菌等具有双重作用的细菌，在正常情况下对健康有益，一旦增殖失控或从肠道转移到身体其他部位，就可能引发疾病。③有害菌：如志贺菌属、沙门菌等，数量一旦失控大量生长，就会引发多种疾病或者影响免疫系统的功能。

第三节　胃肠道的运动

一、胃的运动

胃的运动包括容纳、研磨和输送功能。当食物抵达胃后，近端胃主要是胃底和胃体产生容受性舒张来接纳食物，以免胃的压力急剧升高。空腹胃的容量约 50 mL，而其容受性舒张时，容量可达 1000 mL，胃内压却无明显上升。当近端胃容受性舒张时，可挤压部分食物进入胃窦与胃液搅拌并研磨，直至食糜颗粒直径约 1 mm 时，幽门括约肌开放，2～10 mL 的食糜进入十二指肠，如此反复直至胃排空。胃排空速度与食物的性质和量有关，也受神经和内分泌激素的调节。

胃的平滑肌收缩由胃电驱动。胃起搏点位于胃底近大弯侧的肌层，有两种基本波形：①慢波（slow wave）频率为 3 次 / 分，起源于胃大弯中上 1/3 交界处，该处成为起搏点（pacemaker）。②尖峰或快波（spike or fast wave）负载于慢波上，是一种周期性发生并由近端消化道向远端移行的肌电综合波，称为移行性肌电复合波（migrating myoelectrical complex，MMC）。MMC 不完全受中枢神经控制，去中枢神经系统支配时，MMC 依然存在。在空腹状态下 90～120 min 为一个 MMC 周期。

二、小肠的运动

小肠的运动形式有紧张性收缩、分节运动和蠕动。小肠的运动功能是继续研磨食糜，使食糜与小肠内消化液混合，并与肠黏膜广泛接触，以利于营养物质的吸收，同时推进食糜从小肠上段向下段移动。食糜在小肠内被推进的速度大约只有 1 cm/min，从幽门部到回盲瓣需要 3～5 h。

三、大肠的运动与排便

大肠的运动形式有袋状往返运动、分节或多袋推进运动、蠕动。大肠运动少而缓慢，对刺激发生反应也较迟钝，这些特点与大肠的功能相适应。传播远的蠕动称为集团蠕动，一般开始于横结肠，可将一部分肠内容物迅速推送至降结肠或乙状结肠，该运动方式多发生在进食后。当胃内食糜进入十二指肠时，刺激肠黏膜通过壁内神经丛反射引起，称为十二指肠-结肠反射。

食物残渣一般在大肠内停留十余个小时，这一过程中，部分水分、无机盐和维生素被吸收，同时，经过细菌发酵和腐败作用形成的产物，加上脱落的肠黏膜上皮细胞和大量的细菌共同构成粪便。粪便主要储存于结肠下部，平时直肠内并无粪便，粪便一旦进入直肠，可引起排便反射。其过程如下：粪便刺激直肠壁内的感受器，冲动经盆神经和腹下神经传到脊髓腰骶段的初级排便中枢，同时上传到大脑皮质，引起便意。大脑皮质可以控制排便活动，在条件允许的情况下，大脑皮质对脊髓初级排便中枢的抑制解除；这时，通过盆神经的传出冲动使降结肠、乙状结肠和直肠收缩，肛门内括约肌舒张，同时阴部神经传出冲动减少，肛门外括约肌舒张，使粪便排出体外。另外，排便时，腹肌和膈肌收缩，使腹内压增加，促进排便过程。如果条件不允许，大脑皮质发出传出冲动，抑制脊髓排便中枢的活动，使排便活动受到抑制。

正常人的直肠对粪便的压力刺激具有一定的阈值，当达到此阈值时，会引起便意，从而排便。如果经常有意地抑制排便，就使得直肠对粪便的压力刺激变得不敏感，阈值升高，使粪便在结肠内停留时间延长、水分吸收过多而变得干硬，可导致便秘。经常便秘又可引起痔疮、肛裂等疾病。因此，应该养成定时排便的良好习惯，适当增加纤维素的摄取有预防便秘和结肠疾病发生的作用。

第四节　营养的代谢与吸收

消化道内的吸收是指食物的消化产物、水分、无机盐和维生素透过消化道黏膜的上皮细胞进入血液和淋巴的过程。营养物质的吸收是在食物被消化的基础上进行的。正常人体所需要的营养物质和水都是经消化道吸收进入人体的，因此，吸收功能对于维持人体正常生命活动是十分重要的。

消化道各部分组织结构不同，加之营养物质在消化道各段内被消化的程度和停留的时间各异，因此，消化道各段的吸收能力和吸收速度也不相同。营养物质在口腔和食管内几乎不被吸收，在胃内只吸收酒精和少量水分，营养物质的主要吸收部位是小肠。一般认为，蛋白质、碳水化合物和脂肪的消化产物大部分在十二指肠和空肠被吸收，胆盐和维生素 B_{12} 在回肠被吸收。食物经过小肠后，吸收过程已基本完成，结肠可吸收进入结肠内的 80% 的水和 90% 的氯化钠。小肠是营养物质吸收的主要场所，这是因为：①小肠有巨大的吸收面积。人的小肠长 5～7 m，小肠黏膜形成许多环形皱褶，皱褶上有大量绒毛，绒毛表面的柱状上皮细胞还有许多微绒毛，这就使小肠的吸收面积比同样长度的圆筒面积增加约 600 倍，达到 200 m^2 左右。②食物在小肠内已被充分消化成可以吸收的小分子物质。③食糜在小肠内停留时间长，为 3～8 h，使营养物质有充分的时间被消化吸收。④小肠黏膜绒毛内有丰富的毛细血管和毛细淋巴管，有利于吸收。

小肠内主要吸收的营养物质，如碳水化合物、蛋白质、脂肪，必须被消化成小分子物质才能被吸收。小肠吸收绝大部分的营养物质、水和电解质，只有少量的水和离子在大肠被进一步吸收。在结构和功能上，小肠具有吸收的各种有利条件。严重呕吐、腹泻可使人体丢失大量水分和电解质，从而导致人体脱水和电解质紊乱。①碳水化合物必须分解成单糖才能被吸收，以 Na^+ - 载体 - 葡萄糖复合物的形式被运入细胞内，然后易化扩散进入血液。②蛋白质分解为二肽、三肽后和 Na^+ 相偶联，由小肠上皮细胞主动吸收。③脂肪的吸收有血液和淋巴两种途径，因膳食中的动、植物油含长链脂肪酸较多，分解为甘油、游离脂肪酸、甘油一酯和胆固醇后被吸收。所以，脂肪的吸收以淋巴途径为主。胆盐在脂肪吸收中起了重要作用。④钠的吸收是通过钠泵主动转运完成的。⑤钙在小肠上段被吸收，主要是通过主动转运完成，脂类物质、胃酸、1,25- 二羟维生素 D_3 对钙的吸收具有促进作用。儿童、孕妇和乳母因对钙的需要量增加而使其吸收量也增加。⑥铁的吸收与人体对铁的需要量有关。急性失血患者、孕妇、儿童对铁的需要量增加，铁的吸收也增加。铁的吸收部位在十二指肠和空肠上段，胃酸、维生素 C 可促进铁的吸收。胃大部切除或胃酸分泌减少会影响铁的吸收，导致缺铁性贫血。⑦水溶性维生素主要以易化扩散的方式在小肠上段吸收，脂溶性维生素吸收的机制与脂肪的吸收相似。

第二章 营养风险筛查与状况评价

第一节 营养风险筛查

营养诊断是由营养筛查、营养评估、综合测定构成。营养筛查是营养诊断中最重要的一部分,包括营养风险筛查 [如营养风险筛查 2002(nutritional risk screening 2002,NRS 2002)]、营养不良风险筛查(如微型营养评定法)、营养不良筛查(如营养不良通用筛查工具)。

2002 年欧洲学者提出营养风险筛查的概念,是基于机体本身的营养状况,结合因临床疾病的代谢性应激等因素所造成营养功能障碍的风险所定义的,指现存的或潜在的营养和代谢状况对疾病或手术有关的不良临床结局的影响。营养风险并不是指发生营养不良的风险,营养风险概念的一个重要特征是营养风险与临床结局密切相关,只有改善临床结局才能使患者真正受益,即改善临床结局是营养支持的终点。

营养风险筛查是由医护人员实施的简便的筛查方法,用以决定是否需要制订或实施肠内肠外营养支持计划,对于存在营养不良的患者,给予营养支持。早期发现,积极实施营养治疗有可能改善临床结局。筛查结果对不存在营养不良或营养风险的患者,可以避免过度医疗,减少住院费用。2002 年在英国的 ESPEN 大会上,推出用于成年住院患者的营养风险筛查即 NRS2002。

NRS 2002 突出的优点在于能预测营养不良的风险,并前瞻性地动态判断患者的营养状态变化,及时反馈患者的营养状况,调整患者的营养支持方案。NRS 2002 能有效地促进医患沟通,通过问诊时的简便测量,即可在 3 min 内迅速完成。因无创、无医疗耗费,故患者易于接受。在操作前需要得到患者的知情同意,告知患者营养风险筛查的意义,仅需其提供身高、体重等数据,计算体重指数（body mass index，BMI）、入院日期、姓名、性别、年龄、病床、住院号、联系电话均按照入院记录的内容填全。据实填写入院诊断，若与以下罗列的疾病相同，就在相应的疾病栏中打钩，如果不同，则向表中所罗列的诊断靠拢，给出相应的评分，具体如下。

适用对象：年龄≥18岁，住院过夜，入院次日8时前未进行急诊手术且神志清楚、愿意接受筛查的成年住院患者。

筛查时间：入院后24 h内。首次筛查不存在营养风险者，如果住院时间超过1周，可在1周后再次进行。

实施人员：受过培训的主管医生、营养师和护师。

第一项：疾病严重程度评分（表2-1）。

表2-1 疾病严重程度评分

程度及评分	疾病情况
0分	正常营养状况
轻度（1分）	营养需要量轻度提高：髋关节骨折；慢性疾病有并发症；肝硬化；慢性阻塞性肺疾病；血液透析；糖尿病；一般恶性肿瘤
中度（2分）	营养需要量中度增加：腹部大手术；脑卒中；重度肺炎；血液恶性肿瘤
重度（3分）	营养需要量明显增加：颅脑损伤；骨髓移植；APACHE＞10分的ICU患者

表注：

1分：慢性疾病患者因出现并发症而住院治疗；患者虚弱但不需要卧床；蛋白质需要量略有增加，但可以通过口服补充。

2分：患者需要卧床；腹部大手术后；蛋白质需要量相应增加，但大多数人仍可以通过人工营养得到恢复。

3分：患者在加强病房中靠机械通气支持；蛋白质需要量增加而且不能被人工营养支持所弥补，通过人工营养可能使蛋白质分解和氮丢失明显减少。

非手术患者包括内科疾病、皮肤科疾病、肿瘤放化疗等患者，要注意：①是否影响胃肠道功能（消化系统疾病）；②是否有特殊营养需求（甲状腺功能亢进症、慢性消耗性疾病）；③是否存在物质合成障碍（肝硬化失代偿期）。

不同疾病的评定标准如下，详见表 2-2～表 2-14。

表 2-2　消化系统疾病

诊断或症状关键词	参考评分	参考依据
肠梗阻	2	腹部大手术
胃/十二指肠溃疡	1	胃/十二指肠溃疡可导致腹部饱胀、疼痛，影响食物消化和营养物质的吸收
胃肠道肿瘤化疗	2	参考血液恶性肿瘤
炎症性肠病急性期	1	参考慢性疾病出现新的并发症：消耗增加，对蛋白质和能量的需求增加
息肉	0	无须长期禁食，若长期禁食，会在营养受损评分中体现
缺血性肠病	2	参考肠梗阻、腹部大手术
肠瘘	2	参考腹部大手术
胰腺炎	2	对蛋白质和能量的需求中度增加
慢性腹泻	1	长期腹泻可能存在吸收障碍
肝硬化腹水/低蛋白	1	慢性病出现新的并发症
肝昏迷	2	因肝脏问题导致营养摄入减少，机体代谢发生紊乱

表 2-3　泌尿系统疾病

诊断或症状关键词	参考评分	参考依据
急性肾功能不全	2	急性肾功能不全常伴有明显的高代谢状态，且疾病本身影响机体物质的正常代谢，对能量需求增加
慢性肾脏病 1～2 期	0	肾功能正常或轻度下降，机体代谢几乎不受影响，对蛋白质和能量的需求较健康人无明显增加
慢性肾脏病 3～4 期	1	蛋白质代谢受到疾病影响
慢性肾脏病 5 期	2	蛋白质和能量需求均受到疾病影响
长期血液透析	1	透析导致大分子物质丢失，对能量和蛋白质的需求增加
蛋白尿	1	蛋白质流失，蛋白质的需求量增加

表 2-4 内分泌系统疾病

诊断或症状关键词	参考评分	参考依据
糖尿病	1	NRS 2002 评分
糖尿病酮症酸中毒伴昏迷	1	慢性疾病出现新的并发症：机体酸中毒、营养物质代谢障碍
糖尿病其他并发症	1	慢性疾病出现新的并发症：糖尿病足伴感染（坏疽）可能存在消耗增加，神经系统并发症可能影响胃肠道功能等
甲状腺功能亢进症	1	代谢旺盛，能量和蛋白质需求增加

表 2-5 心血管系统疾病

诊断或症状关键词	参考评分	参考依据
急性心肌梗死	1	往往伴随缺血再灌注损伤，影响消化系统功能
心功能 II - III 级 Killip 分级 I - II 级	1	体力活动受限制，影响食物消化吸收
心功能 IV 级 Killip 分级 III 级以上	2	全身水肿，消化功能明显减退

表 2-6 血液系统疾病

诊断或症状关键词	参考评分	参考依据
血液恶性肿瘤	2	NRS 2002 评分
贫血（除再生障碍性贫血）	1	NRS 2002 评分：慢性疾病出现新的并发症
骨髓增生异常综合征/再生障碍性贫血	2	NRS 2002 评分：血液恶性肿瘤
骨髓移植	3	NRS 2002 评分

表 2-7 神经系统 / 呼吸系统疾病

诊断或症状关键词	参考评分	参考依据
脑卒中	2	NRS 2002 评分
慢性阻塞性肺疾病	1	NRS 2002 评分
重度肺炎	2	NRS 2002 评分
哮喘	1	慢性阻塞性肺疾病

表 2-8 感染性疾病

诊断或症状关键词	参考评分	参考依据
肺/肠结核	1	长期消耗，影响摄入和吸收
获得性免疫缺陷综合征	2	机体对蛋白质和能量的需求增加

表 2-9 皮肤科疾病

诊断或症状关键词	参考评分	参考依据
湿疹/特应性皮炎/慢性光化性皮炎	0~2	皮损占体表面积 10% 以下：0 分 皮损占体表面积 10%~50%：1 分 皮损占体表面积 50% 以上：2 分
淤积性皮炎	1	皮肤的潮红、鳞屑、瘙痒和肿胀，伴有一定程度的炎症，能量和蛋白质需求增加
带状疱疹	1	患者长时间反复疼痛，部分患者会有低热，增加能量消耗
银屑病	0~1	皮损占体表面积 10% 以下：0 分 皮损占体表面积 10% 以上：1 分
药疹/多形红斑/史蒂文斯-约翰逊综合征	0~2	皮损占体表面积 10% 以下：0 分 皮损占体表面积 10%~30%：1 分 皮损占体表面积 30% 以上：2 分
中毒性表皮坏死松解症	2	典型发病可出现疼痛性局部红斑，很快蔓延，在红斑上发生松弛性大疱或表皮剥离。部分患者病情严重时伴有疲乏、寒战、肌痛和发热，甚至受累皮肤类似Ⅱ度烫伤，对能量和蛋白质的需求增加
系统性硬化/皮肌炎	0~2	吞咽功能无异常：0 分 吞咽功能轻度障碍：1 分 吞咽功能重度障碍：2 分
天疱疮/类天疱疮	1~3	皮损占体表面积 10% 以下：0 分 皮损占体表面积 10%~50%：1 分 皮损占体表面积 50% 以上：2 分
荨麻疹/过敏性紫癜/变应性血管炎	0~1	无恶心、呕吐、腹痛、腹泻等症状：0 分 有恶心、呕吐、腹痛、腹泻等症状：1 分

手术患者包括创伤、骨科疾病、呼吸系统疾病、胃肠道疾病等，根据手术方式、术后代谢程度、手术复杂程度来评分。

表 2-10 骨科手术

诊断或症状关键词	参考评分	参考依据
髋部骨折	1	NRS 2002 评分
上肢骨折，肩部、肘部、腕肌、手部、髋部疾病	0	局部手术，对能量和蛋白质的消耗未有明显增加
下肢、脊柱、骨盆及髋臼骨折，膝部、踝足部疾病	1	病程时间长，运动受限，能量消耗受到影响
颈椎、胸椎、腰椎疾病，脊柱侧凸，运动系统畸形	0	能量和蛋白质需求没有明显增加
骨与关节感染，骨与关节结核，骨与软组织肿瘤	1	伴随炎症反应，能量和蛋白质消耗可能会增加
非化脓性骨关节炎	0	不影响机体正常的物质代谢

表 2-11 神经外科/呼吸系统疾病手术

诊断或症状关键词	参考评分	参考依据
严重的头部损伤	3	NRS 2002 评分
颅骨疾病、颅内肿瘤、脑血管病变	3	NRS 2002 评分
脊髓疾病、周围神经病	0	能量及蛋白质的需要量没有明显增加
气管、肺等手术	1～2	胸腔镜手术方式，评分 1 分；开胸手术方式，评分 2 分

表 2-12 胃肠手术

诊断或症状关键词	参考评分	参考依据
食管、胃、十二指肠、空肠手术	1～2	影响食物的消化和吸收，需要额外的营养支持。恶性肿瘤根治术，评分 2 分；非恶性肿瘤根治术，评分 1 分

诊断或症状关键词	参考评分	参考依据
结直肠手术	1～2	术后若有肠造口，评分 2 分；影响电解质和水分的代谢；若没有肠造口，评分 1 分
疝气修补	0	对蛋白质和能量需求没有明显增加
肛管、肛门、肛周手术	1	术后短期应激状态，蛋白质和能量的消耗轻微增加

表 2-13 肝胆胰/内分泌疾病手术

诊断或症状关键词	参考评分	参考依据
胰腺、肝恶性肿瘤根治性切除术	2	因手术创伤及应激，能量及蛋白质需求较正常情况下增大
涉及肝总管、胆总管切开的手术	1	因限制油脂摄入，影响食物选择，导致能量不足；单纯胆囊切除，评分 0 分
肾上腺、垂体切除	1	短期内存在轻微的手术应激
甲状腺切除	0	对能量和蛋白质需求无明显增加

表 2-14 妇科/泌尿系统疾病手术

诊断或症状关键词	参考评分	参考依据
子宫及附件手术，外阴阴道手术，女性生殖系统其他手术	1～2	腔镜下手术，评分 1 分；开腹手术，参考 NRS 2002 评分中的腹部大手术，评分 2 分
妇科恶性肿瘤根治切除术	2	手术应激，导致营养需求增加，评分 2 分
肾肿瘤、膀胱肿瘤、肾结石	1	因手术创伤，短期内患者通过饮食达到目标能量和蛋白质需求受限

第二项：营养状况受损评分（表 2-15）。

表 2-15 营养状况受损评分

得分	BMI 或 sAlb	体重下降 > 5%	1 周内进食量减少
1 分	/	3 个月内	25%～50%

续表

得分	BMI 或 sAlb	体重下降 > 5%	1 周内进食量减少
2 分	/	2 个月内	50% ~ 75%
3 分	BMI < 18.5 kg/m² 或 sAlb < 30 g/L	1 个月内	75% ~ 100%

注：sAlb 为血清蛋白水平；若存在严重腹水，无法得到精确的 BMI 值，则 sAlb < 30 g/L 记为 3 分。

0 分：正常营养需要量。

第三项：年龄 > 70 岁为 1 分。

最后将三项分值相加就是此次调查的总评分，以判定患者是否有营养风险，对评分暂时 < 3 分者，可以每周重复进行营养风险筛查；对于总评分 ≥ 3 分的住院患者，提示存在营养风险，一般由临床医生与营养医生共同制订营养支持计划。

当评分 ≥ 3 分时，对于有营养风险患者的营养不良严重程度分级阈值推荐根据病因标准指导干预和预期结果，见表 2-16。

表 2-16 营养不良严重程度分级

营养不良严重程度	体重减轻	BMI（kg/m²）	肌肉质量下降
第 1 阶段/中度营养不良（需要符合该等级的 1 项表型标准）	过去 6 个月以内减轻 5% ~ 10%，或者超过 6 个月减轻 10% ~ 20%	70 岁以下 < 20，或者 70 岁及以上 < 22	轻度至中度不足（按照经验证的评估方法）
第 2 阶段/重度营养不良（需要符合该等级的 1 项表型标准）	过去 6 个月以内减轻 > 10%，或者超过 6 个月减轻 > 20%	70 岁以下 < 18.5，或者 70 岁及以上 < 20	重度不足（按照经验证的评估方法）

第二节 营养状况评价

营养评定（nutritional assessment）是由专业医务人员对患者的营养代谢、

机体功能等进行全面的检查和评估。评定的目的是判定机体营养状况，了解群体（或个体）各种营养指标的水平，综合评价其实际营养状况，发现与营养有关的问题，确定营养不良的类型和程度，预测营养不良所致后果的危险性，减少营养性疾病的发生，及时制订合适的营养计划，维持人体的健康和促进正常的身体发育，并监测营养支持的疗效。

一、膳食调查

膳食调查的目的在于合理营养、促进健康、预防疾病。膳食调查主要是了解被调查者的饮食习惯，以及每天所食各类食物的品种和数量。膳食营养素参考摄入量应用于评价膳食和计划膳食。在评价膳食中，其作为一个尺度，来衡量人们实际摄入的营养素量是否适宜。在计划膳食中，其作为营养状况适宜的目标，建议如何合理摄取食物来达到这个目标。正确选择食物、合理计划膳食、评价膳食的营养价值、提出改进措施是膳食调查的主要工作内容。国际上采用的膳食调查方法可以分为两类。第一类可以测算每日食品或营养摄入量，方法包括24 h膳食回顾、重复的24 h膳食回顾、1～7 d膳食称重记录法，其中最常用的为3 d膳食称重记录法。第二类膳食调查方法可以反映膳食习惯和食物摄入频率，包括膳食史回顾法和食物频率问卷。

二、体质分析

体质分析是用生物电阻法间接测定人的身体成分的方法。多频生物电阻抗法是近年来广泛应用于临床的一项营养评估技术，通过人体电阻测量法测量人体电阻，并根据分析所需的个人资料（身高、年龄、性别、体重），提示体脂肪量和体脂肪率、去脂体重、无机盐、肌肉量、蛋白质和身体总水分等人体成分，计算出被测者细胞内液、细胞外液的含量，并能够分析BMI、肥胖度、基础代谢率、每日总能量消耗、身体节段分析和水肿指数等。瘦体重是电流的良好导体，而脂肪组织由于含水量低而成为不良导体。身体成分的测量，可以反映人体的营养状况和体质水平。通过测量人体的身体成分，可制订合理的训练计划，科学指导膳食营养，为有效控制体重和对训练过程进行医学观察提供客观依据。该方法无创无痛，简单便捷，检验项目全面，被广泛用于科研和临床患者营养评估及营养监测。

三、人体测量

（一）体重

蛋白质或能量的摄入是营养评定中最简单、最直接而又最可靠的指标。体重的改变是与机体能量和蛋白质的平衡改变相一致的，故体重可以从整体上反映人体营养状况。体重的测定须保持时间、衣着、姿势等方面的一致。测量体重时，应在晨起空腹、排空大小便后测定，体重计的感量不得大于 0.5 kg，测定前须先标定准确。短期内出现的体重变化可受水钠潴留或脱水的影响，故应根据患病前 3～6 个月的体重变化情况来判定。临床上，3 个月内体重下降 > 5% 或 6 个月内体重下降 > 10%，即可判定存在营养不良，详见表 2-17。

表 2-17 体重改变结果判定

时间	中度丧失	重度丧失
1 周	1%～2%	> 2%
1 个月	5%	> 5%
3 个月	7.5%	> 7.5%
6 个月	10%	> 10%

BMI 是衡量人体胖瘦程度及是否存在蛋白质-能量营养不良的可靠指标。我国健康成年男性的正常 BMI 为 20～25 kg/m^2，< 20 kg/m^2 为消瘦，> 25 kg/m^2 为超重或肥胖。我国健康成年女性正常 BMI 为 19～24 kg/m^2，< 19 kg/m^2 为消瘦，> 24 kg/m^2 为超重或肥胖。本指标不适用于肌肉发达的运动员、孕妇、虚弱久坐的老年人。

（二）皮下脂肪厚度

皮下脂肪直接反映体内脂肪量，与营养状态关系密切，是评价营养状况的最简便而迅速的方法。尽管脂肪的分布存在个体差异，男女各有不同，但前臂曲侧或上臂背侧下 1/3 处脂肪分布的个体差异最小，为判断脂肪充实程度最方便和最适宜的部位。

根据世界卫生组织（World Health Organization，WHO）的推荐，可测量肩胛下、肱三头肌和脐旁等处的皮下脂肪厚度来评价营养状态，采用的工具是皮脂卡尺。

1. 肩胛下皮脂厚度测量

被检查者取坐位或俯卧位，手臂及肩部放松，检查者以拇、示指捏起肩胛下角下方皮肤和皮下组织（不要捏起肌肉，也不能只捏起皮肤）。捏时两指的距离为 3 cm，用皮脂卡尺测量、读数。重复测 2 次取其平均值，2 次之间的测量值相差不超过 1 mm。男性标准厚度为 12.5 mm，女性标准厚度为 16.5 mm。

2. 肱三头肌皮脂厚度测量

被检查者手臂放松下垂，掌心对着大腿侧面，检查者站在被检查者背面，在肩峰和鹰嘴连线的中点，按前述相同方法测量肱三头肌皮脂厚度。标准厚度同肩胛下皮褶厚度。

3. 脐旁皮脂厚度测量

在腹部锁骨中线平脐的部位测量，方法同前。

（三）中上臂臂围

中上臂臂围主要反映机体的能量储备和蛋白质的密度。该指标常常和皮脂厚度一起用以了解该区域肌肉和脂肪组织的情况。测量方法：测量非优势手（即右利手者测量左臂，左利手者测量右臂），用软尺绕上臂中点一周，读数。注意不能太紧也不能太松。重复测 2 次取其平均值，2 次之间的测量值相差不超过 1 mm。

(四)握力

握力是反映肌肉功能的有效指标。与机体营养状况和手术恢复程度相关。握力的测定方法：先将握力计指针调到"0"位置，被测者站直，放松，两臂自然下垂，单手持握力计，一次性用力握紧握力计，在此过程中，注意不要使胳膊接触身体，不要晃动握力计，读数并记录。然后，被测者稍作休息，重复上述步骤，测定2次结果取平均值。结果评定详见表2-18。

表2-18 握力测定

年龄（岁）	男性		女性	
	左手	右手	左手	右手
20～29	43.0	43.8	26.0	27.0
30～39	43.6	43.6	27.2	27.4
40～49	41.1	41.1	26.3	26.4
50～59	36.0	36.0	21.9	23.7
＞60	32.0	32.0	21.1	22.2

（五）身高

身高和生长速度是反映营养状况的灵敏指标，特别是学龄前儿童。身高在上午10点左右测量，此时身高基本上是一天的平均值。测量方法：受测者赤脚，立正站好，背靠身高计的立柱，颈部、躯干、胯部和膝关节要充分伸直，两臂自然下垂。测试者站在侧面，将身高计的水平板轻轻沿着柱下滑直到触到受测者头顶，这时水平板所指的刻度即为身高。

四、临床检查

临床检查是根据患者的头发、面色、眼、唇、舌、齿、龈、皮肤、指甲、心血管系统、消化系统、神经系统等的情况，对其营养状况做一个初步评估，进一步确定何种营养缺乏。营养过剩是指由于摄食过多食物或者某种营养素，机体对营养的需要减少或发生某种代谢失调等原因引起的代谢病，如肥胖、高脂血症、动脉粥样硬化、糖尿病或个别营养素过多性疾病。应用临床检测手段检查受试者生理功能、临床表现和体征等有无异常，即营养缺乏和过多的病症，判断营养状况。详见表 2-19。

五、实验室检查

实验室检查是借助生理、生化实验手段评价营养状况的临床常用方法，还可用于营养治疗效果的评价，一般包括营养指标和免疫指标检查。

（一）血清总蛋白

血清总蛋白是反映机体蛋白质营养状态的一个常用指标。因此当蛋白质摄入不足，白蛋白合成功能低下，蛋白质消耗增多，以及蛋白质丢失时，血清总蛋白都会下降。评价标准：≥ 65 g/L 为正常，60～64 g/L 为不足，< 60 g/L 为缺乏。

（二）血清白蛋白

血清白蛋白是临床上评价蛋白质营养状况的常用指标之一，其在肝脏合成，是血清中主要的蛋白质组分。正常情况下，体内总蛋白为 3～5 g/kg。其中 1/3 分布在血管内，其余分布于皮肤、肌肉和内脏组织。半衰期约为 20 d。评价标准：35～55 g/L 为正常，30～35 g/L 为轻度营养不良，< 25 g/L 为重度营养不良。血清白蛋白的浓度受合成和代谢分解的速度、体液总量和分布、是否有大量丢失等因素影响。只有在蛋白质长期摄入不足时，血清白蛋白才会显著下降。血清白蛋白浓度降低见于大量出血、严重烧伤等高度应激状态。慢性降低见于蛋白质长期摄入不足、肝肾疾病、恶性肿瘤、甲状腺功能亢进、长期慢性发热等。血清白蛋白浓度增高见于严重脱水所致的血液浓缩。血清白蛋白水平与外科患者术后并发症死亡率相关，低蛋白血症者择期手术并发症的发生率高于正常者。

表 2-19 营养缺乏

身体部位	症状	可能缺乏的营养素
全身	体重过轻	能量、蛋白质、钙、锌、维生素
	食欲缺乏、容易疲倦	维生素 B_1、维生素 B_2、维生素 C
	膝反射亢进或消失	维生素 B_1
	下肢水肿	蛋白质、维生素 B_1
	贫血	蛋白质、铁、叶酸、维生素 B_{12}、维生素 B_6、维生素 C
头发	头发缺少光泽、头发少、稀疏、易脱发	能量、蛋白质
脸	面色苍白、缺少油脂	维生素 B_2、蛋白质
	满月脸	蛋白质
眼	结膜苍白	铁
	毕脱斑,结膜角膜干燥、角膜软化畏光、睑缘血管新生、角膜周围充血	维生素 A、维生素 B_2
唇	唇炎、口角炎、瘢痕	维生素 B_2
口腔	猩红、赤裸露肉	烟酸
	舌炎、舌猩红、口内炎	烟酸、维生素 B_1、维生素 B_2
	舌内红、地图舌	维生素 B_2、烟酸
	品红、慢性舌炎	维生素 B_2
	牙龈炎、出血	维生素 C
	牙龈肿胀、海绵状出血	维生素 C
腺体	甲状腺肿大、腮腺肿大	碘、能量
皮肤	干燥、毛囊角化过度、粉刺	维生素 A、维生素 B_2
	斑点、瘀斑、糙皮性皮炎	维生素 C、烟酸
	阴囊皮炎、脂溢性皮炎	维生素 B_2
	红斑摩擦疹	维生素 A、维生素 B_2
	出血	维生素 B_2
指甲	反甲	铁
皮下组织	水肿、皮下脂肪减少	蛋白质、能量

续表

身体部位	症状	可能缺乏的营养素
肌肉及骨髓系统	肌肉萎缩、颅骨软化、骨骺增大、弯腿、串珠肋	能量、蛋白质、维生素D
肝脏	肝大	蛋白质、能量
神经系统	多发性神经炎、活动减弱、	维生素 B_1
	精神病	维生素 B_1、烟酸
	中枢神经系统失调	维生素 B_{12}、维生素 B_6
心脏	肥大、心动过速	维生素 B_1
其他	肥胖、高脂血症、动脉粥样硬化、糖尿病、饥饿	各种营养失调

（三）血清前白蛋白

血清前白蛋白由肝脏合成，因电泳速度较白蛋白快而得名，其半衰期短，为 2～3 d。其与转铁蛋白、视黄醇结合蛋白称为快速转换蛋白。因血清前白蛋白可与甲状腺素结合球蛋白及视黄醇结合蛋白结合，转运甲状腺素及维生素，故又名甲状腺素结合前白蛋白。与血清白蛋白相比，血清前白蛋白的半衰期短，血清含量少且体库量较小，故在判断蛋白质急性改变方面较血清白蛋白更为敏感。测定血清前白蛋白在血清中的浓度可反映肝脏合成、分泌蛋白质的功能，可作为肝病诊断及疗效观察的指标之一。许多疾病可影响血清前白蛋白的浓度，负氮平衡时浓度下降，各种肝脏疾病均可导致血清前白蛋白水平降低，恶性营养不良时可完全缺如。脱水和慢性肾衰竭时血清前白蛋白浓度可升高，肾衰竭时可出现升高假象。其正常参考值为 250～400 mg/L。

（四）血清转铁蛋白

代谢比较复杂，影响因素较多，故一般不用于评定个人营养状况，只用于群体营养调查。在患有急性肝炎、缺铁性贫血时水平可增高。正常参考值为 2～4 g/L。

（五）血清视黄醇结合蛋白

血清视黄醇结合蛋白在肝脏合成，主要功能是运载维生素 A 和前白蛋白。在肾脏代谢，半衰期仅为 10～12 h，故能及时反映内脏蛋白的变化。在蛋白质短期摄入不足时，血清视黄醇结合蛋白就有明显改变，故可作为早期诊断营养不良的指标，现常用其来监测营养治疗的早期效应。正常参考值为 26～76 mg/L。

（六）氮平衡

氮平衡是评价机体蛋白质营养状况的最可靠与最常用的指标。一般食物蛋白质的氮平均含量为 16%。若氮的摄入量大于排出量为正氮平衡，此时体内蛋白质合成量大于分解量，反之为负氮平衡，若相等则维持氮的平衡状态，表示摄入的蛋白质量可以满足机体的基本要求。

（七）免疫指标

营养不良时常伴有免疫功能降低。

1. 总淋巴细胞计数

总淋巴细胞计数＝白细胞计数 × 淋巴细胞百分比。结果评定：总淋巴细胞计数 > 2.0×10^9/L 为正常；$(1.2～2.0) \times 10^9$/L 为轻度营养不良；$(0.8～1.2) \times 10^9$/L 为中度营养不良；< 0.8×10^9/L 为重度营养不良。

2. 迟发性皮肤超敏试验

接种五种抗原，观察皮肤超敏反应以了解免疫功能，但因其营养因素较多，特异性较差。

六、心肺功能评定

心肺功能是人体新陈代谢和运动耐力的基础，泛指有氧运动系统通过肺呼吸和心脏活动推动血液循环向机体输送氧气和营养物质，从而满足各种人体生命活动物质与能量代谢需要的生理过程，与人的体质健康和竞技运动能力有着极为密切的关系。

七、其他

机体的营养状态与食物的摄入、消化、吸收和代谢及机体的发育等因素有关,并受到心理、社会、文化和环境等因素的影响。引起营养不良的生物因素包含以下几种。

(一)摄食障碍

多见于食管、胃肠道疾病,神经系统疾病,以及肝、肾等内脏疾病引起的严重恶心、呕吐等。

(二)消化障碍

见于胃、肠、胰腺、肝及胆道疾病引起的消化液或酶的合成和分泌减少,影响消化和吸收。

(三)消耗增多

见于慢性消耗性疾病和严重神经精神因素的影响,如长期活动性肺结核、恶性肿瘤、代谢性疾病、内分泌疾病,引起碳水化合物、脂肪和蛋白质的消耗过多。

一般来说,某一营养素的缺乏会引起相应的临床症状,例如,夜盲症与食物中维生素A缺乏有关。一个完整的营养评估可以在临床症状出现之前就可以发现营养素的缺乏问题。

营养健康的危险因素和问题并不总是明显地摆在患者和护士的面前,所以在采集健康史的时候,要特别注意一些细节问题。不同的个体特征可能会影响患者的营养状态,如年龄、性别、民族等。不同的性别、年龄阶段有不同的营养需求,特殊人群如妊娠、哺乳期妇女及婴幼儿、青少年、老年人常常有发生营养问题的可能性。

对于有营养风险的患者进一步评估营养状况，确定营养不良的类型。营养不良包括营养不足和营养过剩两部分。营养不良是指能量或蛋白质不足所致的一种慢性营养缺乏性疾病，影响机体功能乃至临床结局。目前，营养不良通常指能量或蛋白质摄入不足或吸收障碍造成的特异性营养缺乏症，即蛋白质-能量营养不良（protein-energy malnutrition，PEM），主要有三种类型。

1. 干瘦型/能量缺乏型营养不良

由能量摄入不足所造成，常见于慢性疾病患者或偏远地区长期饥饿的人，常常表现为消瘦、严重脂肪和肌肉消耗、皮脂厚度和上臂围严重减少、躯体和内脏肌肉量减少，发生于婴幼儿时则表现为生长发育迟缓。

2. 水肿型营养不良

由长期蛋白质摄入不足或创伤和感染等应激状态造成，临床上常见于创伤、感染、烧伤的患者。通常表现为四肢水肿伴随明显的生化指标异常、内脏蛋白迅速下降、免疫力受损等，容易引发败血症或严重真菌感染。

3. 混合型营养不良

混合型营养不良是临床上最常见、最严重的一类营养不良，属于各类营养不良的晚期，通常由于蛋白质和能量的摄入均不足导致，临床上常见于恶性肿瘤晚期、消化道瘘等患者。因原本能量储备少，在应激状态下，机体蛋白质急剧消耗。这种类型的营养不良病情危重、死亡率高，应该得到重视。

第三节　肠内营养代谢研究

随着外科技术的发展，营养支持在临床中得到广泛应用，成为外科术后治疗中不可缺少的一部分。传统的营养支持主要是给营养不良的患者提供营养素，而国内外对营养物质代谢的研究相对较少。随着生命科学进入后基因组时代，营养支持的研究主要由营养素的研究扩展至营养代谢的研究。

一、间接能量代谢测定

机体总能量消耗（total energy expenditure，TEE）主要包括基础能量消耗（basal energy expenditure，BEE）、体力活动能量消耗、食物特殊动力作用（specific dynamic action，SDA）三部分及儿童、青少年所特有的生长发育所需能量。能量代谢是伴随着物质代谢过程进行的，机体可利用的能源物质包括碳水化合物、脂肪和蛋白质三大营养物质。碳水化合物和脂肪是机体所需能量的主要来源，占总热量消耗的 80%～85%，称为非蛋白质能源，其余由蛋白质提供。在体内 1 g 脂肪完全氧化释放 9 kcal 热量，1 g 碳水化合物完全氧化释放 4 kcal 热量，1 g 蛋白质氧化释放 4 kcal 热量。

BEE 是指人体在清醒而又极端安静的状态下，不受肌肉活动、环境温度、食物及精神紧张等影响时的能量消耗。通常是在清晨进餐以前即餐后 12～24 h，以排除食物的特殊动力效应；室温保持在 18～25 ℃，以排除环境温度的影响。由于 BEE 测定的条件苛刻，实际操作中不易达到，故临床上多用静息能量消耗（resting energy expenditure，REE）替代 BEE。REE 是指在合适温度下，禁食 2 h 以上，安静平卧或安坐 30 min 以上所测得的人体能量消耗。REE 与 BEE 相比，多了部分食物的特殊动力作用和完全清醒状态时的能量代谢，REE 一般较 BEE 高出 10% 左右，是 TEE 的最大部分，占 65%～70%。由于 REE 测量人体安静而不是完全基础状态的能量代谢，只要条件满足，可在全天 24 h 内测量，因此较为实用。

目前越来越多的临床研究选用 REE 作为研究人体能量代谢的检测指标。由于在实际工作中能量测定不易实行，许多学者提出根据一系列指标如身高、体重、年龄和性别预测或估计能量消耗的公式。危重患者有效的代谢治疗与营养支持依赖于成功的代谢监测。代谢监测概念的提出和代谢监测系统的不断更新换代是重症监护和营养支持进一步发展的必然结果，并使之日益成熟。使用根据间接测热法设计的间接能量测定仪（简称代谢车）进行测定，是目前测定机体能量消耗的"金标准"。间接能量测定仪不仅能测量出机体实际

REE 及呼吸商（respiratory quotient，RQ），还能根据尿总氮计算出三大营养物质的氧化比例。RQ 是指一定时间内各种供能物质氧化时 CO_2 产生量与 O_2 消耗量的比值，一般认为 RQ 能比较准确地反映机体中三大营养底物的氧化率。营养底物氧化时所对应的 RQ 是不同的，葡萄糖完全氧化时的 RQ 为 1.0，脂肪完全氧化时的 RQ 为 0.7，蛋白质氧化时的 RQ 则处于两者之间，为 0.8。去除蛋白质氧化时所消耗的 O_2 和 CO_2 所得的 RQ 称为非蛋白质呼吸商（non-protein respiratory quotient，NPRQ）。健康人的能量主要来自混合食物，RQ 一般在 0.85 左右。在长期饥饿或营养不良的情况下，人体的能量主要来自自身脂肪或蛋白质的分解，RQ 偏低，波动于 0.7～0.8。

二、氮的测定和氮平衡评估

氮平衡是营养平衡的重要组成部分，它反映蛋白质的摄入量与排泄量的对比关系，也是反映体内蛋白质代谢情况的一种方法。由于直接测定食物或排泄物中的蛋白质含量有很多困难，所以用测定氮含量的办法间接了解蛋白质的含量。蛋白质不论其来源如何，其化学元素都含有 C、H、O、N 及少量的 S。因为蛋白质在生物组织中占含氮化合物的绝大部分，并且大多数蛋白质的含氮量相当接近（15.0%～17.6%），平均为 16%，故测定任何生物样品中的含氮量再乘以 6.25（100÷16＝6.25）即可得出其中蛋白质的大致含量。一般情况下，食物蛋白质是机体蛋白质的唯一补充来源，但摄入的蛋白质未必全部为机体吸收利用，其中未被吸收部分会随粪便排出。另外，机体蛋白质又不断地进行分解代谢，其代谢废物主要以尿素氮等形式随尿排出。因此，只要测出每日进食食物含氮量，减去从粪便和尿液中排泄的氮量，就可以大致了解蛋白质的收支情况。氮平衡随饮食含蛋白质的多少，可以出现如下情况。

（一）总氮平衡

食物摄入的氮量等于粪、尿排泄的氮量，称为总氮平衡。营养正常的成年人即处于总氮平衡状态，这表明机体内蛋白质的合成量与分解量基本平衡。

（二）正氮平衡

食物摄入的氮量大于粪、尿排泄的氮量，称为正氮平衡。这表示机体蛋白质的合成量大于分解量，有蛋白质积存在体内。儿童生长期、孕妇及疾病恢复期间都处于正氮平衡。

（三）负氮平衡

食物摄入的氮量小于粪、尿排泄的氮量，称为负氮平衡。这表示机体内蛋白质的分解量大于合成量。这种情况见于营养不良及消耗性疾病患者。另外，当食物中任何一种必需氨基酸缺乏或不足时，则会造成体内氨基酸的不平衡，使其他氨基酸不能被利用，出现负氮平衡。

人体在一定限度内对氮平衡有调节作用。正常成人若每日进食的蛋白质有增加或减少时，则体内蛋白质的分解速度及随粪、尿排出的氮量也会增加或减少。若进食的蛋白质大大超过维持氮平衡的需要，不仅机体利用不了，反而加重器官，如肝与肾的负担，对机体并没有好处。反之，如果摄入的蛋白质远不足以维持机体的氮平衡，体内分解代谢就会大于合成代谢，结果使身体消瘦、抵抗力降低。在营养平衡中，蛋白质的平衡极为重要。蛋白质的营养实际上是氨基酸营养，在20多种氨基酸中，有8种必需氨基酸是人体内不能合成的，必须从饮食中摄取。当饮食中缺少这些氨基酸时，正常生长发育就会受到抑制。当摄入的氨基酸少于消耗的氨基酸时，将出现营养不良、腰酸背痛、头晕目眩、体弱多病、代谢功能衰退等症状，即出现负氮平衡。

所以，人体保持健康的重要手段之一，就是保持总氮平衡或正氮平衡，避免或防止出现负氮平衡。

三、氨基酸分析

氨基酸是含有氨基和羧基的一类有机化合物的统称。氨基酸分析是指利用方法对蛋白质、多肽和其他药物制剂进行氨基酸组成或含量的分析。蛋白质或多肽中氨基酸的序列决定了其分子的性质。蛋白质普遍是由大分子以折叠的方式形成的特定构象，而多肽则比较小，可能只由几个氨基酸组成。氨基酸分析方法可以用于对蛋白质和多肽的量化，基于氨基酸的组成来确定蛋白质或多肽的类型，支撑蛋白质和多肽的结构分析，评估碎片肽段，并检测可能存在于蛋白质或多肽中的不规则氨基酸。在氨基酸分析之前必须将蛋白质或多肽水解为个别氨基酸。伴随着蛋白质或多肽的水解，氨基酸分析的过程和其他药物制剂中氨基酸的游离是一致的。通常我们采用易于分析的方法来测定样品中的氨基酸成分。

四、血清游离脂肪酶的测定

脂肪酶是一种水解长链脂肪酸甘油酯的酶，血清中的脂肪酶主要来自胰腺，也有一些来自其他组织，如胃、小肠黏膜、肺等；此外，在白细胞、脂肪细胞、乳汁中也可测到脂肪酶活性。脂肪酶可由肾小球滤过，并被肾小管全部重吸收，所以尿中测不到脂肪酶活性。血清脂肪酶活性测定可用于诊断胰腺疾病，特别是在患急性胰腺炎时，发病后 4～8 h 内血清脂肪酶活性升高，24 h 达峰值，一般持续 8～14 d。脂肪酶活性升高多与淀粉酶并行，但可能开始升高的时间更早、持续时间更长、升高的程度更大。患急性胰腺炎时，脂肪酶比淀粉酶更敏感和特异，在临床上，其升高更有诊断意义，最好是同时检测淀粉酶和脂肪酶。因脂肪酶活性升高持续的时间较长，所以在疾病的后期测定中可能更有意义。此外，血清脂肪酶升高也可见于急腹症、慢性肾病等，但患腮腺炎和巨淀粉酶血症时不升高，此点与淀粉酶不同，可用于鉴别。

五、微量元素硒和铁的分析

（一）硒

硒是人体每日必需的微量元素。正常情况下机体每日需要 50 μg 左右的硒，很多食品中都含有硒，包括谷类、肉类及海鲜等。硒是人体内重要的抗氧化剂，可以清除体内有害自由基，防止血管老化，预防心脑血管疾病。另外，硒还可以改善免疫功能，增强机体抵抗力，肿瘤患者适量补硒后，可以增加机体对化疗和放疗的耐受能力。适量补硒对人体是有益的，但如果盲目补硒会导致超量，有可能发生硒中毒，慢性硒中毒可以表现为脱发、脱甲等。硒的功能如下。

1. 抗氧化

在人体自身的抗氧化系统中，有一种重要物质是谷胱甘肽过氧化物酶，在缺硒状态下它处于沉睡状态，只有在硒充足的条件下，它才有活性。硒通过激活谷胱甘肽过氧化物酶，提高了人体控制和消解氧化损伤的能力，从而防止患病与衰老。它的抗氧化效力是维生素群的 500 倍，科学检验长寿老年人的血硒比正常人高出 3～6 倍，这说明体内硒充分，抗氧化作用发挥得好，人则不易衰老和患病。

2. 保护、修复细胞

硒在整个细胞质中对机体代谢活动中产生的过氧化物发挥消解和还原作用，从而保护细胞膜结构免受过氧化物损害。

3. 提高红细胞的携氧能力

这与保护细胞的功能相关联，硒保护血液中的红细胞，使红细胞中的血红蛋白不被氧化，它的携氧能力强，就能把充足的氧带给机体的每一个细胞，使每一个细胞都能维持正常的功能。

4. 提高人体免疫力

免疫功能的强弱是人体能否抵御细菌、病毒，以及能否保持健康的关键，硒增强了人体免疫系统的防御能力，提高其识别能力。低硒状况下，有吞噬能力的白细胞可能会与病毒、异物擦肩而过；硒充足时，能维持淋巴细胞活性，刺激免疫球蛋白及抗体形成，使巨噬细胞的吞噬能力提高 2 倍，还能延长白细胞的寿命。

5. 解毒排毒

硒被誉为天然解毒剂，原理是硒作为带负电荷的非金属离子，在生物体内可以与带正电荷的有害金属离子相结合，形成金属 - 硒 - 蛋白质复合物，把能诱发癌变的金属离子排出体外，消解金属离子的毒性，起到排毒和解毒的作用。从硒与人体组织器官的关系上讲，硒能增强肝脏的活性，使其加速排毒。

6. 防治肿瘤

硒被称为"抗癌之王"，人类患癌，一是由环境中致癌物质入侵所致，二是由体内产生的自由基造成。硒提高了人体的免疫功能，对人体防癌具有重要意义。生活在正常环境中的人也有前癌细胞，在它们发展成为癌细胞之前，就会被免疫系统消灭，如果免疫力低下，前癌细胞恶性繁殖，最后就会导致癌症。硒作为天然解毒剂、抗氧化剂，既控制多种致癌物质的致癌作用，又能及时清理自由基，使其不能损坏细胞膜结构而趋向癌变，起着"清道夫"的作用。在人体必需的十几种微量元素中只有硒与防治肿瘤有关。

（二）铁

在人体必需的十几种微量元素中，铁占人体体重的 0.006% 左右，一个成年人，全身含铁 3～5 g，除以血红蛋白形式存在外，还有约 10% 分布在肌肉和其他细胞中，是酶的构成成分之一；还有一部分称作储备铁，储备在肝、脾、骨髓、肠和胎盘中，占总量的 15%～20%。此外，还有少量的铁，以与蛋白质相结合的形式，存在于血浆中，称作血浆铁。无论在重要性还是在数量上，铁都居于首位，堪称微量元素中的"老大"。当人体缺铁时，铁蛋白即可作为补充，而含铁血黄素也会被机体所用。

铁在人体内主要以 Fe^{2+} 或 Fe^{3+} 的形式存在，它的分布极为普遍，几乎所有组织中都有，被称为人体发育的"建筑材料"，其中以肝、脾含量最高，其次为肾、心、骨骼肌和脑。人体内铁主要来源于食物，食物中的铁有两种存在形式，一类是离子铁或称非血红素铁，主要存在于植物性食物之中，植物中含的铁多以植酸铁、磷酸铁、草酸铁等不溶性铁盐的形式存在，多为 Fe^{3+}，人体吸收这种与植酸结合成螯合物的铁，必须先将铁和有机物拆开，再将 Fe^{3+} 还原为 Fe^{2+}，尽管这类铁在食物中含量较高，但难以吸收。例如，玉米、大豆、小麦中铁的吸收率很低，只有 1%～5%。另一类是血红素铁，存在于动物的肝、肾、瘦肉、蛋黄、鱼类等动物性食物中，这类铁的吸收率一般为10%～20%，而且不受食物中的植酸和磷酸的影响，可以直接吸收进入肠黏膜细胞。例如，鱼中的铁吸收率为11%，牛肉中的铁吸收率为22%，牛肝中的铁吸收率为14%～16%，猪血中的铁吸收率为25%，猪肝中的铁吸收率为22%。此外，人体中的一部分铁来源于红细胞，因为红细胞破坏释放出铁，其中80%又重新用于血红蛋白的合成，20%贮存起来。铁的生理功能如下。

1. 参与氧的运输、贮存与造血

红细胞是氧的载体，其中含铁的血红素是参与运输氧的中心成分，它是一种含有Fe^{2+}的络合物，载氧时Fe^{2+}的状态为低自旋，而脱氧后Fe^{2+}的状态为高自旋，Fe^{2+}与氧进行可逆性结合，使血红蛋白具有携带氧的功能，参与体内氧的转运、交换及呼吸过程。肌红蛋白是一种含有血红素的蛋白质，它由一个亚铁血红素和一个球蛋白组成，肌红蛋白的基本功能是在肌肉组织中转运和储存氧，而铁在肌红蛋白合成中具有不可或缺的作用。铁影响蛋白及脱氧核糖核酸的合成及造血、维生素代谢。许多研究证明，缺铁时肝内合成脱氧核糖核酸将受到抑制，肝的发育减慢，肝细胞及其他细胞内的线粒体和微粒体出现异常，细胞色素C_1含量减少，导致蛋白质的合成及能量运用减少，进而发生贫血及身高、体重发育不良等。缺铁还可以引起体内无机盐及维生素代谢障碍。

2. 参与酶的组成

铁是构成机体内许多代谢酶的活性成分，如铁硫蛋白、细胞色素、细胞色素氧化酶、过氧化物酶等；铁与某些酶的活性有密切的关系，如乙酰辅酶A、琥珀酸脱氢酶、黄嘌呤氧化酶、细胞色素还原酶，在细胞生物氧化过程中发挥重要作用。近代研究表明，细胞色素酶类是体内复杂的氧化还原过程所不可缺少的，有了它才能完成电子传递，并在三羧酸循环中使脱下的氢原子与由血红蛋白从肺运来的氧生成水，以保证代谢，同时在这一过程中释放出能量，供给机体。在氧化过程中所产生的过氧化氢等有害物质，又可被含铁的过氧化氢酶和过氧化物所破坏而解毒。

第三章 肠内营养制剂

第一节 肠内营养制剂的分类

一、按照营养素分类

根据肠内营养制剂营养素是否齐全分为完全肠内营养制剂和不完全肠内营养制剂。完全肠内营养制剂又根据营养素分子大小分为大分子聚合物肠内营养制剂、预消化肠内营养制剂、单体肠内营养制剂和特殊肠内营养制剂。

（一）大分子聚合物肠内营养制剂

大分子聚合物营养制剂是指以蛋白质、脂肪和碳水化合物等大分子为主要成分的营养制剂。因此，消化道需要有完整的消化和吸收能力。大分子聚合物肠内营养制剂又分为以下三种类型：①以牛奶为基础的肠内营养制剂；②含有纤维素的肠内营养制剂；③标准的大分子聚合物肠内营养制剂。

大分子聚合物肠内营养制剂的特点：①以牛奶为基础的大分子聚合物肠内营养制剂，乳糖的含量在 37～96 g，大多含完全的维生素、矿物质和微量元素，有甜味、可口、价格便宜。危重者难消化，乳糖不耐受患者可出现腹胀、胃肠痉挛和腹泻。②含有纤维素的大分子聚合物肠内营养制剂，其纤维素是从肉、牛奶、水果、蔬菜和谷物中提取出来的，纤维素可增加大便体积，降低肠内压，减少腹泻和便秘。③标准大分子聚合物肠内营养制剂，不含乳糖、等渗、残渣少、宜通过小孔径的肠内喂养管，含有完整的蛋白质、多聚糖、长链和/或中链脂肪酸，其营养素的组成为碳水化合物 50%～55%、蛋白质 10%～15%、脂肪 25%～30%。胃肠功能正常者可口服或经肠内喂养管注入体内。

（二）预消化肠内营养制剂

预消化肠内营养制剂是指含有 1 种或 1 种以上部分消化的大分子营养素的制剂。蛋白质主要是短肽类或氨基酸，碳水化合物主要是葡萄糖，脂肪来源为中链或长链脂肪酸。预消化肠内营养制剂不经消化即可吸收。预消化肠内营养制剂又分为以氨基酸为基础的和以肽类为基础的配方。

以氨基酸为基础的配方的特点：①由化学成分明确的化合物组成，只需微消化（minimal digestion）即可吸收；②蛋白质来源于结晶氨基酸；③碳水化合物来源于多聚糖或双糖；④脂肪来源于植物油，提供 1%～4% 的热量；⑤由于预消化配方的组成分子最小，故渗透压高。

以肽类为基础的配方的特点：①氮源为双肽或三肽；②脂肪主要来源于植物油；③碳水化合物主要来源于水解的谷物淀粉或葡萄糖寡聚糖。

（三）单体肠内营养制剂

由单一营养素组成的肠内营养配方称为单体肠内营养制剂，如蛋白质配方、脂肪配方、葡萄糖配方、电解质配方及微量元素配方等。单体配方营养素的成分可能为大分子聚合物，也可能为水解后形成的小分子化合物，有液体也有粉剂。临床上，常将单体配方添加到某一肠内营养制剂中，以增加某一营养素的含量，或根据某位患者的特殊需要，将各种单体配方按一定的比例配成特定的配方进行个体设计。单体肠内营养制剂的不足之处是会增加医务人员的工作量和增加潜在的污染机会。

（四）特殊肠内营养制剂

为脏器功能不全或衰竭、代谢障碍、机体对某一营养素的需求增加或机体限制某一营养素的摄入而设计的肠内营养配方称为疾病特殊肠内营养制剂。肝衰竭肠内营养配方，配方中芳香族氨基酸和蛋氨酸量很低，而支链氨基酸浓度则较高；高代谢和/或应激肠内营养配方，在增加能量供给的同时，也增加蛋白质的供给，使蛋白质的供给达 1.5～2.0 g/（kg·d），将非蛋白质热卡和氮的比值降低到 125：1 以下。此外，还有肾衰竭肠内营养配方、呼吸衰竭肠内营养配方、糖尿病肠内营养配方和小儿肠内营养配方等。

二、按照配方分类

欧洲临床营养指南中的肠内营养制剂分类如下。①肠内营养配方：高分子配方，又分为标准高分子配方、更改型高分子配方（又细分为专门为重症监护、呼吸疾病、肾脏疾病、肝脏疾病、糖尿病患者使用的制剂）；低分子配方，分为要素膳（制剂）、短肽制剂。②家庭制作肠内制剂。③添加剂：膳食纤维（包括益生元），又分为不溶性纤维、可溶性纤维、益生菌、谷氨酰胺。

2009 年年底，卫生部公布的处方集中将肠内营养制剂分类如下。

（一）通用型肠内营养制剂

(1) 氨基酸型肠内营养制剂，分为肠内营养粉、谷氨酰胺颗粒剂。
(2) α-酮酸。
(3) 短肽型肠内营养制剂，分为肠内营养混悬液、短肽型肠内营养粉剂。
(4) 整蛋白型肠内营养制剂，又分为乳剂、粉剂、混悬液。

（二）疾病特异型肠内营养制剂

分为乳剂（TPF-D，糖尿病专用型肠内营养制剂）、混悬液（TPF-D，糖尿病专用型肠内营养制剂）、乳剂（TPF-T，肿瘤专用型肠内营养制剂）、乳剂(TP-HE，烧伤型肠内营养制剂)、混悬液Ⅱ(TP肺病专用型肠内营养制剂)、免疫增强型肠内营养制剂。

第二节 各类制剂的特点与应用

一、管饲流质饮食

管饲流质饮食是不完全肠内营养制剂，不论在营养素种类还是营养素的量方面都是不够的，不足以维持正常的健康状态。管饲流质饮食主要用于营养补充或为肠黏膜提供营养物质和局部刺激。

（一）鼻饲试餐

适用于临床所有的危重患者不能自行经口进食的初期，为使消化系统消化吸收功能得以适应，早期给予少量营养液进行过渡。所供食物应以碳水化合物为主。选择极易消化吸收的无渣清流质过渡营养液。例如，过筛的米汤或含有 3%～4% 的淀粉糊，稀藕粉糊，以及稀的奶糕、面粉、米粉糊等均可供给含有 3%～5% 浓度的葡萄糖或蔗糖。又如，各种无渣的菜汁，以及过筛的鱼汤、肉汤、鸡汤等，但是必须在去油去渣后方能供给，并可在上述汤内加入少量的氯化钠，全日钠盐供给量应小于 4 g。由于供给患者的热能及各种营养素含量均很少，通常全日不足 2.09 MJ（500 kcal），因此只能在短期内应用，一般 1～3 d。应根据患者耐受情况，每天进 3～5 餐，每餐 150～250 mL，所供营养液应咸、甜交替，供给每日 1～2 餐含有氯化钠的汤类。鼻饲试餐食谱举例：米粉 80 g、白糖 50 g、鸡肉 10 g、青鱼 10 g、盐 3 g。

（二）鼻饲腹泻流质 I 号

适用于对牛奶或混合奶不能耐受，有腹泻、排便次数增多等症状的患者。可用蛋黄、米汤、葡萄糖、食盐、维生素 C、B 族维生素及酵母等，亦可增加胡萝卜水、烤蛋糕、焦米汤等。每天进 5～6 餐，每次 250～300 mL。全天蛋白质 30 g、脂肪 35 g、碳水化合物 250 g，总热能为 6.28 MJ（1500 kcal）。鼻饲腹泻流质 I 号膳食食谱举例：粳米汤 150 g、鸡蛋黄 120 g、葡萄糖 150 g、干酵母 10 g、盐 10 g。

(三) 鼻饲腹泻流质 II 号

颅脑损伤患者常在管饲混合奶后出现腹泻，主要是此类患者自主神经系统功能紊乱，使得肠胃功能失常。也有患者对牛奶耐受性差，因牛奶含酪蛋白、乳清蛋白、乳球蛋白。酪蛋白在酸或碱性环境凝结成块，大量进食不易吸收。牛奶可调制成凝乳，变性蛋白和脂肪球容易吸收。煮熟蛋黄内含蛋白质 14%，其中短链脂肪酸易消化吸收，且不易引起腹泻。卵磷脂、胆固醇、钙、磷等对神经系统有保护作用。此外，还应添加新鲜苹果汁，其有收敛功能。其中果胶等物质能吸收肠腔内水分，有止泻作用，酵母含蛋白质达 50%，并含有 B 族维生素和氨基酸等，可提高蛋白质含量，并能助消化和促进蛋白质吸收。颅脑损伤后机体热能消耗很大，有高热、呼吸道感染及腹泻等症状的，维生素 C 需要量增加，应供给 500 mg/d。B 族维生素能调节神经系统功能，脑外伤或损伤后，供给量应增加至 60 mg/d，以利于神经系统功能恢复。鼻饲腹泻流质 II 号食谱举例：牛奶 1500 g、代乳粉 50 g、苹果 150 g、鸡蛋黄 120 g、葡萄糖 150 g、干酵母 10 g、盐 10 g。

(四) 鼻饲低胆固醇流质膳食

颅脑损伤伴有高血压、高脂血症、冠心病及脑出血等疾病时，除注意蛋白质及热能外，应选择含胆固醇少的食物。胆固醇总量宜少于 300 mg/d，少用动物脂肪、蛋黄、黄油等，多用豆浆、豆制代乳粉、婴儿米粉、奶糕，以及富含维生素 C 和 B 族维生素的鲜果汁或菜汁，以降低体内胆固醇浓度，热能供给量为 8.37 MJ (2000 kcal)/d 为宜，体重降低对甘油三酯、血糖、血压状况改善有益。蛋白质按 1.0~1.5 g/(kg·d) 给予，大量给予维生素 C，以促进脂质代谢。食盐不宜过多，2~3 g/d 为好。鼻饲低胆固醇流质食谱举例：豆浆 700 mL、代乳粉 50 g、牛奶 500 mL、豆油 20 g、白糖 160 g、富强粉 50 g、盐 4 g。

（五）鼻饲限水限钠流质膳食

颅脑损伤或开颅术后可引起水、电解质紊乱，突出问题是脑水肿。脑水肿患者鼻饲流质膳食对病情无影响，故提倡及早鼻饲，但需限水限钠，因钠潴留可加重水潴留，应供给氯化钠 2 g/d。颅脑损伤后前 3 d 内，钠排出量由正常 100 mmol/d 减至 5～20 mmol/d，一般颅脑损伤或开颅术后，前 3 d 如不能经口进食，钠摄入不可高于 10～12 mmol/kg。正常人钾出入量为 2～3 g/d，颅脑损伤或大手术后，体内蛋白质分解加快，钾排出量增加，平均每排 1 g 氮的同时排 2.7 mmol 钾。故机体呈负氮平衡时，钾也出现负平衡。如钾摄入不足或禁食时，都可以引起低血钾，故在静脉输液或鼻饲营养液中应加入氯化钾以补充钾。高血钾时应限制高钾食品的摄入。调节电解质紊乱时，必须考虑高热、呕吐、呼吸紊乱、大量出汗、气管切开、长期脱水及激素等对电解质的影响，密切结合临床，考虑钾、钠供给量。鼻饲限水限钠流质膳食食谱举例：粳米 10 g、牛奶 600 mL、鸡蛋 80 g、白糖 80 g、脂乳 10 g。

（六）鼻饲无氮流质膳食

脑广泛损伤或某些特殊部位损伤，可出现肾衰竭，或者因创伤性休克引起长时间肾缺血，以致急性肾衰竭。血非蛋白氮增高，水、电解质紊乱，少尿或无尿，体内水分潴留过多，使电解质和代谢废物不易排出。尿毒症易出现高血钾、高磷酸血症和低钙血症。肾衰竭已昏迷的患者可给无氮鼻饲流质膳食，食物包括葡萄糖、乳化植物油及 B 族维生素 10 mg、维生素 C 1 000 mg、叶酸 5 mg、碳酸钙 1～3 g、热能 3.35～4.18 MJ（800～1 000 kcal）。鼻饲无氮流质膳食食谱举例：葡萄糖 120 g、脂乳 10 g。

（七）鼻饲隐血流质膳食

重型颅脑损伤时，因丘脑下部或脑干损伤可造成消化系统出血，患者易出现贫血、血压下降、腹胀等症状，粪便隐血试验阳性。合并消化系统出血时，常用非手术方法治疗，但应禁食。药物治疗消化系统出血症状减轻后，开始进食少量蛋黄米汤、葡萄糖等，注意调节食物的酸碱度，预防和减轻腹胀，中和胃酸，减少胃肠蠕动，有利于止血，并观察病情变化，调节膳食，增加热能和蛋白质的摄入，以维持机体代谢。鼻饲隐血流质膳食食谱举例：鸡蛋黄 40 g、粳米汤 50 g、豆油 10 g、白糖 25 g、盐 2 g。

二、混合奶

混合奶为完全营养配方，能提供足够的营养素，满足机体生理和病理需要。

（一）一般混合奶

经 2~3 d 试餐后，患者胃肠功能耐受，需调整管饲膳食配方，适当增加热能、蛋白质、脂肪等营养素供给。只给米汤和蔗糖不仅热能低，且缺乏蛋白质和脂肪，不宜长期使用。蛋白质缺乏，不利于脑组织修复，脑损伤者缺乏蛋白质会产生机体内组织及全身营养性水肿。蛋白质应按 1.0 g/(kg·d) 供给或占总热能的 15%~20%。膳食以米汤和蔗糖为主时缺乏脂肪，而脂肪是脑组织和神经细胞修复的原料，缺乏脂肪则修复过程受影响，故脂肪可按 1~2 g/(kg·d) 供给，占总热能的 30% 左右。因此，蛋白质、脂肪、碳水化合物比例要恰当。食物可选用牛奶、米汤、豆浆、面粉、米粉、蔗糖、鸡蛋、植物油等。一般混合奶膳食食谱举例：牛奶 800 g、豆浆 500 g、富强粉 20 g、菜汁 400 mL、鸡蛋 80 g、豆油 10 g、白糖 120 g、盐 4 g。

（二）高热能、高蛋白质混合奶

一般混合奶不宜长期食用，尤其并发感染、高热、压力性损伤时，更需增加蛋白质和热能的摄入，在可选用的食物范围内能任意调整，供给足够的热能和营养素。每天供给蛋白质 90~100 g、脂肪 100 g、碳水化合物 300 g，总热能为 10.46 MJ（2500 kcal），总液体量为 2600 mL。每 2~3 h 一次，每次 300~400 mL，每天 6~7 次。高热能、高蛋白质混合奶膳食食谱举例：牛奶

800 g、脱脂奶粉 50 g、富强粉 10 g、粳米粉 50 g、豆浆 500 g、鸡蛋 200 g、豆油 20 g、白糖 165 g、盐 4 g、菜汁 400 mL。

(三)膳食治疗原则

(1) 每天进餐次数、容量根据病情而定,一般每次 200～300 mL,间隔 2 h 以上,每天 6～8 次或持续滴注。

(2) 注意膳食平衡,蛋白质、脂肪、碳水化合物的比例恰当,营养素种类齐全,各种维生素、矿物质和微量元素的供给应充足,可长期使用。

(3) 可食用食物包括牛奶、米汤、豆浆、糊精、米粉、面粉、代乳粉、鸡蛋、蔗糖、植物油、巧克力、可可粉、麦乳精、麦芽糖、葡萄糖、菜汁、肉汤、鲜果汁等。随着热能增加,可增添浓缩食品,如奶粉、蛋粉、鱼粉、肉粉、鸡粉、骨粉等,选用食物需结合病情及热能而定。

(4) 食品选择:供给动物蛋白的同时选用大豆蛋白等植物蛋白,每天鸡蛋不宜超过 4 个。牛奶 500～1000 mL,防止血清胆固醇及甘油三酯增高。混合奶中脂肪含量虽不少,但每天仍应补充植物油 20 g 左右,如豆油、菜油等,以预防必需脂肪酸缺乏。碳水化合物是热能的主要来源,尽量补充多糖类碳水化合物、如面粉、米粉、浓米汤、藕粉等,预防单独使用葡萄糖和蔗糖引起的胀气、反酸等症状,蔗糖不宜超过 150 g/d,若不需限制水分,可以适当稀释,以利吸收,适宜能量密度为 4.184 kcal/mL。维生素和矿物质及微量元素应供给充足,加菜汁、肉汤、鲜果汁以补充钾和维生素 C 等。食盐 2～10 g/d,视病情而定,夏天出汗多,钠盐应适当增加,脑外伤有水肿时应限制钠盐的摄入。维生素 A、B 族维生素、维生素 C、胰酶片、酵母片,以及钾、钠、镁、钙、锌、磷等,均应根据具体情况调整供给量。

(四)配制方法

(1) 将牛奶、米汤、豆浆、面粉、鸡蛋、蔗糖、植物油等按比例混在一起,搅拌均匀,再加水至需要量然后放在文火上煮沸,边煮边搅,使之不至结成团块。通常每天分 3～4 次配制，每次再分 2～3 次灌喂。每次量为 350 mL 左右或按病情而定。第 2 次再灌喂仍在火上煮沸，不能凝结成块。注意无菌操作，灌注不宜过快，防止对胃肠黏膜造成损伤。牛奶、鸡蛋、植物油、面粉等混在一起调匀后再煮沸，表面不浮脂肪滴，即不易引起腹泻。

(2) 酸性果汁不宜与奶类同煮，防止凝块堵塞胃管。添加少量食盐无影响，过多也会使其凝结成块。将部分食盐与菜汁、肉汤同煮，鲜果汁在加入混合奶后应立即给患者食用。

(3) 食具严格消毒，以防止污染。夏季剩余混合奶应放在冰箱内保存，防止发酵变质，定期更换胃管，保持清洁。灌注完混合奶后，再给温开水 30～50 mL，冲洗胃管。外置胃管端用活塞夹住，并用消毒纱布包好。

(4) 鸡粉、鱼粉的制法：先将鸡或鱼洗净，去筋、骨、皮毛，取其可食部分，加水少量后煮烂，取出放在 105 ℃ 恒温箱内烤干，无烤箱用铁锅在小火上烘干，然后研磨成粉过筛。放在混合奶中一起调制，每 100 g 粉中含蛋白质 80 g 左右，脂肪少于 10 g。

（五）注意事项

(1) 除超高代谢需要补充高营养外，一般以维持机体代谢即可。昏迷患者若无并发症，热能消耗少。热能过高引起肥胖，常可导致血清胆固醇、甘油三酯甚至血糖增高。应定期检测血脂、血糖等，必要时将鸡蛋、蔗糖、牛奶摄入量适当减少。

(2) 长期使用单一营养及胃管保留时间长，易引起胃肠黏膜弥漫性出血。应注意补充各种营养素，尤其是维生素 A、维生素 K、维生素 C，以保护胃肠黏膜。并观察有无反酸，定期测胃液酸碱度，必要时给予胃酸抑制药。加稀面汤及食盐，中和胃酸，可使 pH 提高到 6.0 以上。

(3) 密切观察病情变化，了解患者消化吸收情况，观察患者大小便量、颜色及性状，及时与临床医生联系，按病情供给适当膳食。

(4) 注意营养液的温度和补充速度，温度宜保持 37～40 ℃，速度宜缓慢，每次 300～400 mL，浓度不宜过高，一般＜30%，尤其是蛋白质浓度宜在 16%～20%，避免加重肝肾负担，两餐之间须加菜汁及果汁，预防水分不足，温度不宜过低，输注速度不宜过快，否则，可引起胃肠蠕动过快、大便次数增多、消化吸收不完全、脱水及营养不良。

（5）经空肠置管补充膳食时，配制食谱要注意营养素齐全、容易消化吸收、残渣少、低脂肪、含乳糖少、渗透压低、食物内容不宜变动太大。浓度和剂量逐渐增加，营养液严格消毒，滴速不宜过快。脱脂牛奶每分钟 70 滴、果汁每分钟 90 滴、米汤每分钟 100 滴，温度在 40～42 ℃，使肠道逐渐耐受。

三、匀浆膳食

匀浆膳食是一种根据各种不同病情随时修改食物结构及其营养成分的糊状浓流体膳食。匀浆膳食为完全营养配方，能提供足够的营养素，满足机体需要。

（一）特点

匀浆膳食是将正常人膳食结构中各种食物去刺去骨加工成熟食后用高速组织捣碎机或电动胶体磨搅碎成糊状混合营养液，经密封消毒后供患者应用。由于所含营养成分与正常膳食相似，又在体外被粉碎，故易消化吸收。可调配成热能充足、比例恰当、各种营养素齐全的平衡膳食。匀浆膳食近年来已广泛应用于临床，特别适合不能耐受混合奶或病情不适用混合奶的患者。匀浆膳食可避免长期以牛奶、鸡蛋、蔗糖等为主的膳食中动物脂肪和胆固醇偏高，牛奶和蔗糖过多引起的腹胀、腹泻等反应。匀浆液中各种营养素由天然食物提供，如鸡、鱼、虾、肉类、乳蛋类、豆制品类能提供大量的蛋白质，蔬菜、水果能提供各种维生素。匀浆液中膳食结构与正常人相似，不受调剂限制，故不易缺乏维生素、无机盐及微量元素。匀浆液的 pH 呈弱碱性，渗透压适中，为 250～400 mmol/L。所以，对胃肠无刺激，也不易引起腹胀、腹泻。匀浆液还含有较多粗纤维，可预防便秘。在医院或家庭中均可长期使用且无不良反应。

可根据不同的民族习惯或饮食习惯进行配制，还可调配成咸、甜等各种不同的口味供患者选用。目前，市场上已经有商品匀浆膳食，患者使用起来更为方便。

（二）适应证

用于脑血管意外昏迷、头面部及消化道肿瘤、神经性厌食、消化吸收不良及外科术前、术后营养不良的患者，用于特殊危重患者营养支持和家庭肠内营养支持，还可用于高龄无牙老年人、对肉类食品不能咀嚼或消化能力差者，以及需要增加辅助食品的婴儿。最初可选某种食物，如肝、瘦肉煮熟捣碎，再混入粥或烂面条一起煮，这不仅可供给所需要的营养素，也有利于消化吸收。

（三）热能及营养素

匀浆膳食热能和蛋白质要求可按病情配制，有多种配方，如 2.09 MJ（500 kcal）、4.18 MJ（1000 kcal）、6.28 MJ（1500 kcal）、8.37 MJ（2000 kcal）和 10.46 MJ（2500 kcal）等甚至更高。蛋白质占总热能的 15%～20%，脂肪占 25%～30%，碳水化合物占 55%～60%。亦可按不同疾病结合各种治疗膳食原则进行调整，如门静脉高压脾切除术后并发膈下脓肿，则匀浆膳食需按高蛋白、少纤维原则制订膳食配方；肾衰竭宜用低蛋白膳食，以补充必需氨基酸为主；糖尿病宜限制碳水化合物；心瓣膜替换术后昏迷患者，蛋白质和热能补充极为重要，但要注意液体量的供给，体积也不宜过大，以防止出现心力衰竭。

（四）可选食物

可用食物有米饭、粥、面条、馒头、面包、蛋糕、鸡蛋、鱼、虾、鸡肉、猪肉、牛肉、动物肝类、海带、淡菜、海参、紫菜、木耳、鲜蘑菇类、青菜、白菜、花菜、塔菜、毛菜、荠菜、马兰头、白萝卜、胡萝卜、西红柿、黄瓜、丝瓜、冬瓜、百合、山药、水果类等，以及适量牛奶、豆浆、豆腐、豆干和蔗糖等食物。

（五）配制方法

固体食物如鸡肉、猪肉、牛肉、鱼、虾等荤食物及水果类、蔬菜类等，必须先洗干净、去骨、去皮、去刺，然后切成小块煮熟。馒头除去外皮、鸡蛋煮熟去壳分成块、莲子先煮烂、红枣及桂圆先煮熟去皮去核。将每餐所需要食物全部混合，加一定量的汤汁一起捣碎搅匀，待全部搅成无颗粒糊状再加食盐 1～2 g，加适量的白糖、植物油或乳化脂肪用文火边烧边搅拌，待煮沸 3～5 min 后分装到消毒瓶内或其他消毒容器内，即可灌注或用输液泵注入。用注射器每次可灌喂 300～400 mL，每天 6～7 餐；但需结合病情，开始量要少，如每次 50～100 mL，之后逐渐递增。如果能口服者，也可用汤匙喂食。

（六）注意事项

（1）使用高速组织捣碎机时，机器每转动 2～3 min，需稍停片刻，然后再开机器，若连续转动很容易将机器烧坏。

（2）一切食品先煮熟后再捣碎，捣碎时不要加水，应加入事先煮食物的汤汁，煮食物时水不宜过多，以满足液体量为准，切忌弃汤而丢失营养素。用生食品捣碎后再煮，会凝结成块，不能灌注。如果捣碎比较粗糙时，还要过筛，最好捣至尽可能细而不需过筛。

（3）保证食品新鲜卫生，最好每餐烹制后立即灌注，如放置几小时必须装瓶后用高压蒸汽或置锅内蒸 20～30 min，也可灌注前再重新煮沸消毒。灌注匀浆液在制备、输送、保存及灌注每个环节都必须严格遵守无菌操作要求，严防污染，保证营养卫生安全，24 h 内未用完部分应弃之。

（4）匀浆膳食在患者初次应用时应先试餐，待患者适应后方可逐渐增加用量，使用过程除注意应用的剂量外，还应注意使用的速度和温度，忽视任何一点均可导致患者腹胀、腹泻或消化不良，影响患者的营养补充，甚至造成不良后果。匀浆膳若能在医生或营养师指导和观察下使用，可满足患者营养需要量，并可长期使用。

匀浆膳食食谱举例：第 1 次鸡蛋 40 g、馒头 50 g、牛奶 220 g、白糖 40 g、豆油 5 g、盐 2 g。

第 2 次粳米 50 g、瘦猪肉 75 g、牛奶 220 g、豆腐干 50 g、胡萝卜 50 g、青菜 100 g、白糖 60 g、豆油 5 g、盐 2 g。

第 3 次馒头 70 g、鸡肉 75 g、牛奶 220 g、豆腐干 50 g、胡萝卜 50 g、青菜 100 g、白糖 60 g、豆油 10 g、盐 2 g。

该食谱中碳水化合物 305.6 g（53.9%）、蛋白质 85.9 g（15.2%）、脂肪 78.2 g（30.9%），总热能为 9.49 MJ（2269 kcal），热氮比为 165∶1。

第四章 特殊医学用途配方食品

第一节 概述

特殊医学用途配方食品（food for special medical purpose，FSMP）（简称特医食品）是为了满足进食受限、消化吸收障碍、代谢紊乱或特定疾病状态人群对营养素或膳食的特殊需要，专门加工配制而成的配方食品。1957年，世界上诞生了第一种FSMP，该产品是由美国食品药品监督管理局（Food and Drug Administration，FDA）批准的针对具有先天性氨基酸代谢缺陷的苯丙酮尿症的婴儿研发的膳食治疗药物。1973年，第一种成人全营养配方食品问世。1988年，第一种成人疾病配方食品问世。也是同一年，美国的《孤儿药品法》首次对医用食品进行了定义。1991年，国际食品法典委员会最早对FSMP有了明确的定义。随着FSMP临床治疗的成功，世界各国纷纷制定了该类产品的相关标准和配套的管理政策。20世纪70年代初，FSMP在欧洲、美国、加拿大、澳大利亚、新西兰、中国等国家/地区得到普遍应用。进入21世纪以后，特医食品在医学界的被关注程度达到了前所未有的高度，全球产业发展进入高速增长时期。

从全球范围来看，FSMP经历了由"药品"向"食品"的过渡。各国均以国际食品法典委员会的标准为依据，在此基础之上制定自己的法规。虽然全球医用食品名称（表4-1）及其监管有所区别，但是在产品特征上具有一致性。需要强调的是，该类产品是食品，而非药品，但在使用时需要遵循医生或者营养师的建议和指导。以特定的疾病患者为适用人群，在制度和配方上有一定的特殊性，该类产品建立在医学和营养学的基础之上，并且需要科学的依据来证明它的安全性和有效性。

表 4-1　全球医用食品名称

国家/地区/组织	中文名称	英文名称
国际食品法典委员会	特殊医学用途食品	foods for special medical purpose
欧盟	特殊医学用途膳食食品	dietary foods for special medical purpose
美国	医用食品	medical foods
加拿大	特殊医学用途食品	foods for medical purpose
日本	患者特殊用途食品	n/a (in japanese)
中国	特殊医学用途配方食品	foods for special medical purpose

第二节　特殊医学用途配方食品的分类

一、不同类型产品营养素分析

FSMP 主要以蛋白质、脂肪、碳水化合物、维生素和矿物质为营养指标，其理化指标主要有碳氮供能比、能量密度、渗透压等。对于各类特殊患者的生理特点及对营养的需求不同，相应的产品原料及各营养素的含量存在一定程度的差异。

成人糖尿病患者的健康目标为血糖 $<$ 7 mmol/L、血压 $<$ 140/80 mmHg、甘油三酯 $<$ 150 mg/L、低密度脂蛋白胆固醇 $<$ 100 mg/L、高密度脂蛋白胆固醇 $\geq$ 40 mg/L（男性）和 $>$ 50 mg/L（女性）。我国 GB 29922—2013《食品安全国家标准·特殊医学用途配方食品通则》规定，单纯糖尿病患者的全营养配方食品需满足血糖生成指数（glycemic index, GI）$\leq$ 55、饱和脂肪酸供能比 $\leq$ 10%、碳水化合物供能比为 30%～60%、膳食纤维含量 $\geq$ 0.3 g/100 kJ（1.3 g/100 kcal）、钠含量 7～42 mg/100 kJ（29～175 mg/100 kcal），还可以适当添加铬、水溶性膳食纤维等。

非透析依赖性慢性肾衰竭患者 FSMP 中蛋白质含量 ≤ 0.65 g/100 kJ（2.72 g/100 kcal），并适当降低钾、钠、磷、镁、钙及维生素 A 的含量；透析依赖性慢性肾衰竭患者 FSMP 中蛋白质含量 ≥ 0.8 g/100 kJ（3.3 g/100 kcal）。

肥胖、减脂手术患者用的全营养配方食品应在提供较低能量 [每日能量为 2.5～5.0 MJ（600～1200 kcal）] 的同时，保证充足的蛋白质和微量营养素（维生素、矿物质等）的供应，每 418.4 kJ（100 kcal）产品中应增加 ≥ 8.4 g 的蛋白质、≥ 8.4 g 的碳水化合物、≥ 100 μgRE 的维生素 A 等。植物甾醇酯可降低胆固醇水平，为其在肥胖、减脂手术患者配方食品中的应用提供了机遇。理论上，膳食中的钙磷比以 1.0～1.5 为宜，不同 FSMP 中钙磷比出现频率最高的是 1.0，其次是 1.15，接近最适宜的钙磷比。根据《中国居民膳食营养素参考摄入量（2013版）》，钙镁比为 2.4～4.0，不同 FSMP 中钙镁比出现频率最高的是 2.7，其次是 5.0，与营养素参考摄入量的比值基本接近。钠钾比为 0.74～0.75，不同 FSMP 中钠钾比出现频率最高的是 0.6，其次是 0.7 和 0.5。

二、营养成分分析

特殊医学配方食品的能量要求及临床中使用的制剂举例。

（一）全营养配方食品

GB 29922—2013 规定：1～10 岁人群的全营养配方食品每 100 mL（液态产品或可冲调为液体的产品在即食状态）或每 100 g（直接食用的非液态产品）所含能量不低于 250 kJ（60 kcal）；10 岁以上人群的全营养配方食品每 100 mL 或每 100 g 所含能量不低于 295 kJ（70 kcal）。目前市场上 10 岁以上全营养配方粉，根据蛋白质来源不同，划分为氨基酸/短肽型和整蛋白型两大类。氨基酸/短肽型产品多属于低脂肪、高蛋白质、高碳水化合物型，脂肪供能占比为 4%～15%，低于《中国居民膳食营养素参考摄入量（2013版）》中推荐的成年人膳食中脂肪提供的能量应占总能量的 20%～30%；碳水化合物占比高，可快速供能；且该类产品多为低渣或无渣型，适用于胃肠功能不全患者的术前准备或术后营养补充。目前市场上销售的整蛋白型全营养配方食品，营养较为全面均衡，应用较为广泛，可用于胃肠道功能正常或衰弱的有营养风险或营养不良的人群。根据三大产能营养素占比不同及膳食纤维含量多寡，可分为三种类型：全营养普通型、高纤维型，以及高蛋白型。其中，全营养普通型产品的三大产能营养素供能比符合中国人的膳食特点，即膳食中蛋白质提供的能量占总能量的10%～15%，脂肪占20%～30%，碳水化合物占50%～60%；而高纤维型整蛋白类产品，其生理热价仅为碳水化合物的一半，适用于高血糖人群；高蛋白型全营养配方粉，蛋白质供能比提高至20%以上，适用于需要高蛋白饮食的人群，如处于创伤、感染、手术及应激状态者。

（二）特定全营养配方食品

特定全营养配方食品可作为单一营养来源满足目标人群在特定疾病或医学状态下的营养需求，它是在全营养配方食品的基础上，依据特定疾病自身的代谢特点、病理生理状态对部分营养素进行适当调整的一类产品。其目标人群是患有特定疾病且无并发症或其他疾病的人群。特定全营养配方食品配方设计基本要求和原则如表4-2所示。

表4-2 特定全营养配方食品配方设计基本要求和原则

疾病/产品类型	适用范围	能量需求	三大供能营养素比例调整	原则
呼吸系统疾病全营养配方食品	慢性阻塞性肺疾病患者	高能量	①碳水化合物总量应小于4 g/（kg·d）；②蛋白质、脂肪、碳水化合物的呼吸商分别为0.8、0.7、1.0，三者供能占比可调整为15%～20%、30%～45%、40%～55%	通过调整营养素构成有效降低CO_2，防止高碳酸血症

续表

疾病/产品类型	适用范围	能量需求	三大供能营养素比例调整	原则
肾病全营养配方食品	慢性肾病非透析患者	高能量	低蛋白质、低钠、高碳水化合物配方，蛋白质供能占比为5%~11%，碳水化合物高于60%	①减轻肾脏负担，能量充足的摄入及合理的热氮比，提高蛋白质的利用率；②纠正水、电解质紊乱，避免水钠潴留引起的水肿，防止高钾血症发生；③调整钙磷比例，防止骨质疏松；④优先补充特殊营养素或其前体物质，促进营养素的合成
肿瘤全营养配方食品	营养不良的肿瘤患者	标准	高蛋白质配方，蛋白质供能占比为16%~32%	①治疗营养不良/恶病质；②提高患者放/化疗的耐受性、依从性；③控制或改善放/化疗的不良反应；④提高生活质量
肝病全营养配方食品	慢性肝炎、肝硬化、肝性脑病患者	高能量	低脂肪、碳水化合物适中，蛋白质供能占比为13%~18%	①提供足够的能量和营养素，维持生活，改善患者的营养状况；②防止或避免加重肝性脑病；③防止肝功能恶化，促进新组织生成
肌肉衰减综合征全营养配方食品	肌肉衰减患者	标准	脂肪、碳水化合物适中，蛋白质供能占比为13%~18%	补充疾病相关营养素，提供优质蛋白，提高利用率，并注意维生素D的补充
感染、创伤、手术及其他应激状态全营养配方食品	感染、创伤、手术等患者	早短期内允许低能量摄入	①高蛋白质、低脂肪配方，增加氮量、减少能量，降低热氮比；②营养支持阶段脂肪和碳水化合物的供能比应接近1:1	提供充足的能量和氮源，维持细胞代谢，维护器官功能
炎症性肠病全营养配方食品	克罗恩病、溃疡性结肠炎患者	高能量	高蛋白质、低脂肪配方	少食多餐，限制脂肪、膳食纤维和易产气的食物摄入，保证维生素和矿物质的充分供给

续表

疾病/产品类型	适用范围	能量需求	三大供能营养素比例调整	原则
糖尿病全营养配方食品	糖尿病人群	标准	①蛋白质供能占比为15%～20%，脂肪为25%～30%，碳水化合物为45%～60%；②亦可适当采用低碳水化合物配方，占比为30%～40%	①控制血糖水平正常、稳定；②提供适当的热量和营养素，纠正代谢紊乱以保证机体的正常发育和活动；③减少各种并发症
食物蛋白过敏全营养配方食品	多种食物蛋白过敏人群	标准	①氨基酸/短肽配方，不含整蛋白；②三者功能比同标准全营养配方	不含整蛋白，能量和营养素能充足满足目标人群的需求
难治性癫痫全营养配方食品	难治性癫痫患者	标准	高脂肪、低碳水化合物配方，脂肪供能占比90%，碳水化合物和蛋白质供能占比为10%	防止高血糖摄入诱发癫痫，防止营养素摄入不足
胃肠道吸收障碍、胰腺炎全营养配方食品	胃肠吸收障碍、慢性胰腺炎患者	高能量	高热量、高蛋白质、高碳水化合物、低脂肪配方	减少胃肠负担，抑制胰酶分泌，保护脏器功能，预防各种并发症
脂肪酸代谢异常全营养配方食品	脂肪酸代谢异常患者	标准	低脂肪、高碳水化合物配方，脂肪供能占比为25%	减少患者依赖体内脂肪酸β-氧化酶供能
肥胖、减脂手术全营养配方食品	肥胖患者	低能量	蛋白质占20%～30%，脂肪占25%～30%，碳水化合物占40%～55%	①维持机体能量摄入和消耗的负平衡状态，并使体重最终接近标准体重；②保证机体蛋白质和营养素需要

（三）非全营养配方食品

非全营养配方食品由于不包含全部营养素，故不能作为单一营养来源。其设计的目的在于满足目标人群某方面的营养需求，能量来源见表4-3。粉剂的非全营养配方食品的能量计算较为简单,由产能营养素乘以能量系数,然后相加即可获得总能量。液体的非全营养配方食品在设计时,需考虑能量密度、渗透压、pH。

表 4-3 非全营养配方食品能量来源

产品类别	能量/(kJ/100 g)	蛋白质	脂肪	碳水化合物	适应证
蛋白质(氨基酸)组件	≤ 1674	△△	-	-	需要增加蛋白质摄入的人群
脂肪(脂肪酸)组件	≤ 3766	-	△△	-	对脂肪有特定需求的人群
碳水化合物组件	830～1674	-	-	△△	对碳水化合物有特别需求的人群
电解质配方	< 1647	-	-	△△	迅速补充能量和水分;提供电解质
增稠组件	1647	-	-	△△	增加液态食物的黏稠性,适用于有吞咽障碍、误吸风险的人群
流质配方	< 1647	△	-	△△	限制脂肪摄入的人群

注:△△ 表示该配方中能量来源的主要营养素;△ 表示配方中能量来源的次要营养素。- 表示该配方中不含有此营养素,或者该营养素仅从原辅料中带入,未特意添加,并不作为供能物质。

随着临床营养学的发展,大量研究证明,FSMP 可改善患者的营养状态、提高疾病康复速率、减少由营养不良导致的并发症和缩短住院时长,从而降低患者的医疗成本,同时大大节省整个国家的医疗支出。

(四)特殊医学用途配方食品中的蛋白质种类与来源

蛋白质是一切生命形态不可或缺的物质基础,机体的新陈代谢和生理功能都依赖蛋白质的不同形式才得以正常进行。然而对于进食受限、消化吸收障碍、代谢紊乱或处于特定疾病状态的人群,由于蛋白质的消化吸收障碍而无法从普通食品制作的膳食中获取蛋白质,如蛋白质过敏人群、氨基酸代谢障碍人群等都无法直接从食物整蛋白中获取蛋白质,只能从 FSMP 中摄取蛋白质。因此,选择蛋白质的原料来源对于具有特殊生理特征的人群来说尤为重要。

1. 常用蛋白质

(1) 乳蛋白:乳蛋白是乳中最重要的营养成分,含量为 3.0%～3.7%,主要有酪蛋白和乳清蛋白,在人体内的消化吸收率达 97%～98%。

(2) 大豆分离蛋白:大豆分离蛋白是以生产大豆油脂产生的副产品——低变性脱脂大豆粕为原料,应用现代食品工程技术分离得到的,大豆分离蛋白属于完全蛋白质,是植物蛋白中的优质蛋白之一。同时,它还是优良的食品加工助剂,具有溶解性、分散性、凝胶性、持水性、持油性、乳化性、起泡性、成膜性等食品加工特性。大豆分离蛋白作为食品加工助剂细分为 80 多种类型,广泛应用在肉制品、乳制品、饮品、糖果、方便食品、冷冻食品等多种食品中,符合多样的市场需求。

2. 常用水解蛋白

蛋白质在酸性、碱性、酶等条件下会发生水解,由于水解程度和断键位置不同,生成不同分子质量的肽及氨基酸,这个过程称为蛋白质的水解,其生成的产物称为肽或水解蛋白。水解蛋白一般为不同分子质量肽链(即氨基酸)的混合物,通过控制工艺可以将大部分的分子控制在某一个特定的分子质量范围,蛋白质在水解过程中,肽键被裂解的程度或百分比称为蛋白质的水解度。如常见的水解乳清蛋白的水解度一般在 5%～30%。

(1) 水解乳清蛋白:水解乳清蛋白是乳清蛋白经水解的产物,同其他蛋白质一样,乳清蛋白主要在肠道进行消化和吸收。水解乳清蛋白中的蛋白质主要以短肽形式存在,在肠道中经过初步酶解后,具有肽类的快速吸收的特性,更适用于胃肠道功能降低,需快速提供能量和蛋白质的患者。

(2) 水解胶原蛋白:胶原蛋白不含有色氨酸、半胱氨酸和酪氨酸,而甘氨酸、脯氨酸和羟脯氨酸的含量较为丰富,属于不完全蛋白质,不可作为 FSMP 中的主要来源。胶原蛋白是机体结缔组织中重要的结构蛋白质,广泛分布于人体各组织器官,起着支撑器官、保护机体的作用。

胶原蛋白具有多种生理功能，能提高皮肤组织的持水能力、增强和维持肌肤的弹性和韧性、延缓肌肤的衰老，还可以促进伤口愈合、维持关节健康等。常作为功能性蛋白加入特医食品中。

3. 常用氨基酸

（1）支链氨基酸：支链氨基酸包括亮氨酸、异亮氨酸、缬氨酸三种。支链氨基酸是人体中无须经过肝脏代谢的氨基酸，其主要代谢场所是骨骼肌，约占骨骼肌蛋白质的必需氨基酸的 1/3，为外周组织供能。支链氨基酸的作用主要体现在如下两方面。

1）在手术、创伤、感染治疗中的作用：手术、创伤、感染，甚至饥饿情况下，支链氨基酸通过骨骼肌氧化给肌肉葡萄糖 – 丙氨酸循环和肌肉谷氨酰胺的合成提供能量和氮源。近年研究发现，支链氨基酸具有调节器的功能。在骨骼肌中，亮氨酸通过抑制蛋白质降解和促进蛋白质合成而起到蛋白质周转率的调节器作用。进一步研究发现，亮氨酸在其中起着主要作用，其可使骨骼肌蛋白质合成率提高 50%，同时使分解率降低 25%。亮氨酸抑制蛋白质分解的主要机制是其代谢产物 α- 酮戊己酸促进胰岛素分泌，同时抑制胰高血糖素分泌，从而抑制糖异生作用，减缓了肌肉蛋白质分解。一般认为，创伤后支链氨基酸水平降低，并与创伤死亡率密切相关，故应选择富含支链氨基酸的配方。同时，异亮氨酸对蛋白质合成的促进作用，亮氨酸常用于增肌的运动食品和减缓肌肉衰减的老年食品中。

2）在肝性脑病治疗中的作用：正常人血中支链氨基酸与芳香族氨基酸（苯丙氨酸和酪氨酸）的比值为 3.0～3.5。严重肝脏疾病晚期的患者，肝功能严重受损，胰岛素和胰高血糖素的降解率降低，因而它们在血液中浓度均有升高。同时因为胰高血糖素升高得更为明显，导致胰岛素 / 胰高血糖素比值下降，从而出现体内分解代谢大于合成代谢的情况。在这种情况下，大量芳香族氨基酸从肌肉和肝脏的蛋白质中分解出来。此时又由于受损伤的肝脏将芳香族氨基酸转化为糖（糖异生作用）的能力降低，于是血液中芳香族氨基酸的比例升高，严重时可使支链氨基酸与芳香族氨基酸比例下降到 1.0～1.2。支链氨基酸与芳香族氨基酸都属于中性氨基酸，由相同载体转运通过血-脑屏障，故存在拮抗作用。因芳香族氨基酸比例高而先进入脑内，然后在芳香族氨基酸脱羧酶的作用下，生成羟苯乙醇胺和苯乙醇胺，其化学结构与神经递质去甲肾上腺素和多巴胺相似，但传递信息的生理功效却远弱于去甲肾上腺素，所以这两种物质又称为假性神经递质。虽然如此，这两种物质的产生还是会造成网状结构上行激活系统功能失常，至大脑皮质的兴奋冲动受阻，导致大脑功能发生抑制，使患者出现意识障碍甚至昏迷。所以临床上常用支链氨基酸的注射液治疗肝昏迷。

（2）精氨酸：精氨酸为条件必需氨基酸，通过参与蛋白质、肌酐及多胺的合成，在维持正氮平衡、循环调节、机体激素分泌、免疫调控、肠黏膜屏障维护及肿瘤代谢方面发挥着重要作用。另外，精氨酸是婴儿的必需氨基酸，长期缺乏精氨酸必然影响其生长发育。

（3）谷氨酰胺：谷氨酸为非必需氨基酸，是血浆中含量最高的氨基酸，可占到血浆中自由氨基酸的20%。谷氨酰胺可由谷氨酸和铵离子通过谷氨酰胺合成酶的酰胺化作用形成，同时也可由葡萄糖代谢产生的α-酮戊二酸通过转氨化作用和酰胺化作用而产生。谷氨酰胺主要存储于骨骼肌，同时也存在于肺部和脑部。而肠道和肝尤其是小肠是谷氨酰胺的主要消耗器官，肾主要利用谷氨酰胺来维持酸碱平衡。

谷氨酰胺的主要生理功能有以下几方面：①增加机体蛋白质的合成；②防止或减少肌肉组织分解；③是小肠细胞的首要供能物质，是结肠细胞的第二供能物质，可协助水、钠在小肠进行运转；④促进胰腺细胞的生长；⑤维持和促进谷胱甘肽的活性；⑥是免疫细胞增殖的必需成分；⑦具有抗忧郁的作用；⑧促进伤口愈合。

（4）牛磺酸：牛磺酸是一种人体必需的含硫非蛋白氨基酸，其在体内可由甲硫氨酸、胱氨酸、半胱氨酸等含硫氨基酸经半胱亚磺酸脱羧酶生成亚牛磺酸，再经氧化生成牛磺酸；B族维生素与半胱亚磺酸脱羧酶活性密切相关，新生儿体内半胱亚磺酸脱羧酶的活性低于成年人。

大量研究表明，牛磺酸具有多种生理和生物学功效，包括结合胆汁酸、抗氧化、促进脑细胞发育、提高神经传导和视觉功能、调节细胞内钙的稳态、增强免疫力等作用，牛磺酸还可改善再灌注心脏的低功能状态，减少心律失常的发生，增强细胞膜的稳定性。牛磺酸缺乏对机体的视觉、中枢神经系统和心血管系统均会产生不利影响，表现为幼儿生长发育迟缓；光感受器退化，使光传导功能受到抑制，导致视觉障碍；影响神经细胞的正常生长发育；牛磺酸缺乏性心力衰竭等。

我国于1993年批准牛磺酸为食品添加剂、婴幼儿食品强化剂，GB 29922—2013《食品安全国家标准 特殊医学用途配方食品通则》规定，允许牛磺酸作为可选择性成分在特殊医学用途全营养配方食品中使用，牛磺酸可作为营养强化剂用于多种食品（如调制乳粉、豆粉、豆浆粉、豆浆、含乳饮料、特殊用途饮料、风味饮料、固体饮料类、果冻等），也可作为选择性成分在特殊医学用途全营养配方食品中使用。

4. 蛋白质的临床应用

蛋白质的临床应用见表4-4。

表4-4 蛋白质的临床应用

疾病/产品类型	适用范围	蛋白质的使用原则和要求	备注
蛋白质（氨基酸）组件	主要适用于需要增加蛋白质摄入的人群，如创伤、手术等患者	①由蛋白质和/或氨基酸构成；②蛋白质来源可选择一种或多种氨基酸、蛋白质水解物、肽类或优质的整蛋白质	
氨基酸代谢障碍配方	氨基酸代谢障碍患者	①以氨基酸为主要原料，不含或仅含有少量与代谢障碍有关的氨基酸；②添加适量的脂肪、碳水化合物、维生素、矿物质和/或其他成分	氨基酸代谢障碍患者由于不能代谢某一种或多种氨基酸，而使日常蛋白质摄入受限，同时由于食物不能满足需求，常常伴有某些维生素和矿物质摄入不足

续表

疾病/产品类型	适用范围	蛋白质的使用原则和要求	备注
普通全营养配方食品	适用于1～10岁人群	①蛋白质的含量应＞0.5 g/100 kJ（2 g/100 kcal）；②优质蛋白所占的比例＞50%	
	适用于10岁以上人群	①蛋白质的含量应＞0.7 g/100 kJ（3 g/100 kcal）；②优质蛋白所占的比例＞50%	
糖尿病全营养配方食品	糖尿病患者	①蛋白质摄入量适宜，满足正常生理需要量；②不建议高蛋白饮食；③控制血脂指标方面，植物蛋白更有优势；④乳清蛋白有助于降低超重者体重和餐后血糖负荷	
创伤、感染、手术及其他应激状态全营养配方食品	创伤、感染、手术等患者	①适量提高蛋白质比例；②适量补充色氨酸、酪氨酸、精氨酸及谷氨酰胺等氨基酸	
炎症性肠病全营养配方食品	克罗恩病和溃疡性结肠炎患者	对整蛋白配方不耐受的患者，考虑使用肽类或氨基酸配方	
食物蛋白过敏全营养配方食品	多种食物蛋白质过敏人群	①不含食物蛋白质；②蛋白质原料中变应原去除或不含变应原	
肿瘤全营养配方食品	肿瘤患者	增加具有免疫调节作用的氨基酸，如精氨酸、谷氨酰胺、亮氨酸	
肝病全营养配方食品	慢性肝炎、肝硬化患者	①适当提高蛋白质摄入量，相关指南建议1.2～1.5 g/（kg·d）；②适量增加支链氨基酸	

(五)特殊医学用途食品中的脂肪种类与来源

1. 脂肪

脂类是脂肪和类脂的总称。脂肪又称为甘油三酯或三酰甘油,是体内重要的储存能量和提供能量的物质,约占体内脂类总量的95%。类脂主要包括磷脂和胆固醇类,约占全身脂类总量的5%,类脂是机体细胞膜、组织器官,尤其是神经组织的重要组成成分。脂类也是食物中的重要营养成分,烹调时可使食物拥有诱人的色香味,增进食欲。另外,脂类的适量摄入对维持机体正常生理功能,促进维生素A、维生素E、维生素D等脂溶性维生素的吸收和利用,维护人体健康发挥着重要作用。

食物中的脂类主要由甘油三酯构成,甘油三酯是由三分子脂肪酸与一分子的甘油形成。一般来说,动物性食物中的甘油三酯碳链长、饱和程度高、熔点高,常温下呈凝固状态,故称为脂。植物性食物中的甘油三酯不饱和程度高、熔点低,常温下呈液体状态,故称为油。甘油三酯分子中的三个脂肪酸是结构不完全相同的脂肪酸,自然界中还未发现有单一脂肪酸构成的甘油三酯。

脂肪因其所含的脂肪酸碳链的长短、饱和程度和空间结构不同,会呈现出不同的物理特性和生理功能。其生理功能主要包括:①供能;②促进脂溶性维生素吸收;③提供必需脂肪酸;④保护组织器官;⑤维持体温;⑥增进食欲、增加饱腹感。

2. 脂肪的临床应用

脂肪的临床应用见表4-5。

表4-5 脂肪的临床应用

疾病/产品类型	适用范围	脂肪的使用原则和要求	备注
糖尿病全营养配方食品	糖尿病人群	①采用合理的脂肪组合;②饱和脂肪酸和反式脂肪酸占每日能量≤10%	

续表

疾病/产品类型	适用范围	脂肪的使用原则和要求	备注
呼吸系统疾病全营养配方食品	慢性阻塞性肺疾病患者	①高脂肪、低碳水配方；②适当添加中链甘油三酯，一般为 20～40 g/d；③适量增加 n-3 脂肪酸	中链脂肪酸，消化吸收快，胃肠负担轻，可以为慢性阻塞性肺疾病患者快速供能。增加 n-3 脂肪酸可使体内花生四烯酸比例降低，免疫细胞磷脂中二十碳五烯酸比例增加，从而促进免疫调节，使炎症和恶病质形成减少
	急性呼吸窘迫综合征和急性肺损伤患者	①高脂肪、低碳水配方；②适量增加 n-3 脂肪酸，提高机体抗氧化水平	炎性反应是导致全身或肺内过度活化和引起急性呼吸窘迫综合征/急性肺损伤的主要机制
肾病全营养配方食品	慢性肾脏病	脂肪摄入量适宜，满足正常生理需要，增加 n-3 脂肪酸，增强免疫调节作用。一般认为 2 g/d 或者 ≤ 0.2 g/kg 体重是安全的	
食物蛋白过敏全营养配方食品	多种食物蛋白过敏人群	脂肪摄入适量，满足正常生理需要	
难治性癫痫全营养配方食品	难治性癫痫患者	①高脂肪、低碳水化合物，生酮饮食经典配方中，脂肪与碳水化合物和蛋白质的质量比为 4：1，能量 90% 来自脂肪，10% 来自碳水化合物和蛋白质；②耐受性不好的患者可适当降低脂肪含量	难治性癫痫配方即生酮配方。生酮饮食是通过调整饮食中的脂肪、蛋白质和碳水化合物的组成比例，使人体内产生和积累大量酮体，从而对大脑产生镇静作用的癫痫治疗方式
胃肠道吸收障碍、胰腺炎全营养配方食品	急性胰腺炎、慢性胰腺炎患者	①适量限制脂肪的摄入，不超过总能量的 30%；②选择更易消化吸收的中链甘油三酯代替长链脂肪酸	

续表

疾病/产品类型	适用范围	脂肪的使用原则和要求	备注
肌肉衰减综合征全营养配方食品	肌肉衰减患者	脂肪摄入适宜,满足正常生理需要	
肝病全营养配方食品	慢性肝炎、肝硬化合并肝性脑病等患者	适量限制脂肪的摄入	
创伤、感染、手术及其他应激状态全营养配方食品	创伤、感染、手术等患者	适量补充多不饱和脂肪酸和中链甘油三酯	
炎症性肠病全营养配方食品	克罗恩病、溃疡性结肠炎患者	①适量限制脂肪的摄入;②选择更易消化吸收的中链甘油三酯替代部分脂肪	
脂肪酸代谢异常全营养配方食品	脂肪酸代谢异常患者	①适量限制脂肪的摄入,不超过总能量的25%;②对长链脂肪酸代谢障碍者,酌情选择中链甘油三酯代替长链脂肪酸;③原发性肉碱代谢障碍者补充肉碱	脂肪酸代谢异常是由于体内脂肪酸β-氧化酶或转运蛋白缺乏和能量生成障碍,出现神经系统、骨骼肌、心、肝、肾、消化道等功能异常,以中链酰基辅酶A脱氢酶缺乏最多见,是遗传性代谢疾病

(六)特殊医学用途食品中的碳水化合物种类与来源

碳水化合物亦称糖类,是由碳、氢、氧等元素组成的一大类化合物。WHO与联合国粮食及农业组织专家组按照聚合度,将碳水化合物分为单糖、双糖、糖醇、寡糖和多糖。膳食纤维也是碳水化合物的重要组成部分,如部分寡糖和非淀粉多糖。碳水化合物是最早被发现的营养素之一,是人类膳食能量的主要来源,对人类营养健康有重要的作用。目前在特殊医学配方食品中常用的碳水化合物主要为麦芽糊精和蔗糖（表 4-6）。

表 4-6　碳水化合物的临床应用

疾病/产品类型	适用范围	碳水化合物的使用原则和要求
糖尿病全营养配方食品	糖尿病人群	①碳水化合物的选择一般要考虑食物的 GI，应为低 GI 配方，GI ≤ 55；②碳水化合物供能比应为 30% ~ 60%；③膳食纤维的含量不低于 0.3 g/100 kJ（14 g/100 kcal）
呼吸系统疾病全营养配方食品	慢性阻塞性肺疾病患者	高脂肪、低碳水化合物配方，过多碳水化合物的摄入会导致呼吸商增高，增加患者的呼吸负荷
	急性呼吸窘迫综合征和急性肺损伤患者	高脂肪、低碳水化合物配方
肾病全营养配方食品	慢性肾脏病患者	①保证充足的能量；②适量碳水化合物比例，供能比为 55% ~ 60%，以淀粉类为主，限制单、双糖摄入量
肿瘤全营养配方食品		①非荷瘤状态，与健康人相同，碳水化合物占比为 50% ~ 55%，脂肪占比为 25% ~ 30%，蛋白质占比为 15%；②荷瘤状态减少碳水化合物的供能比例，碳水化合物占比为 30% ~ 50%，脂肪占比为 25% ~ 40%，蛋白质占比为 15% ~ 30%
肝病全营养配方食品	慢性肝炎、肝硬化合并肝性脑病等患者	适量摄入碳水化合物；碳水化合物的合理摄入可增加肝糖原储备，增强肝脏的解毒能力，减少肝细胞损伤，并有利于蛋白质在体内的充分利用
肌肉衰减综合征全营养配方食品	肌肉衰减患者	适量碳水化合物比例
创伤、感染、手术等患者及其他应激状态全营养配方食品	创伤、感染、手术等患者	适量碳水化合物比例
炎症性肠病全营养配方食品	克罗恩病、溃疡性结肠炎患者	①低纤维膳食；②低乳糖或无乳糖配方

续表

疾病/产品类型	适用范围	碳水化合物的使用原则和要求
食物蛋白过敏全营养配方食品	多种食物蛋白过敏人群	适量碳水化合物比例
难治性癫痫全营养配方食品	难治性癫痫患者	高脂肪、低碳水化合物,生酮饮食经典配方中,脂肪与碳水化合物和蛋白质的质量比为4∶1,能量90%来自脂肪,10%来自碳水化合物和蛋白质
脂肪酸代谢异常全营养配方食品	脂肪酸代谢异常患者	低脂肪、高碳水化合物配方
胃肠道吸收障碍、胰腺炎全营养配方食品	急性胰腺炎、慢性胰腺炎患者	适量碳水化合物比例
肥胖、减脂手术全营养配方食品	肥胖患者	①控制总能量的摄入,每天能量摄入<1800 kcal(7531 kJ);②低碳水化合物配方,供能比为40%~55%;③适量增加膳食纤维的摄入

膳食纤维是植物中天然存在的、提取或合成的碳水化合物的聚合物,是聚合度≥3且不能被人体小肠酶水解,难以消化吸收的一大类碳水化合物,对人体健康有显著的益处,自然界中有千种以上的膳食纤维。

三、特殊医学用途配方食品剂型的分类

(一)按照使用部位分类

1. 口服作用剂型

口服作用剂型是指口服后通过胃肠黏膜吸收而发挥全身作用的制剂。目前市场产品主要是此剂型。

(1)片剂:口服片可再细分为普通片、分散片、咀嚼片、口腔崩解片、溶解片等。

(2)胶囊剂:硬胶囊剂和软胶囊剂。

(3)颗粒剂:溶解型颗粒剂、混悬型颗粒剂、泡腾颗粒剂。

(4) 口服液溶液剂、混悬剂、乳剂等。

2. 口腔内作用剂型

口腔内作用剂型是指主要在口腔内发挥作用的制剂。

(1) 口腔用片：含片、舌下片等。

(2) 口腔喷雾剂。

3. 呼吸道作用剂型

呼吸道作用剂型是指通过气管或肺部发挥作用的制剂。主要以管饲或喷雾方式给药，如溶液剂、混悬剂、乳剂和喷雾剂等。

（二）按分散系统分类

1. 溶液型

主料以分子或离子状态（质点的直径 ≤ 1 nm）分散于分散介质中所形成的均匀分散体系，亦称低分子溶液。

2. 胶体型

分散质点直径在 1～100 nm 的分散体系。有两种，一种是高分析溶液的均匀分散体系；另一种是不溶性纳米粒的非均匀分散体系。

3. 混悬剂

固体主料以微粒状态分散在分散介质中所形成的非均匀分散体系。

4. 乳剂型

油性主料或物料的油溶液以液滴状态分散在分散介质中形成的均匀分散体系。

5. 气体分散剂

液体或固体物料以微粒状态分散在气体分散介质中所形成的分散体系，如气雾剂、粉雾剂。

6. 微粒分散型

物料以液体或固体微粒状态分散的分散体系，如微球制剂、微囊制剂等。

7. 固体分散型

固体混合物的分散体系，如片剂、散剂、颗粒剂、胶囊剂、丸剂等。

（三）按形态分类

1. 液体剂型

如溶液剂。

2. 气体剂型

如气雾剂、喷雾剂等。

3. 固体剂型

如散剂、丸剂、片剂等。

4. 半固体剂型

如凝胶剂、糊剂等。

（四）其他分类方法

按照特殊的原料来源和制备过程进行分类。

1. 浸出制剂

用浸出方法制备的各种剂型。

2. 无菌制剂

用灭菌方法或无菌技术制成的剂型。

第三节　特殊医学用途配方食品的保存与管理

一、保存

（一）商品营养制剂的保存

商品制剂成分稳定，无特殊说明无须冰箱冷藏，未开封的成品只需放置在通风阴凉处。避免阳光直射或接近热源，避免放置在鼠类常出没的地方。但对于已开封的制剂，液体制剂建议在室温下 24 h 内使用，粉剂建议在说明书规定范围内使用。遇天气炎热的季节，推荐将开封的成品制剂放置于冰箱内，减少高温的影响，使用前可先用温水预热。

（二）营养制品制剂的保存

粉剂应按说明书要求的倍数稀释，过稀容易导致患者营养摄入不足，过浓容易使配制的营养液浓度过高导致患者出现腹泻、腹胀等情况。推荐使用温开水或凉开水稀释，过热的开水稀释可能导致部分营养成分被破坏。乳剂或混悬液制剂开袋即食，为提高肠道耐受性，可用温水预热，但切不可煮沸，以免破坏制剂的稳定性和造成营养物质流失。

二、管理

20 世纪 70 年代起，FSMP 在临床治疗上的成功应用让各国相继制定了该类产品的相关标准和配套管理政策，国际食品法典委员会、欧洲、澳大利亚和新西兰将其命名为"特殊医学用途食品"，美国命名为"医用食品"，日本命名为"患者食品"，且规定需在医生或营养师指导下使用，仅允许在医院、康复中心和药店销售。

21 世纪全球 FSMP 产业发展已进入高速期，当前全世界每年 FSMP 消费 560 亿～640 亿元，市场年增速为 6%。欧美年消费量为 400 亿～500 亿元，年增速约 4.5%；日本和韩国年消费量为 150 亿～220 亿元，年增速为 4.8%；澳大利亚年消费量超过 4000 万美元；新西兰年消费为 250 万～400 万美元，国际市场容量巨大。反观国内，在 FSMP 相关标准出台前，国内的肠内营养制剂虽然属于药品，但在分类上缺乏统一性规定，《国家基本药物目录 2000 年版》将其分为要素型（氨基酸型和短肽型）和非要素型（整蛋白型）两大类；2002 年中华医学会提出将其分为成分型（包括氨基酸型、短肽型）和非成分型（整蛋白型）两大类；2004 年北京地区肠内营养专家、基本药物办公室、国家药典委员会和国家食品药品监督管理总局药品评价中心四方面专家提出，将其分为要素型、非要素型和组件式三大类；2009年卫生部处方集将其分为通用型和疾病特异型两大类；劳动和社会保障部在《国家基本医疗保险和工伤保险药品目录》2004年版中将其分为氨基酸型、短肽型、整蛋白型和疾病导向型四大类，在2009年版中改为氨基酸型、短肽型和整蛋白型三大类。当前FSMP国际标准分类可分为两大类：一类是用于＞1岁的人群；另一类是用于0～12月龄的婴儿。这两大类又可进一步细分为不同小类。两大类中的全营养配方食品可作为单一营养来源满足目标人群在特定疾病或医学状况下的营养需求，主要针对有医学需求且对营养素没有特别限制的人群，如体质虚弱者、严重营养不良者等，这也意味着患者可以把全营养型FSMP当饭吃。

根据国内外的科学依据、我国疾病现状和临床需求及国外经验，在标准中列出13类常见的特定全营养配方食品类型，如糖尿病型、呼吸系统疾病型、肾病型等，应用于糖尿病、呼吸系统综合疾病、肾病、肿瘤、炎症性肠病、食物蛋白过敏、肥胖、先天性代谢缺陷等病症的临床营养支持与治疗。非全营养配方食品主要包括营养组件（维生素、微量元素、蛋白质等）、电解质配方、增稠组件、流质配方、氨基酸代谢障碍配方，它和母乳补充剂一样，不能作为单一营养来源满足目标人群的营养需求，需要与其他食品配合使用，在标准中对营养素含量不做要求，应在医生或临床营养师的指导下，按照患者个体的特殊情况或需求而使用。

FSMP的标签对产品的配方特点或营养学特征均有描述，如对产品与适用人群、疾病或医学状况的说明，产品中能量和营养成分的特征描述，配方原理解释等，并标示产品的类别和适用人群，同时还应标示"不适用于非目标人群使用"。为防止产品使用不当、误用或滥用，所有FSMP的标签应在醒目位置标示"请在医生或临床营养师指导下使用"和"本品禁止用于肠外营养支持和静脉注射"字样。这与国际食品法典委员会、欧盟、澳大利亚及新西兰等国家和组织对于这类产品的标签要求是一致的。

第五章 肠内营养支持途径与方式

第一节 肠内营养支持途径

良好的营养状态和正常代谢是维持生命活动的基本条件，我们日常活动所需要的能量来源于营养摄入。从20世纪60年代开始，营养支持的基础理论、营养制剂及应用技术不断发展，并广泛运用于临床各个专科。临床营养支持（clinical nutrition support）已经成为危重患者救治中不可缺少的重要措施，包括肠内营养和肠外营养。绝大多数外科手术的康复离不开营养的支持，营养支持参与手术前、中、后三个阶段，是外科康复过程中必不可少的重点措施之一，术前处理与术后康复应是紧密相关。围手术期营养特点包括术前营养状态、术前禁食导致饥饿时的代谢变化和手术应激时的代谢变化。为了不影响术后康复，术前应展开营养筛查，根据情况给予营养支持，术前避免长时间禁食及减少机体代谢改变，给予碳水化合物能够降低术后胰岛素抵抗及高血糖，缩短住院时间，但不影响并发症发生率，对一些入院就存在营养不良问题的患者进行干预，降低术后风险。对一些严重营养不良的患者，经肠道途径补充无法满足机体需要时，术前应进行7~14 d肠外营养支持，以满足术后正常的营养需要量。特别是年龄≥60岁的患者，更应该重视围手术期的营养风险管理。对于一些合并病理性肥胖、重症疾病、恶性肿瘤等疾病的患者，手术均可能增加其营养不良的发病率，其中重症胃肠道疾病患者营养不良风险明显高于普通患者。和肠外营养相比，肠内营养能使营养物质更好地被吸收，具有并发症少、经济安全、维持肠黏膜细胞的正常结构、保护肠道屏障功能等优点，因此，凡具有肠道功能者，应首选肠内营养。

临床上常见的肠内营养支持途径包括经口和管饲。经口和管饲的区别在于管饲可以保证营养液的均匀输注,充分发挥胃肠道的消化吸收功能;经口对胃肠道功能的要求较高,只适用于能口服摄食,但摄入量不足者。经口的营养支持途径适用于一些手术简单、住院时间短的患者,如骨科、妇科一些进程较短的手术,相较于这些,胃肠外科的一些患者手术及住院时间长、恢复进程慢,口服常常不能满足机体所需要的营养量,通常需要肠内营养支持来满足营养需求。在术后营养支持方面,如胃部手术患者,术后的 1~2 d 即可恢复肠道功能;结肠手术患者,在术后的 3~5 d 即可恢复肠道功能;小肠手术的患者,在术后数小时小肠功能即可恢复。研究显示,在术后 6~12 h 后肠内营养能够加速肠道功能恢复。胃部手术后早期经口饮食,可促进肛门恢复排气,并缩短患者住院时间,不增加术后并发症发生率。临床上,常常用经口加管饲的方式来加速患者的康复,如一些营养不良的患者,术后口服营养素的同时再予以管饲肠内营养,可显著改善体重下降的情况。对于一些癌症术后需要化疗的患者,几乎所有化疗药物都可能导致相关营养不良反应,直接影响新陈代谢,因此肠内营养可以较好地维持机体所需的营养量。

一、肠内营养适应证

肠内营养的可行性,主要取决于肠道是否具有能吸收营养素的功能。因此,当患者因疾病本身或因治疗与诊断的需要而不能或不愿经口摄食或摄食量不足以满足机体需要时,若胃肠道功能许可,则首先应考虑采用肠内营养支持。临床上常见的肠内营养支持适应证如下。

(一)经口摄食障碍

1. 无法经口摄食

因口腔、咽喉或食管炎症、肿瘤、术后或烧伤、化学性损伤等造成的咀嚼或吞咽困难者。

2. 经口摄食不足

大面积烧伤、严重创伤、严重感染等高代谢状态使机体营养需要量增加导致的食物摄入不足者,厌食症、癌症放疗或化疗反应造成的食物摄入不足者。

3. 经口摄食禁忌

由于脑外伤、脑血管意外、脑肿瘤等导致中枢神经系统功能损伤,知觉丧失或吞咽反射障碍而不能正常吞咽者。

(二)胃肠道疾病

1. 胃肠道瘘

肠内营养适用于所提供的营养素不会从瘘孔流出的患者,使用要素肠内营养制剂较非要素肠内营养制剂更能降低瘘液的排出量,适用于低位小肠瘘、结肠瘘及远端喂养的胃十二指肠瘘。高位胃十二指肠瘘应由空肠造口给予要素肠内营养制剂,至少近端有100 cm功能良好的小肠瘘,可行胃内喂养。

2. 炎症性肠道疾病

溃疡性结肠炎与克罗恩病在病情严重时应采用肠外营养,以使肠道得到休息。待病情缓解,小肠功能适当恢复,可耐受要素肠内营养制剂时,通过连续管饲亦有可能提供足够的能量与蛋白质。

3. 短肠综合征

由于克罗恩病、肠系膜动脉或静脉栓塞、肠扭转而需要行小肠切除的患者,术后应以肠外营养作为营养支持,有的甚至需要长期使用肠外营养。但可在适当阶段采用或兼用肠内营养,更有利于改善肠道黏膜形态和功能。

4. 胰腺疾病

多项指南均指出肠内营养有助于胰腺炎的治疗,但多数人主张在处理胰腺炎的并发症而需开腹时,或病情不严重的胰腺炎患者在麻痹性肠梗阻消退后,采用空肠喂养是恰当的,它可减少胰液外分泌,并给予营养支持。

5. 结肠手术与诊断前准备

要素肠内营养制剂无渣,适用于结肠手术或结肠镜检查的准备,因其可使肠道干净、菌群改变及降低感染。

6. 憩室炎、胆盐腹泻、吸收不良综合征和顽固性腹泻

多种原发性胃肠道疾病，采用肠内营养对其治疗有利。其原因在于肠内营养所提供的营养素齐全，要素肠内营养制剂不需消化，非要素肠内营养制剂亦容易消化，通过较小的黏膜面积或较短的肠道即可吸收，并具有改变肠道菌群、无渣、无乳糖及对肠道与胰外分泌腺刺激较轻等优点。

（三）其他

1. 围手术期营养补充，需要择期手术且术前即存在营养不良的患者，于术前2周内给肠内营养，可使代谢状况得到改善。腹部手术后24 h小肠蠕动即吸收功能逐渐恢复正常，此时在术后放置空肠造口喂养管开始肠内营养。

2. 心血管疾病，心脏病恶病质时，如经口摄入能量不足1000 kcal/d，应予肠内营养补充。

3. 重要脏器功能不全，如肝、肾、肺功能不全或多脏器衰竭患者。

4. 脏器移植术后，如肝移植、肾移植、小肠移植等。

5. 先天性氨基酸代谢缺陷病。

二、肠内营养禁忌证

肠内营养支持临床上亦有禁忌证，具体如下。

（1）胃肠道完全梗阻或蠕动严重减慢的患者，不宜采用肠内营养。

（2）小肠广泛切除术后早期宜先采用肠外营养，不宜过早应用肠内营养。6～8周后可尝试小剂量使用经肠营养制剂并逐步增量，使肠道有一个适应的过程。

（3）胃大部切除术后不能耐受高渗糖的肠内营养，易产生倾倒综合征。

（4）空肠瘘的患者无论在瘘的上端或下端喂养均有困难，因缺乏足够的小肠吸收面积，不能贸然采用管饲，以免加重病情。

（5）处于严重应激状态、麻痹性肠梗阻、上消化道出血、顽固性呕吐或腹泻急性期的状况下，均不宜过早给予肠内营养。

（6）严重吸收不良综合征及衰弱的患者在给予肠内营养之前，应先给予一段时间的肠外营养，以改善其小肠酶的活动力及黏膜细胞的状态。

（7）年龄小于 3 月龄的婴儿不能耐受高张液体肠内营养的喂养，应采用等张的婴儿肠内营养，使用时要注意可能产生的电解质紊乱，并补充足够的水分。

（8）短肠综合征应先用静脉营养 4～6 周，小肠逐步适应后，方可开始逐步实行肠内营养。

（9）糖尿病患者不宜用高糖要素膳。

三、肠内营养支持管饲途径分类

肠内营养支持包括经口和管饲两种途径，与肠外营养相比，肠内营养具有诸多优点，如营养素的吸收利用更符合生理、有利于维护肠黏膜屏障功能和全身免疫功能、减少肠道细菌和内毒素移位、有利于保护肝脏功能、实施方便、费用低廉等。目前肠内营养，尤其是早期肠内营养，已广泛应用于危重、创伤、腹部大手术及重症胰腺炎患者。Meta 分析显示，早期应用肠内营养能降低患者感染发生率，减少病死率，缩短住院时间，提高临床治疗效果。然而，肠内营养在具体应用过程中还存在不少值得探讨的问题，比如开始的时机、输注途径、输注方式等。我们认为置管方式和输注途径的选择最为关键，直接关系到肠内营养能否安全、顺利、有效地进行，因此，应进一步加强这方面新技术的开发、循证医学研究和临床经验积累。

当患者食欲差、经口摄入受限或者不足时，通常采用管饲的方法，包括经鼻置管和造瘘管输注，具体从患者的疾病情况、喂养时间长短、胃肠功能等方面考虑，选择合适的方法。在具体选择时应特别注意：肠道能否安全使用、肠内营养支持时间的长短、胃排空功能及发生误吸的危险性。

管饲途径的选择原则应包括以下几个方面：满足肠内营养需要；置管方式尽量简单、方便；尽量减少对患者的损害；患者舒适；有利于长期带管。

管饲输注管路目前临床上主要使用鼻胃管、鼻十二指肠管、鼻空肠管、胃造瘘管、空肠造瘘管。

(一)鼻胃管途径

此为临床上常用的肠内营养管饲途径,操作简单易行,适用于短期(2～3周)接受营养支持的患者。鼻胃管作用:进食、减压、监测出血的速度和量。

(1)置入方式:

不同患者置入胃管的方法不同,重点介绍新生儿、小儿、成人及昏迷患者胃管置入方法及注意点。

1)新生儿插管法:由于新生儿吞咽、咳嗽反射均不完善,因而加大了插管难度。在插管过程中,当胃管下至5～7 cm时(快到达咽喉部)时,迅速用消毒棉签蘸取少许温度适宜的糖水或者奶汁放入新生儿口腔,使其安静并产生吸吮动作,此时操作者迅速将胃管插至胃内。

2)小儿插管方法:对能配合的3岁以上小儿采取同服盐水法,即当胃管到达咽部时助手用汤匙给患儿喂生理盐水,边喂边将胃管插至胃内。对昏迷、哭闹不合作小儿使用简易开口器法,患儿取仰卧位,固定头部,将特制注射器(一次性5 mL注射器去掉活塞,剪去乳头及根部,修整切面使其平滑)插入口腔至舌根部,助手固定口腔外空筒柄部,操作者将胃管沿注射器内壁送下直至胃部。上述方法与常规法相比减少了患儿的痛苦,便于护士操作,提高了插管成功率。

3)成人一般插胃管法:从解剖学上看,咽部有喉上神经分布,对刺激较敏感。采用常规法留置胃管时,当胃管通过咽部刺激喉上神经易引起恶心、呕吐而致插管失败。因此,成功的关键是减少对喉上神经的刺激。快速插管法正是由于缩短了对喉上神经的刺激时间,减轻了插胃管时恶心、呕吐症状而获成功。当胃管插入14～16 cm时用小勺喂水并嘱其下咽,在下咽的同时送入胃管。此法可分散患者注意力,缓解紧张情绪,减轻胃管对咽喉部的刺激,通过吞咽反射使胃管易进入食管而不易误入气管。有学者采用按摩咽喉耳穴(耳屏内侧上1/2处)至耳部发热,有轻微痛感时迅速插入胃管,其目的也是减轻咽部对刺激的反应，也可在插管前在咽喉部喷局部麻醉药，降低对胃管刺激的敏感性。

4) 昏迷患者插胃管方法：①深昏迷合并舌根后坠患者，传统插胃管的方法是在插胃管前去枕，协助患者头向后仰，当胃管插入 15 cm 时，左手将患者头部托起，使下颌靠近胸骨柄，以增大咽部通道弧度，便于管端沿后壁滑行，徐徐插入至预定长度。然而此方法对深昏迷合并舌根后坠患者往往难以奏效，其原因在于这类患者咽部组织松弛，舌根后坠堵塞了口咽部通道，将患者头部托起难以改善堵塞状况。其研究者摸索出侧位拉舌插胃管法，患者处于侧卧位时舌向后坠的重力作用减少，舌后坠减轻，同时由于拉舌钳的作用，口咽部不再受堵且比正常情况还要增大，更便于胃管插入。该法节省材料，减轻护士工作量，避免常规法导致的误吸、黏膜损伤等并发症。②浅昏迷患者，由于昏迷患者不能配合做吞咽动作，常规法插胃管易使胃管进入气管而致失败。刺激法插管，将胃管插入 15 cm 时先用一些刺激手段使患者产生吞咽反射，在此一瞬间迅速送入胃管，此法成功率达 94%。侧位置胃管法，患者取侧卧位，操作者面对患者由一侧鼻孔将胃管插入，此法不依赖患者做吞咽动作，成功率达 98%，且特别适用于脑出血急性期、有明显颅内压增高及颈强直患者。双枕垫头快速插胃管法，将双枕直接垫于患者头下，使下颌尽量贴近胸骨柄，快速插管至胃内，此法可节省人力和术者体力，尤其可使躁动患者头部固定，方便夜班护士一人操作。用不锈钢细密弹簧丝支撑胃管法可增加胃管硬度，使其顺利通过食管的 3 个狭窄，从而提高插管成功率。亦可通过 B 超法或定位法判断管路的位置。

(2) 优点：①可以在床旁操作，节省时间；②可以在患者补充营养的时候帮助患者的胃肠进行运动，降低细菌感染的可能性；③无创操作，比较方便快捷；④鼻胃管放置时间较短，能够注入大部分食物。

(3) 缺点：①鼻胃管只能打入深度水解的营养物质，且速度不能太快，需要控温；②需要进行固定并检查，防止脱落，每 8 h 需要对导管进行一次清洗；③鼻胃管容易出现反流；④鼻胃管只能用于短时间内的肠胃营养补充，最多只能在人体内放 4 周。

(4) 适应证：①胃肠手术后的患者；②昏迷患者不能经口进食，如有口腔疾病、有吞咽和咀嚼困难的患者；③不能张口的患者，如破伤风患者；④拒绝进食的患者，如精神疾病患者；⑤病情危重的患者。

(5) 禁忌证：①怀疑有胃穿孔的患者，应避免鼻胃管置入并灌食；②误食强酸或其他腐蚀性食物者，不宜施行鼻胃管置入术来实施胃灌洗或灌食；③鼻中隔偏曲或正在流鼻血的患者；④食管狭窄者；⑤脸部骨折者。

(6) 并发症：①体液丢失、电解质紊乱；②呼吸道感染，胃管放置后，可干扰通气，影响咳嗽、咳痰，容易引起肺部感染；③经口呼吸，因留置胃管，使一侧鼻腔通道受阻，影响经鼻呼吸，患者不得已经口呼吸，可引起口咽部干燥，并可导致严重并发症，如腮腺炎等；④鼻腔溃疡及坏死，如果胃管长期置于一侧鼻孔而不改变胃管位置的话，可压迫侧鼻腔内黏膜或软组织，从而引起溃疡及坏死；⑤胃内容物及胆汁反流，也会引起食管炎和食管狭窄，导管本身还会引起食管黏膜侵蚀和糜烂，甚至出血。

（二）鼻十二指肠管途径

十二指肠营养管有直头型和螺旋型两种，均能通过内镜钳道（普通内镜钳道直径为 2.8 mm），其中螺旋型鼻肠管比较常用。直头型营养管方便放置，通过普通内镜到达十二指肠降部就可以放置，不过内镜置换后首先需要营养管末端经口导到鼻腔，而且前端没有固定容易发生移位或者脱落。而螺旋型头端的营养管不易移位，如果有经鼻胃镜可以很方便地放置。

(1) 置入方式：有床旁盲放、内镜放置、放射放置和术中放置几种方法。其中床旁盲放和放射放置因内镜置入技术的发展已经很少应用，外科手术术中置管的内容不再赘述，目前营养管置入的主要方式是内镜置管。应用经鼻胃镜放置螺旋型鼻肠管的方法是经鼻胃镜抵达十二指肠降部后将导丝直接置入降部甚至水平部及以远部位，保持导丝不动退镜，经鼻直接沿导丝置入空肠管。一般营养管置入 60~70 cm 即可抵达降部，为了能够蠕动过十二指肠悬韧带并抵达空肠，需要尽可能将 120 cm 都放置进去。

（2）优点：①较少发生营养液反流而引起的呕吐及误吸；②肠内营养可与胃肠减压同时进行；③喂养管可长期放置；④患者可同时经口进食；⑤管端外露部分少，不影响活动。

（3）缺点：①管路比较细，只能注入深度水解的营养物质，且速度不能太快，需要控温；②管路一部分外露，烦躁患者可直接拔出。

（4）适应证：①机械通气的患者；②不能耐受胃内喂养、胃潴留的患者；③有反流、误吸高风险的患者，如意识障碍、吞咽功能障碍者等；④重症胰腺炎、炎症性肠病、胃食管瘘的患者；⑤颅脑损伤、肿瘤放化疗等引起反流的患者；⑥中重度烧伤、大手术前后需要肠内营养的患者。

（5）禁忌证：①上消化道出血者；②幽门水肿、梗阻及肠胀气明显者；③麻痹性机械性肠梗阻，肠道无法利用者；④严重凝血功能障碍者；⑤食管、胃、十二指肠、空肠上段严重病变者等；⑥面部骨折、颅底骨折、脑脊液鼻漏的患者；⑦近期有胃肠手术病史者等。

（6）并发症：①气胸、血气胸、脓胸、气管胸膜瘘和肺出血，通常是由误插导致；②鼻、咽及食管损伤，主要是由于长期放置粗而硬质的喂养管压迫鼻咽部或食管壁，造成黏膜糜烂和坏死。

（三）鼻空肠管途径

导管经鼻放置至空肠，目前临床上施行了近端胃肠道的吻合术后，大多数通过放置在吻合口远端的空肠营养管进行肠内营养。

（1）置入方法：有经内镜通道置管、内镜旁抓持置管、导丝置管及术中放置等方法。

1）经内镜通道置管法：需用 2 倍于内镜通道长度的空肠营养管或采用鼻胆管作为替用品。先通过内镜检查上消化道情况，于内镜下将能通过内镜通道的空肠营养管或鼻胆管送至预定位置，然后边退镜边将空肠营养管或鼻胆管内送。当内镜退出口腔后助手抓持镜端的空肠营养管或鼻胆管，将其完全拉出内镜通道，并固定于患者口角，以防移位。通过患者一侧鼻腔插入一内腔能通过营养管或鼻胆管的硅胶引导管，当管端达到咽部时术者用手指感觉并将其带出患者口腔，或在照明下用外科持物钳将引导管钳住后拉出患者口腔，然后将空肠营养管或鼻胆管插入引导管 10 cm 左右后将两者一同拉出鼻腔，直至空肠营养管或鼻胆管在咽部呈直线状态。确认空肠营养管或鼻胆管的通畅性后将其固定于同侧鼻腔面颊部并夹闭管端备用。操作时注意内镜的退出要与送管同步，以防营养管在胃内打襻或退离预定的位置。从口腔拉出引导管时应从鼻腔外同时向鼻腔内推送引导管，以减轻患者的不适。营养管插入引导管的深度要足够，并注意将引导管从鼻腔外拉的同时向口咽部推送营养管，以防营养管滑脱。将营养管插入引导管前应确认营养管没有打结现象，于营养管将近完全缩进口腔时，术者用左手中、示指夹住营养管靠近食管的部位，在保持营养管没有扭结的情况下，于右手将营养管从患者鼻腔外拉的同时，左手辅助营养管回缩至咽喉部。这样做，一方面能保证营养管回缩至咽喉部时能呈直线状态而不会出现打结现象；另一方面也可防止营养管向外移位。应用此法置管，由于其需能通过内镜通道，因而管腔内径受到限制，但操作过程相对简便，成功率高。

2) 内镜旁抓持置管法：先行上消化道内镜检查，以了解上消化道情况，排除可能的插管禁忌。按鼻胃管插入的方法，由一侧鼻腔插入咽喉部或进入消化道后，于内镜明视下从内镜通道插入抓持钳或圈套器，抓持或套住管端，于内镜向消化道推进的同时将导管同步向内推送，直至空肠内预定位置，然后在保证鼻空肠管不随内镜滑出的情况下，将内镜退出而完成置管过程，再将导管外固定。为保证鼻空肠管能送达较深的位置，当内镜将管端送至十二指肠降段后，可将内镜退至胃窦后，用抓持钳将空肠管再一段段地向十二指肠推送。为防止退镜的同时将营养管带出，可用抓持钳抓住营养管后，在将抓持钳推入的同时后退内镜。从鼻腔送入营养管的速度不要过快，以免营养管在胃内打襻而容易从空肠内滑脱至胃腔内。通过此法可以置入较粗的鼻空肠管，但退镜时容易将导管同时带出，因而在退镜时应特别注意。

3) 导丝置管法：实质上是在内镜下将导丝置入预定位置，退出内镜，再沿导丝将营养管导入，最后退出导丝而完成置管的方法。根据情况可选择从口腔进入的途径，于内镜下置入导丝后置管，再用鼻引导管将营养管从鼻腔引出；或选择能从鼻腔进入的细直径内镜，将导丝置入预定位置后直接导入营养管。置入导丝时应保持不要在胃内成襻而影响营养管的送入。当营养管进入口腔或鼻腔后，应于末端固定导丝的同时推送营养管，不可外拉导丝使导丝外移，影响置管的成功率。

(2) 优点：①营养素的吸收利用更符合生理；②维护肠黏膜结构和屏障功能完整性；③调节免疫功能，增强机体抵抗力；④减少细菌和毒素的移位；⑤更容易达到目标喂养量。

(3) 缺点：①置管比较困难；②需要X线确认位置；③容易造成鼻咽损伤；④口径小，容易阻塞；⑤操作相对复杂。

(4) 适应证：①吞咽和咀嚼困难；②意识障碍或昏迷；③消化道瘘；④短肠综合征；⑤肠道炎性疾病；⑥急性胰腺炎；⑦高代谢状态；⑧慢性消耗性疾病；⑨纠正和预防手术前后营养不良。

(5) 禁忌证：①肠梗阻、肠道缺血；②肠坏死、肠穿孔；③严重腹胀或腹泻间歇综合征；④严重腹胀、腹泻，经一般处理无改善的患者，建议暂停使用。

(6) 并发症：①管道容易脱出；②管路较细，管道容易堵塞；③体位不当时容易引起误吸和反流；④容易引起胃潴留，由灌注不良、吸收障碍等引起；⑤代谢方面的异常，定期监测血糖、电解质等情况。

(四) 胃造口术途径

经皮内镜下胃造口术（percutaneous endoscopic gastrostomy, PEG）是指在内镜引导下，经腹部皮肤穿刺放置胃造瘘管的技术，直接给予胃肠营养支持，以提高患者的生活质量。

(1) 置入方式：患者适当使用镇静药物后取左侧卧位，置入胃镜后取平卧位，在胃镜下对胃和十二指肠先行常规检查，向胃腔内注气，使胃前壁与腹壁紧密接触，手术者在腹壁上定位，并在胃镜下确认胃壁与腹壁贴附良好，麻醉后经腹壁穿刺套管针入胃腔内，置入导丝，胃镜操作者在胃镜下将导丝从胃内拉到口腔外，连接至胃造瘘管上，后将导丝从腹壁拉出，造瘘管经口腔、食管进入胃内，其末端经腹壁皮肤拉出。胃镜下检查造瘘管末端，并连接好调节开关和输注接头等，操作完毕。

（2）优点：①减少胃食管反流机会；②减少患者鼻咽不适；③维持患者仪表与自尊；④可以在家中管饲。

（3）缺点：①有误吸性肺炎的危险；②伤口处容易引发感染；③容易阻塞而再次手术。

（4）适应证：①各种神经系统疾病导致长期或较长时间丧失吞咽功能，不能经口或鼻饲营养，各种疾病所致的吞咽困难及完全不能进食的神经性厌食者；②全身性疾病所致严重营养不良，需要营养支持，伴不能耐受手术行造瘘置管者；③口腔、颜面、咽、喉大手术，需要较长时间营养支持者；④外伤或肿瘤造成进食困难者；⑤食管穿孔、食管-气道瘘或各种良、恶性肿瘤所致食管梗阻者；⑥化疗或手术前的高营养患者。

（5）禁忌证：①完全性口咽及食管梗阻、内镜无法通过者；②腹壁广泛损伤、创面感染者；③严重而无法纠正的出、凝血机制障碍者；④大量腹水、胃壁无法紧贴腹壁导致腹膜炎者；⑤幽门梗阻者；⑥胃部疾病，尤以胃体前壁病变影响手术操作者；⑦胃大部切除术后残胃太小，无法从上腹部穿刺进入胃腔者。

（6）并发症：①气腹为常见的并发症，能自行吸收，一般无须处理；②伤口周围感染及脓肿形成，可预防性应用抗生素，一旦发生，可用抗生素保守治疗或行清创引流；③造瘘管滑脱，与固定不牢固或者患者无意识挣脱有关，应及时重新置管，注意保护穿刺口以防止感染；④造瘘管漏，多因造口处伤口过大、造瘘管细或造瘘管移位，使注入胃腔的食物或药物自造瘘管周围外漏，如漏于腹腔为内漏，外漏可以更换大号造瘘管或用丝线缝合过大的造口处伤口，内瘘多需要手术治疗，否则会引起严重的腹腔感染；⑤胃肠道出血，可能与经胃肠道注气过少、穿破胃壁或肠壁引起出血有关，如出血较少，可相应给予止血措施，如出血量较大，应及时进行外科手术治疗；⑥刺伤结肠或肝脏，进行穿刺前应严格定位；⑦坏死性筋膜炎是一种严重感染，出现高热、皮下气肿，需紧急手术引流，清除坏死组织；⑧胃瘘，可能与穿刺时同时刺入结肠或术后造瘘管压迫结肠引起缺血性坏死有关，如胃瘘口较少，则拔管后可自行痊愈，瘘口较大时应予外科手术治疗，否则会引起感染、中毒和严重的营养不良；⑨造口肉芽组织生长过度，与肉芽组织生长过程中受造瘘管挤压牵拉、向腹壁外翻有关，应局部清洁消毒后用无菌剪刀剪除，用苯酚或者硝酸银烧灼创面即可。

（五）空肠造口术途径

对一些经造口术途径进行肠内营养并且需要长期营养支持的患者，可在术中或经皮内镜辅助放置空肠造瘘管。空肠造口术可作为一种手术单独施行，但更多情况下是作为一种腹部手术的附加手术而进行的。其方法有 Stamm 空肠造口、Witzel 空肠造口、Marwedel 空肠造口、空肠穿刺造口、腹腔镜空肠造口等。空肠穿刺造口是目前腹部手术后肠内营养最常用的置管方法，较传统的空肠造口简便、省时、安全，且并发症少。

（1）置入方法：经皮内镜下空肠造口术（percutaneous endoscopic jejunostomy，PEJ）是近年来兴起的一种新的肠内营养置管技术。如果不能或不适应 PEG 直接胃内喂养时，PEJ 是一种代替 PEG 的有效营养供给方法。PEJ 与 PEG 相比，技术难度较大，要求营养管经皮直接或经胃造瘘管间接置放在小肠内。其具体方法有两种，如下。

1）直接法：基本方法与 PEG 相似，不同点是造口位置位于小肠内。将内镜插入至小肠一定部位（一般在十二指肠悬韧带下 10 cm 左右），选择最佳位置，直视下采用里应外合的方法，用特制的器具直接穿刺空肠，置入导管。本法技术难度较大。

2) 间接法：首先行 PEG，然后通过胃造瘘管将营养管放入胃内，通过胃镜活检孔插入异物钳，抓住营养管前端，使导管随同胃镜一起通过幽门后松开异物钳，缓慢将胃镜退回至胃腔。胃镜观察下，再次钳夹导管，连同胃镜一起通过幽门，反复多次操作，可使导管插至近端空肠。经双腔 T 管空肠置管法由陈强谱等创用，主要适用于胆道手术后需行肠内营养的患者。选择 F20-24 T 管，修剪其短壁，然后于其长壁上剪一个小的侧孔，经该侧孔向 T 管短壁方向插入细的营养管，使管端外露 30～40 cm，此即制成肠内营养用双腔 T 管。术中将 T 管短壁放于胆管内，营养管经胆肠吻合口或十二指肠乳头放于空肠内或十二指肠内。T 管长臂及营养管的另一端经腹壁引出体外。术后既可引流胆汁又可行肠内营养或胆汁回输。

(2) 优点：①费用低，经济安全；②创伤小，术后恢复快；③改善患者的生活质量；④可以充分利用小肠的消化吸收功能，进行肠内营养，更符合生理功能；⑤有效防止胃肠黏膜萎缩和肠道菌群失调、移位。

(3) 缺点：①麻醉过敏反应，严重时可出现过敏性休克；②呼吸衰竭；③空肠造口处伤口容易出血、缺血，容易坏死，伤口部位容易出现水肿，出现梗阻；④造口处伤口慢性纤维素粘连，容易出现造口狭窄。

(4) 适应证：①幽门梗阻、十二指肠瘘、胃肠吻合口瘘、营养不良者；②食管狭窄、不能进食、全身营养不良而狭窄又不能用手术解决者；③胰头、壶腹癌致梗阻性黄疸，无法施行切除术，行胆道内引流术又无条件者，胆汁可经胆道外引流，再自空肠造瘘管返入肠腔；④急性重型胰腺炎术后估计短期内不能进食者，可用空肠造口途径补充营养。

(5) 禁忌证：①食管疾病，如食管静脉曲张、食管溃疡出血；②肠道运动障碍，患者本身无运动，置入后效果不佳；③肠梗阻；④急腹症。

(6) 并发症：①胃肠道反应（腹胀、腹泻），通常与输注速度过快或者不耐受乳糖或碳水化合物的吸收不良有关；②胃肠道反应（恶心、呕吐），通常与肠道功能恢复差、肠道功能存在障碍、滴注营养液速度过快、体位不当有关；③代谢性并发症，通常与水、电解质紊乱和高血糖有关；④感染，通常与肠内压力升高或滴速过快，营养液从造瘘管口周围渗出，引起造口处伤口红肿发炎有关；⑤堵管、脱管，通常与营养液黏稠或注入药品未研碎、冲洗不够、固定不牢有关。

各类管路区别如表 5-1 所示。

中华医学会肠外肠内营养学分会关于肠内营养管饲途径的临床应用有以下推荐意见：①鼻胃管适用于接受肠内营养时间为 2～3 周的患者，管饲时头部抬高 30°～45°可以减少吸入性肺炎的发生；②接受腹部手术且术后需要较长时间肠内营养的患者，建议术中放置空肠造瘘管；③当施行了近端胃肠道的吻合后，通过放置在吻合口远端的空肠营养管进行肠内营养；④非腹部手术患者，若需要接受大于 4 周的肠内营养，推荐 PEG 作为管饲途径。

表 5-1 各类管路区别比较

种类	鼻胃管	鼻十二指肠管	鼻空肠管	胃造瘘管	空肠造瘘管
材料	聚氨酯或硅胶	无毒硫化橡胶	聚氨酯	聚氨酯	聚氨酯
导管终端位置	鼻插入胃内	鼻插入十二指肠内	鼻插入空肠内	造瘘管口插入胃内	造瘘管口插入空肠内
优点	无创，操作简单	放置时间较长	更符合生理功能	减少反流	术后恢复快，经济安全
缺点	容易出现反流	管路细，容易堵塞	置管困难	容易引发伤口感染	伤口缺血

四、国内外新进展

从营养支持发展到现在，肠外肠内营养支持在我国已有 60 多年的历史。1963 年北京协和医院外科曾宪九教授建立了"营养代谢实验室"；1971 年开创有关肠外肠内营养的研、教、医工作，并做了大量的营养药物输入体内的代谢研究工作，从而得出了专家共识，认为当患者肠功能存在障碍时，应用肠外肠内营养支持可维持患者的生命，改善营养不良状况，提高患者的生存质量，同时也提高了医疗整体治疗的水平。肠外肠内营养支持与天然饮食营养的摄入有很大的区别，前者是在患者不能正常进食的条件下，经过静脉或管饲提供人体必需营养素。为了让更多的医护人员了解并完善此技术，国内及国外组织了许多大大小小的有关肠外肠内营养科普应用知识的研讨会。这种交流对今后工作中如何规范使用肠外肠内营养是非常重要的，该技术已被其他学科关注。目前，我国的临床肠外肠内营养方面在护理领域发展还不成熟，还没有形成明确专业领域，无固定床位，也无固定操作流程。因此，患者也基本上是处于分散管理阶段，没有明确的管理系统。这也意味着应该培养更多的医护人员，使其掌握肠外肠内营养相关领域的相关技术，才有可能避免重大并发症发生、缩短住院时间、减少住院费用。多年的临床工作证实，护理工作在肠外肠内营养领域中起着非常重要的作用，其工作量占60%~70%。若医院内设有营养支持小组，如医生（内科医生、外科医生）、护士、药师、营养师等可有效减少治疗中的并发症，特别是输液和导管方面的，可避免不合理地应用肠外肠内营养支持时造成的并发症致费用增高，也可完善肠外肠内营养相关技术和理论方面的发展。

随着外科治疗学的发展，有关肠内营养的新学科也在不断崛起。肠外营养与肠内营养支持是目前多学科治疗不能正常进食的手段，应早期培训专业医护人员，重视本领域的发展。Duerksen的研究认为，在营养师的指导下，本科三年级前的医学生接受3学时的临床营养评价知识教育，能帮助他们在以后的课程学习过程中及时鉴别营养不良的个体。如果形成专业化的发展模式，可避免在治疗中走向误区，也可避免一些因为不规范的治疗而造成的不该发生的并发症。有了专业化的管理，必要的患者可集中进行病房管理。这样有助于患者的治疗，可对他们集中宣教一些营养治疗中的相关知识，也有助于临床培养专业医护人才，更有助于临床实践资源理论研究的不断发展和完善。同时，这也对专业人员提出了更高的专业化标准。肠外肠内营养具有以人为本的服务理念、按人群需要的服务导向、多元化的服务项目、企业化的护理管理等。因此，在今后的工作中我们应该深入了解肠外营养与肠内营养的知识，对重症患者的治疗应抓住治疗时机，掌握好治疗原则，合理搭配营养成分，可减少并发症的发生，减少住院费用，提高社会效益。

1957 年，为解决宇航员饮食问题，美国科学家 Greenstein 发明要素膳（elemental diet），其成分为不需消化即可吸收的单体物质（当时为氨基酸、单糖、必需脂肪酸、矿物质及维生素）；1970 年 Greenstein 研究的"太空饮食（space diet）"——"要素膳"在瑞典被应用于临床营养治疗；1973 年 Delany 等介绍腹部手术后用空肠穿刺置管造口术给予肠内营养；20 世纪 80 年代后期，精制的二肽肠内营养剂面世，该产品可经肠黏膜直接吸收，并刺激肠黏膜上皮，确保肠道功能；整蛋白制剂则在 1942 年就被临床广泛应用于常规管饲。如今，肠内营养带来的肠道复苏已经成为临床尤其是重症领域继心肺复苏、液体复苏后不可或缺的"三驾马车"之一。

随着国际、国内对临床营养的逐步重视，1984 年，中华医学会外科学分会组织开展了"营养支持"专题讨论会；1990 年，中华医学会外科学分会的"营养支持学组"成立；自 1991 年以来，北京国际交流中心、北京医学会、中国医学科学院等先后合作主办了北京国际肠外肠内营养研讨会，后发展为卫生部国际交流中心、中华医学会、中国医学科学院等联合主办的中国国际肠外肠内营养研讨会，是国内目前最具权威性的临床营养专业会议；1993 年《中国临床营养杂志》创刊；1994 年，南京军区南京总医院、解放军普通外科研究所主办的《肠外与肠内营养》杂志创刊，这表明了临床营养已经成为相对独立的学科，在院内治疗中发挥着巨大的作用。

随着国际、国内对肠道功能和机制的深入研究，肠内营养在临床上的应用得到了广泛的认可，医生和患者均从中获益，尤其对于危重症患者的临床使用获得了循证医学证据。以黎介寿院士为首的肠屏障功能研究团队，使肠内营养得到了充分的验证。各学科营养支持学组先后在国内成立，将肠内营养的应用常态化，并在操作层面进行规范，形成了各学科指南。

在临床营养支持出现后不久，20 世纪 70 年代和 80 年代初即诞生了营养支持小组。1983 年，美国已有 521 家医院成立了营养支持小组。

1980 年以前，临床医学在理论上认为机体在应激时，肠道处于"休眠状态"。1980 年首次发现肠道菌群易位，人们认识和了解了肠源性感染的发生、发展和临床转归，肠道研究又重新进入人们的视线。基于肠道含有全身60%的淋巴细胞，1980年以后的理论明确地指出肠道是最大的免疫器官，并认为机体应激时，肠道作为中心器官参与机体免疫运行机制。而肠源性感染的难治程度和高达87%的死亡率，也需要临床药师和医生重新考虑肠道的功能与肠内营养间的关系，并重新审视肠内营养和肠外营养的关系。

1991年在美国营养学会年会上，Dr.James Stevens指出，营养是继麻醉、消毒法、抗生素之后外科领域的第四个最具里程碑意义的发明。美国、欧洲、中国均相继成立了临床营养学组织，并致力于营养治疗操作的规范和指导，如美国肠外肠内营养学会、ESPEN、中华医学会肠外肠内营养学分会。国内也出现了分学科共识，如《神经重症患者肠内喂养护理专家共识》《临床诊疗指南·肠外肠内营养分册》《临床营养护理指南等》。

以上指南和共识均有明确的循证医学证据，并指出在肠道功能允许和患者能够耐受肠内营养治疗的情况下，应首选肠内营养。黎介寿院士指出，一旦患者耐受了肠内营养，将受益无穷。同时指南明确提出早期肠内营养的实施能够减少患者发生感染的机会，促进外伤及手术创口愈合，降低重症患者的死亡率，缩短患者住院时间；指南也明确规定了当肠内营养不能够满足患者60%的营养需求时，应该联合肠外营养予以补充；对于三大营养素外的其他物质的要求，指南提出在肠内营养制剂中适当增加膳食纤维和单不饱和脂肪酸可以改善机体糖代谢，稳定血糖；肠内营养制剂中适当增加中链脂肪酸能够改善脂肪代谢带来的刺激；肠内营养制剂中适当加入胆碱或胰酶，能够抵抗内毒素侵害，对肝、胆、胰腺功能异常的患者起到保护作用。

第二节 肠内营养输注方式

肠内营养在具体应用过程中仍要关注输注方式，本节具体对输注方式及输注全程管理做介绍。

一、输注方式

有一次性投给、间歇性重力滴注、连续输注三种（表5-2）。具体输注方式取决于营养液的性质、喂养管的类型与大小、管端的位置及营养物质需要量。

（一）一次性投给

将配好的肠内营养液置于注射器中或通过蠕动泵缓缓地注入胃内，也可经口吸饮，每日6～8次，每次200～400 mL。一次性投给的优点在于不受连续输注的约束，有类似于正常膳食的间隔，临床上常用于行造瘘置管需长期家庭肠内营养的患者。

（二）间歇性重力滴注

将配制的营养液置于管喂容器内，经输注管与喂养管相连，缓缓滴注，每次持续30～60 min或更长时间，每次250～500 mL。此种方式的优点是比连续输注有更多活动时间，类似于正常膳食的间隔时间，所以较为常用。如果患者出现腹胀、恶心等胃肠道排空延迟症状，可减慢输注速率。

（三）连续输注

装置与间歇性重力滴注相同，使用输注泵。肠内营养泵是一种肠内营养输注系统，是通过鼻胃管或者鼻肠管连接泵管及其附件，可以精准地控制输注的速度、剂量、温度等，可以持续12～24 h输注。适用于危重患者及十二指肠、空肠近端或空肠造口喂养的患者。胃内连续输注时，体积、浓度与速率必须从低值逐渐升高直至为患者所耐受；逐渐增加速率或浓度，但二者不可同时增加；小肠内连续输注时，浓度不宜过高，速率由40～60 mL/h开始，以后增至80 mL/h，待3～5 d后可达100～125 mL/h，再逐渐增加浓度。一般达到能满足营养素及可耐受的浓度、速率与体积，常需7～10 d。

标准的临床肠内营养输注系统是肠内营养泵加各种肠内营养管路，在临床中经常使用营养泵，因为小肠应用营养泵时对肠内营养的吸收能力较好。

表 5-2　各类输注方式比较

输注方式	适用类型	优点	缺点
一次性投给	经鼻胃管或肠造瘘管喂养	操作简单，活动方便	并发症多
间歇性重力滴注	经鼻饲喂养	操作简单，活动方便	时间安排问题
连续输注	经空肠造口喂养	并发症少，营养吸收好	活动时间减少

二、输注全程管理

保证有效营养要做到对营养治疗过程中的护理工作进行监测，对营养输入设备的护理进行监测，对患者和家属及其他护士进行有效宣教并提供咨询。

（一）输注前管理

营养管路可能有发生移位的风险，如果移位后的管路继续使用，有可能发生严重并发症。发现管路移位，要及时处理，禁止从疑似移位的管路中输注肠内营养。应该注意，先行 X 线检查明确管道是否在胃肠道内，而不能单纯靠听诊来判定位置，将留在外面的管路长度做好标记，长度改变后再行 X 线检查。输注前，管路从起端到末端都需要检查，患者换病床后，必须重新检查，标记好所有的管路，禁止非临床工作人员连接管路。输注前应取合适的体位，头抬高 30°～45°，定期检查胃残余量，以降低误吸发生率。

（二）输注中管理

1. 温度适宜

营养液温度为 37～42 ℃，过冷或过热均会引起患者不适，以接近体温为宜。

2. 渐增浓度

营养液浓度应从低浓度逐渐增至所需浓度，以防止腹胀、腹泻等消化系统症状出现。

3. 注意速度

注意营养液输注速度，滴速应逐渐增加，使消化管有适应的过程，危重患者或老年患者宜选用营养泵控制速度。

4. 给药原则

肠内营养输注时，可以直接向肠内营养制剂中添加药物，但是不能将所有药物混在一起，给药前需要稀释药物，尽量选择液态药物；固体药物给药前，应先将药物研碎，以生理盐水稀释后立即给药；若需同时使用两种药物时，应注意配伍禁忌，给药后用 15 mL 的无菌注射用水冲管再给另一种药物；油剂药物给药，应先用 15 mL 的无菌注射用水冲管，因它易黏附管壁，不建议此类药物管饲给药。

第三节 肠内营养支持时机

营养治疗不是单纯提供营养素，而是使机体细胞获得需要的营养底物，进行正常或接近正常的物质代谢，保护或改善器官、组织的功能和结构，改善包括免疫在内的各种生理功能，达到利于康复的目的。当基本功能受到影响时，单位细胞的营养底物不足，ATP 能量产生不足，会加速和增多细胞凋亡，导致器官功能障碍的发生。和肠外营养相比，肠内营养最大的优势在于操作便利，吸收率高，具有较强的生理优势，而且价格比较便宜，但对于其给药时机并未形成统一意见，存在较大争议，具体表现在以下几个方面。

一、传统营养观念

从传统观念这一角度出发，有部分研究表示，在外科手术结束后，对于需要营养支持的患者，待患者的生命体征平稳后，血液检查提示水、电解质和酸碱度平衡，不存在循环异常症状，术后 24 h 即可予以营养支持治疗，但是此时以肠外营养为主，在患者的胃肠功能恢复，胃肠道具有吸收各种营养素的能力以后，方可实施肠内营养治疗。尤其是胃肠手术术后的患者，更需要对其进行密切观察，当患者出现明显腹胀时，则应马上停止，直至患者的胃肠功能恢复。若患者存在水、电解质或酸碱平衡紊乱及循环状况不稳定，需分析其发生的原因，进而采取相应的解决措施，待血常规检查提示水、电解质和酸碱平衡正常以后，再实施相应的营养支持。当有些患者胃肠功能存在严重障碍时，应该首先考虑肠外营养，有时也会兼用两种方式，达到互补的作用，此时肠内营养所提供的药理作用和保护黏膜屏障的治疗作用可能大于其营养支持的作用。

二、现代营养观念

部分研究者从现代营养观念这一角度出发，主张快速康复这一理念，认为早期肠内营养在外科手术患者的康复中有着重要的作用。强调尽早开始，一般在术后 24～48 h 开始进行营养支持比较稳妥。近年来，有学者提出胃肠移行性肌电复合波的理论。他们认为早期营养支持能起到促进肠动力迅速恢复的作用。早期营养支持还能避免术后患者发生营养失调、激素失衡等状况，有助于保护患者的肠道功能，减少内源性感染的发生。近年来，由于快速康复这一理念的推广，早期进食、早期营养支持得以进一步推广。

三、循证医学角度

外科一些胆道、结肠、直肠等手术患者，术后行胃肠减压和禁食，对患者本身没有显著疗效，也不会减少术后并发症，反而因为营养没有跟上，导致患者体质变差，增加术后感染的发生率，延长住院时间，增加住院费用。由此可见，此类手术患者，尤其是腹腔镜手术患者，在术后 24～48 h 内即可予以肠内营养。

从循证医学角度来看，有些胃肠大手术患者，如部分食管切除、局部胃切除手术等，术后经空肠造口或经吻合口以远的营养管给予肠内营养具有可行性，而且对于患者的病情康复产生较大的积极作用。对于非胃肠道手术，如疝气、泌尿系统、乳腺、骨科、甲状腺、腮腺肿物、肛肠等手术，术后营养支持时机一般取决于麻醉方式。通常情况下，我们认为，局部麻醉的手术患者，术后即可进食；静脉麻醉的手术患者，在麻醉清醒后（常需2～4h）可进食；硬膜外麻醉、脊柱麻醉、气管全麻、臂丛阻滞麻醉的手术患者，术后营养支持时机取决于手术的大小、手术方式和恢复时间的长短。

早期营养支持为加速康复外科（enhanced recovery after surgery, ERAS）最为重要的环节。术后早期肠内营养不仅可以满足患者因手术消耗的营养物质，还可以降低机体术后的高分解代谢，减轻炎症反应，促进机体的自我恢复，更重要的是，还能保护肠黏膜屏障和免疫功能。大量研究表明，术后早期肠内营养有利于提高患者的自身免疫力，加快伤口恢复，降低并发症的发生率。而缩短患者术前禁食、禁水时间，可以有效避免患者术后发生低血糖和水、电解质紊乱等情况，同时也要保证不增加麻醉时的误吸风险。虽然大量研究数据表明缩短术前禁食、禁水时间安全可行，但国内目前尚未就这一方面确立较为权威的标准，临床实际应用前仍需相关人士的综合评估。

第六章　特殊人群的肠内营养支持

第一节　儿童的肠内营养支持

一、儿童的生长发育规律

0～18岁人群，个体发育成熟之前，都称为儿童，根据不同的年龄特点，可以将儿童分成新生儿期、婴儿期、幼儿期、学龄前期、学龄期和青春期。刚刚出生到出生后28 d，称为新生儿期。1岁以前称为婴儿期，1～3岁称为幼儿期。3～5岁即入小学之前，称为学龄前期。6～12岁，也就是儿童在小学学习期间，称为学龄期。一般女孩到了9～11岁，男孩11～13岁，就进入青春前期。16～18岁，青春期结束，标志着个体发育成熟。儿童生长发育的一般规律包括阶段性和程序性、速度的不均衡性、时间顺序性及统一协调性，具有一定的生长轨迹现象和生长关键期。

（一）生长发育的阶段性和程序性

1. 阶段性

生长发育是一个连续的过程，包括不同的发育阶段。根据这些阶段的特点和不同的生活和学习环境，儿童和青少年的成长和发育过程可以分为几个年龄阶段。

2. 程序性

生长发育有一定程序，各阶段间顺序衔接，前一阶段的发育为后一阶段奠定必要基础；任何阶段的发育出现障碍，都将对后一阶段产生不良影响。

胎儿和婴幼儿期的生长发育遵循头尾发展规律。从生长速度看，胎儿期头颅生长最快，婴儿期躯干增长最快，2～6岁期间下肢增长幅度超过头颅和躯干。

儿童期、青春期发育则遵循向心规律。身体各部的形态发育顺序是下肢先于上肢，四肢早于躯干，呈现自下而上，自肢体远端向中心躯干的规律性变化。

（二）生长发育速度的不均衡性

个体的生长速度在整个生长期内是不均衡的，时快时慢。因此，生长发育速度曲线呈波浪式。在整个过程中会先后出现2次生长突增高峰：第一次从胎儿4个月至出生后1年；第二次发生在青春发育早期，女孩比男孩早2年左右。男孩在突增期增幅会较大，生长持续时间较长，所以他们进入成年期时的体格会强于女孩。

（三）各系统生长模式的时间顺序性与统一协调性

全身各系统根据不同组织、器官的不同生长发育时间进程，可以分为四类不同的生长模式。

1. 一般型

包括全身的肌肉、骨骼、主要脏器和血流量等，生长模式和身高、体重基本相同，先后出现婴儿期和青春期2次生长突增，其余时间稳步增长。青春发育中、后期增长速度减慢，直到成熟。

2. 神经系统型

脑、脊髓、视觉器官和反映头颅大小的头围、头径等，只有一个生长突增期，其快速增长阶段主要出现在胎儿期至6岁前。由于神经系统优先发育，出生时脑重已达成人脑重的25%，而此时体重仅为成人的5%左右；6周岁时脑重约1200 g，达成人脑重的90%。因此头围测量在评价学前儿童（尤其是在3岁前）神经系统发育方面有特殊且重要的意义。

3. 淋巴系统型

胸腺、淋巴结、间质性淋巴组织等在出生后的前 10 年生长非常迅速，12 岁左右约达成人的 200%。之后，随着免疫系统的完善，淋巴系统逐渐萎缩。体检时对儿童的淋巴系统状况进行评价，不应以成人标准来衡量。

4. 生殖系统型

出生后第一个 10 年内，生殖系统外形几乎没有发展；青春期生长突增开始后生长迅猛，并通过分泌性激素，促进机体的全面发育成熟。

综上所述，人类各系统的发育虽不平衡，但相互协调、相互影响和适应。这是人类在长期生存和发展中为了应对各种环境而产生的一种适应性表现。没有一个系统的发育是完全孤立的，而任何一种作用于机体的因素都可对多个系统产生影响。例如，进行适当的体育锻炼不但可以让肌肉和骨骼发育得更好，还能够促进呼吸、心血管、神经系统功能水平的提高。

（四）生长轨迹现象和生长关键期

生长过程中难免会受疾病影响，但造成的影响大小是不同的。致病的原因、疾病的持续时间和严重程度会决定患儿能否赶上生长，能否使生长恢复到原有正常轨迹。中枢神经系统和重要的内分泌腺的病变，或病变较严重，或体液的内环境和代谢平衡过程长期得不到恢复，就有可能会出现不能赶上生长的情况。

许多重要的器官和组织都有关键生长期，一旦此时正常发育受到干扰，常会造成永久性的缺陷或功能障碍。例如，从胎儿中后期到出生后 6 个月，是脑细胞数量大量增加的脑组织生长关键期。此时若发生严重的蛋白质 – 能量营养不良、缺氧、产伤等现象，细胞的分裂、增殖速度会急剧减慢；即便以后进行各种积极干预，赶上生长也不能完全实现，脑细胞数量不能恢复到应有水平，患儿智力将受到较严重的影响。又如，长骨组织的关键生长期是青春早期。该阶段一旦生长发育受到阻碍的话，会使骨细胞数量减少，骨骼生长受阻。若没有采取积极的治疗措施，会使得干骺愈合延迟，长骨将丧失继续生长的机会，体格的发育也就无法达到其遗传基因里的潜力水平。

二、儿童所需的营养

（一）能量供给

WHO 建议 4~12 岁儿童每天应摄入 1830~2470 kcal 的能量，根据体重来计算，每天每千克体重供给的能量为 4~6 岁 91 kcal，7~9 岁 78 kcal，10~12 岁 66 kcal。中国营养学会给儿童能量供给量的建议为 7~10 岁每天 1800~2100 kcal，10~13 岁每天 2300 kcal。

（二）蛋白质

蛋白质是人体组织细胞的基本成分，其需要量与食物蛋白质的氨基酸组成有密切关系。其中赖氨酸对生长发育有直接作用。WHO 建议按蛋白质质量即氨基酸评分或化学成分来确定蛋白质的需要量。优质蛋白如动物性蛋白和大豆蛋白，其每天需要量则相对较少。4~12 岁儿童每天每千克体重所需蛋白质为 0.84~1.01 g。蛋白质供给量常占能量供给量的一定比例，我国 3~12 岁儿童的蛋白质供给量占能量供给量的 12%~14%，即 3~4 岁为 45~50 g，4~6 岁为 50~55 g，7~10 岁为 60~70 g，10~12 岁为 70~75 g，普遍高于 WHO 建议的量。

（三）矿物质

生长发育期的儿童，蛋白质合成和骨骼生长都需要大量的矿物质，如钙、磷对骨骼和牙齿的发育及钙化是必需的。另外，铁、碘、锌、铜、铬、氟等微量元素也与生长发育有极大的关系，如缺铁可以引起营养不良性贫血，应特别注意。

1. 钙和磷

中国营养学会建议，6~10 岁儿童每天钙供给量为 800 mg，10~12 岁儿童每天钙供给量为 1000 mg。我国膳食结构中磷的含量一般不会缺乏。骨粉、鱼粉是理想的钙和磷的来源，不仅比例合适，而且容易吸收利用。如有佝偻病的症状应及时治疗，必要时给予钙和维生素 D 制剂。

2. 铁

中国营养学会建议，6～12 岁的儿童日常饮食中铁的供应量为每天 10～12 mg，若从食物中摄入不足时，可用含铁元素高的食品或铁制剂来补充，以满足生理需要。

3. 锌

在中国，4～6 岁的儿童每天需要 6～10 mg 的锌，而 7～12 岁的儿童每天则需要 10～15 mg 的锌，这些数据可以作为制订饮食计划和膳食供应的参考。

4. 其他微量元素

对儿童来说，缺碘生长和智力发育都会受影响，因此，要多吃些海带等海产品；缺碘地区更应供给加碘的食盐。另外，钴、铜、镁、硒及氟等也都是儿童所必需的微量元素，在一般情况下不会缺乏，但有些地区因水与土壤中会缺乏某种微量元素，须注意预防这些元素缺乏而引起的某些特殊疾病。

（四）维生素

1. 维生素 A

我国儿童膳食中乳、蛋和肝等富含维生素 A 的食品不多。主要靠各种蔬菜中的胡萝卜素供给。而胡萝卜素在体内利用率较差，因此 5 岁以上的儿童应多吃些奶油、动物肝脏等维生素 A 含量高的食品或口服维生素 A 制剂，每天 2000～4000 IU。

2. 维生素 D

学龄儿童骨骼发育虽较婴儿慢，但若缺乏维生素 D 仍可出现晚期佝偻病。含维生素 D 的食物有限，而且含量还不能满足儿童生长发育的需要，因此应给予鱼肝油或其他维生素 D 制剂。一般每天应摄入 300～400 IU 或多晒太阳。

3. 维生素 C

维生素 C 的供给量目前世界各国意见不一，我国规定 3～12 岁的儿童，每 2～3 岁为一个年龄组，维生素 C 的供给量分别为 40 mg、45 mg、50 mg。高于外国所制定的标准，这已考虑到我国食物烹调过程中的损失，故日摄入量略高，有助于增强体质，提高机体对疾病的抵抗力。

4. B 族维生素

需要量与能量成正比，即每摄入 1000 kcal 的能量应供给维生素 B_1 0.6 mg，维生素 B_2 0.5 mg 和烟酸 6 mg。我国膳食中维生素 B_1 和烟酸一般不缺乏，但若以精白米或面，以及玉米为主食，又不补充适当副食，即可能出现缺乏症状。维生素 B_2 的需要量往往不能满足，应尽量选用动物肝、肾等内脏，以及蛋类、豆酱、豆腐乳、花生、芝麻酱及新鲜绿叶蔬菜，以提高供应量。

三、儿童的肠内营养支持

对于很多营养欠佳的患儿，改善经口摄入的方式包括提供高能量食物、口服营养补充剂或通过添加高能量补充剂，如脂肪（油、奶油或黄油）、碳水化合物（糖和粉末补充剂）和蛋白质（奶或其他蛋白质粉）来提高食物的营养素密度。若患儿通过这些方式仍不能获取足够的能量或因自身疾病而无法耐受经口喂养，应选择管饲喂养。

（一）适应证与禁忌证

一般来说，3～7 d 口服摄入不足可作为肠内营养支持的指标，但对于能量储备明显不足（如体重明显减轻）或分解代谢高的儿童，需要营养早期干预。

1. 适应证

无法通过经口摄食满足营养需求的儿童。根据患儿的基础疾病及其严重程度和预期病程等因素来决定是否及如何补充营养。无论采用何种营养评估方法，只要发现儿童已存在低出生体重、体重不足或消瘦等营养不良表现，都应比营养良好者更早开始肠内营养，且应以增加体重为主要目标及疗效衡量指标。

(1) 吞咽功能、口腔运动发育障碍或口腔厌恶：相关基础疾病包括脑性瘫痪或其他神经系统问题（引起痉挛或进食所需骨骼肌协调不良）、胃肠道先天性异常和早产（经口进食功能发育不良）。

(2) 代谢需求增高：存在脓毒症、先天性心脏病或支气管肺发育不良的婴儿或者危重病儿童通常需要肠内喂养，以满足其因疾病而增加的营养需求。与成人相比，婴儿和儿童体内的蛋白质、碳水化合物和脂肪储备相对更低，而代谢需求又更高。因此，婴儿和儿童开始补充肠内营养的阈值也低于成人，对于存在上述疾病的婴儿和儿童，持续 3～5 d 经口摄入不足是实施干预措施的合适阈值。

(3) 吸收或消化障碍：包括短肠综合征、囊性纤维化、克罗恩病、某些遗传性代谢病、慢性肾功能不全等病患儿。

2. 禁忌证

(1) 完全性肠梗阻，如肠闭锁等先天性消化道畸形。

(2) 坏死性小肠结肠炎。

(3) 由于衰竭、严重感染、创伤及手术后消化道麻痹所致的肠功能障碍。

(4) 高流量小肠瘘。

此外，上颚－面部手术等有可能增加机会性感染的情况也是管饲的相对禁忌证。

（二）喂养途径及并发症监测

喂养途径可以是胃内（如口胃管、鼻胃管或胃造瘘管）或经幽门（如鼻十二指肠管、鼻空肠管）。硅胶或聚氨酯材料制成的小号弹性喂养管非常适用于儿童肠内喂养，可根据肠内喂养的预期持续时间和有无误吸风险来选择。

1. 短期需求

鼻胃管或口胃管途径可以用于预计仅短期（如 < 3 个月）需要肠内喂养的婴儿和儿童。此外，通常在胃造瘘置管以便长期肠内喂养之前先用这些途

径进行过渡,并评估患儿对肠内喂养的耐受程度。放置鼻胃管或口胃管无须手术或内镜,可以教授父母或照料者如何在家中更换喂养管。该途径的潜在缺点是妨碍经口摄入、喂养管容易移位、刺激鼻/口部区域、易发生感染,较年长儿童还会因携带可见的喂养管而害羞。门静脉高压患儿胃造口部位周围易发生静脉曲张,故通常优选鼻胃管,而非胃造瘘管。

有条件的话应该采用柔软有弹性的喂养管,如用硅胶或聚乌拉坦聚氨酯制成的喂养管。新生儿及婴儿应采用 4 Fr 大小的喂养管,儿童及青少年采用 8 Fr 的喂养管较舒适,但在输送配方膳和药物时可能更易发生堵塞。

2. 长期需求

肠内喂养适合选用胃造瘘管,一般可通过腹腔镜或内镜来放置。如果患者能够耐受推注式胃内喂养,则该方式优于持续滴注式喂养,因为前者更符合正常进食习惯,并能在较短时间内(每次推注喂养通常为 10～20 min)输送较大量膳食。如果患者能够耐受重力输注性的推注式喂养,则无须使用泵。推注式喂养可能降低误吸风险,因为其通常是在婴儿或儿童清醒并处于竖直位时给予。但是,若给予的量较大,推注式喂养也可能增加肺误吸风险。如果要在患儿睡眠时进行推注式喂养,应将床头抬高至最少 45°,以帮助降低误吸风险。

3. 肠内营养支持护理

(1)护理评估

1)健康史及相关因素:①了解儿童的喂养史、饮食习惯和生长发育情况;消化系统的解剖或功能异常;急慢性疾病史;是否为双胞胎、早产儿。②疾病和相关因素,评估患者近期的饮食情况、饮食种类和进食量;是否因检查或治疗而需禁食及禁食的天数,有无额外丢失;是否存在消化道梗阻、出血、严重腹泻或因腹部手术等而不能经胃肠道摄食的病症或因素。③既往史,患儿近期或既往有无消化系统手术史、较大的创伤及灼伤、严重感染等。

2)身体状况:①局部,有无腹部胀痛、恶心、呕吐、腹泻、压痛、反跳痛和肌紧张等腹膜炎体征。②全身,患儿的精神状况,测量体重、身高、皮下脂肪厚度；检查有无肌张力下降和水肿；检查生命体征是否平稳，有无腹部胀痛、休克、脱水征象。③辅助检查，了解患儿的体重、血浆清蛋白、细胞免疫功能等检查结果，以评估患儿营养状况及其对营养支持的耐受程度。

3) 心理和社会支持状况：了解父母对喂养知识的掌握程度及对疾病的认识程度，家庭成员对营养支持重要性和必要性的认知程度，对营养支持治疗的接受程度和对相关费用的承受能力。

4) STAMP 评分：患儿入院次日晨使用儿科营养不良评估筛查工具（STAMP 量表）进行评分，包括疾病因素、营养摄入情况和生长情况三部分。根据 WHO 的儿童生长标准身高和体重 Z 值确定生长发育情况。总分评为 1 分及以下者，为低度营养风险；评 2~3 分者，为中度营养风险；评 4 分及以上者，提示存在高度营养风险。

(2) 常见护理诊断/问题

1) 有误吸的危险：与患儿的意识、体位、喂养管移位及胃排空障碍等有关。

2) 有黏膜、皮肤受损的可能：与长期留置喂养管有关。

3) 腹胀、腹泻：与肠内营养液的浓度、温度、输注速度、喂养管放置位置和患儿对肠内营养液的耐受性等有关。

4) 潜在并发症：感染。

(3) 护理目标

1) 患儿未发生误吸或发生误吸的危险性降低。

2) 患儿未发生黏膜、皮肤的损伤。

3) 患儿接受肠内营养期间能维持正常的排便形态，未出现腹胀或腹泻。

4) 患儿未发生与肠内营养支持相关的感染。

(4) 护理措施

1) 预防误吸：①正确固定进食管。当使用鼻胃管进食时，应将进食管固定在面颊处，防止鼻胃管移位至食管而误吸。②合适的体位。根据鼻胃管的位置和情况，选择合适的体位。意识障碍、胃排空延迟、经鼻胃管或胃造瘘管输注营养物质的患儿应置半卧位，以防止营养物质反流和误吸。

2）正确估算胃内残留量：每次输注肠内营养液前及输注过程中（每4h）回抽并估算胃内残留量。如果每次残留量超过2/3，应延迟或暂停输注，必要时应加胃动力药物，防止胃潴留引起反流和误吸。

3）加强观察：①如果患儿突然出现窒息、呼吸急促或咳出类似营养液的痰液，应怀疑气管移位，可能引起误吸。应鼓励、刺激小儿咳嗽，排出吸入物和分泌物。如有必要，应通过鼻导管或气管镜取出吸入物。②避免黏膜和皮肤的损伤。长期留置鼻胃管或鼻肠管者，可因鼻咽部黏膜长时间受压而产生溃疡，应每天用油膏涂拭鼻腔黏膜，发挥其润滑作用。对于胃、空肠造瘘置管者，应保持患儿造口周围皮肤干燥、清洁。③维持患儿正常的排便形态。5%～30%的肠内营养治疗患儿可发生腹泻。

4）预防腹泻：①控制输注量和速度，营养液宜从少量开始，输注速度以20 mL/h起视适应程度逐步加速并维持滴速为100～120 mL/h。以输液泵控制滴速为佳，在5～7 d逐渐达到全量；控制营养液的浓度，从低浓度开始，再根据患儿胃肠道适应程度逐步递增，以避免营养液浓度和渗透压过高引起的胃肠道不适、肠痉挛、腹胀和腹泻。交错递增量和浓度将更有利于患儿对肠内营养的耐受。②保持营养液滴注温度适宜。营养液的滴注温度以接近正常体温为宜，过烫可能灼伤胃肠道黏膜，过冷则刺激胃肠道，引起肠痉挛、腹痛或腹泻。③某些药物，如含镁的抗酸剂、电解质等可致肠痉挛和渗透性腹泻，须经稀释后再经喂养管注入，对严重低蛋白血症者，应遵医嘱先输注人体清蛋白或血浆，以提高血浆胶体渗透压。④避免营养液污染、变质。营养液应现配现用，保持调配容器的清洁、无菌。悬挂的营养液在室温下放置时间要小于8 h，每天需更换输注器（袋或瓶）。

5）预防感染性并发症：与肠内营养相关的感染性并发症主要是由误吸导致的吸入性肺炎和因空肠造瘘管滑入游离腹腔及营养液流入而导致的急性腹膜炎，其次为肠道感染。①吸入性肺炎，多见于经鼻胃管喂养者。原因有体位不当、喂养管移位、胃排空迟缓、营养液反流、咳嗽和呕吐反射受损、精神障碍、应用镇静剂及神经肌肉阻滞剂。保持喂养管在位，妥善固定喂养管。

行胃或空肠造口术时，应用缝线将之固定于腹壁，在喂养管进入鼻腔或腹壁处做好标记，每4h检查1次，以识别喂养管有无移位。告知患儿及家长卧床、翻身时应避免折叠、压迫或拉脱喂养管，预防误吸。②急性腹膜炎，多见于经空肠造口术输注营养液者。注意观察患儿有无腹部症状。若患儿突然出现腹痛，且胃或空肠造瘘管周围有类似营养液的液体渗出或腹腔引流管引流出类似营养液的液体，应怀疑喂养管移位、营养液进入游离腹腔。应立即停输营养液并报告医生，尽可能协助清除或引流出渗漏的营养液。按医嘱应用抗生素以避免继发性感染或腹腔脓肿。③肠道感染，在配制营养液时，注意无菌操作，避免营养液污染、变质。配制的营养液暂时不用时应放冰箱保存，以免变质而引起肠道感染。

第二节 孕妇的肠内营养支持

孕妇肠内营养支持的目的是适应妊娠期母体的特殊生理和满足胎儿生长发育对各种营养素的需要，以保证母婴健康。母体在受孕后，体内的正常代谢过程会发生一系列改变，母体需要为胎儿提供生长发育所需的各种营养，孕妇本身还需要为分娩和泌乳储存一定的营养素，和平时相比，妊娠期需要更多的营养素。如果妊娠期孕妇营养失调或营养不良，对母体的健康和胎儿的正常发育都将产生不良影响。所以孕妇的肠内营养支持在整个妊娠过程对母亲的健康和胎儿的生长发育都相当重要。

一、母体孕期生理特点

妊娠是一个十分复杂的生理过程，在妊娠期孕妇身体会自动进行一系列的生理调整，以创造胎儿在母体内生长发育的合适条件。妊娠期的生理变化与平时相比有以下五方面的变化。

（一）孕期内分泌的改变

母体内分泌发生改变和营养素代谢调节相关，可以增加营养素的吸收或利用，以支持胎儿的发育，保证妊娠的成功。

（二）孕期消化功能改变

一方面，受孕期孕酮分泌增加的影响，胃肠道平滑肌的张力减弱，蠕动减慢，从而导致食物在胃内停留时间延长，胃排空时间延长，孕妇易出现饱腹感及便秘；孕妇妊娠期消化液和消化酶（如胃酸和胃蛋白酶）分泌减少，贲门括约肌松弛，会导致孕妇出现消化不良、胃内容物逆流，从而易引起反胃等早孕反应。另一方面，消化系统功能的改变延长食物在肠道停留的时间，一些钙、铁、维生素等营养素的肠道吸收量会增加，这与孕妇、胎儿对营养素的需要增加相适应。

（三）孕期血液系统的改变

血容量会随孕期进展逐渐增加，在孕 28～32 周时达到最高值；红细胞和血红蛋白的量也增加，至分娩时达最高值，但是两者的增长幅度是不匹配的。血红蛋白浓度下降 20% 以上，血细胞比容（hematocrit）也下降约 15%，红细胞计数下降为 3.6×10^{12}/L（非孕期为 4.2×10^{12}/L），血液内细胞相对稀释，称为孕期生理性贫血。WHO 建议，贫血的界定值是孕早期血红蛋白 ≤ 110 g/L，孕中期血红蛋白 ≤ 105 g/L。血浆总蛋白浓度由平均 70 g/L 降至 40 g/L，血浆白蛋白浓度由 40 g/L 下降至 25 g/L。孕期氨基酸、血浆葡萄糖、铁及水溶性维生素，如维生素 C、叶酸、维生素 B_6、维生素 B_{12} 等含量均降低，但某些脂溶性维生素如，维生素 E、胡萝卜素的血浆浓度在孕期升高。

（四）孕期肾功能改变

孕期有效肾血浆流量及肾小球滤过率增加，但肾小管再吸收能力没有变化，尿中葡萄糖、氨基酸和水溶性维生素，如 B 族维生素、叶酸、烟酸、吡哆醛的代谢终产物排出量增加。其中葡萄糖的尿排出量可增加 10 倍以上，尤其是在餐后 15 min 可出现尿糖，但是尿中葡萄糖排出量的增加与血糖浓度无关，应与真性糖尿病鉴别。尿氨基酸日平均排出量约 2 g，叶酸的排出比非孕时高出 1 倍，为 10～15 μg/d。

（五）孕期体重增加

妊娠 12 周前孕期体重一般无明显变化，以后体重平均每周增加 350 g，正常不应超过 500 g。到足月时，产妇体重平均约增加 12.5 kg，包括胎儿、胎盘、子宫、羊水、乳房、血液、组织间液、脂肪沉积等。国家卫生健康委员会 2022 年发布的《妊娠期妇女体重增长推荐值标准》（WS/T 801—2022）中，按中国成人的不同妊娠前 BMI，给出了单胎妊娠妇女体重增长的范围及妊娠中期和妊娠晚期每周体重增长的推荐值。

二、国际妇产科联盟对妊娠期女性的营养建议

国际妇产科联盟（International Federation of Gynecology and Obstetrics，FIGO）强烈建议为了保证妊娠安全，妊娠期女性需要尽早进行产前检查、营养咨询和干预，及时治疗危及妊娠结局的疾病，如疟疾、肺结核、慢性非传染性疾病等。

若在妊娠前已建立健康的饮食习惯，则无须在妊娠期进行调整。但需要注意的是，妊娠各阶段一些营养素的需求量会发生变化。很多重要的营养素会随着妊娠期发展而产生更多的需求。妊娠期女性应行相应检查，以了解叶酸、维生素 B_{12}、铁（血红蛋白和铁蛋白）等营养素的额外补充量，对于很多基础营养状态差、低龄孕妇、妊娠间隔过短、多胎妊娠、营养吸收不良或有寄生虫感染的女性，妊娠期对一些重要营养素的需求量会比一般孕妇更大。在妊娠期宏量营养素的摄入比例不需要进行调整。

（一）能量摄入量

妊娠早期能量摄入与孕前差异不大，所以只需吃好而非吃多。妊娠前 BMI 正常或 $\geqslant 25 \text{ kg/m}^2$ 的女性，即便在孕晚期，其能量摄入的量也无须增加。对于正常妊娠的产妇，联合国粮食及农业组织、WHO 和联合国大学提议，妊娠早期每天应增加 85 kcal 的能量摄入，妊娠中期为 285 kcal，妊娠晚期为 475 kcal。而美国医学研究所（Institute of Medicine，IOM）建议妊娠中、晚期每天应分别增加 340 kcal 和 452 kcal 的能量摄入。

（二）蛋白质

为了满足妊娠期胎儿、胎盘和母体的需求，应增加妊娠期女性的蛋白质摄入量。但关于妊娠期蛋白质补充量的研究结果多不一致。IOM 建议妊娠期女性每千克体重每天增加 1.1 g 蛋白质的摄入；如果女性在妊娠期体重增长合理，其蛋白质摄入量也应相应增加。建议妊娠期女性在妊娠前每天摄入 60 g 蛋白质的基础上，再增加 10～25 g，但在妊娠早期，女性对蛋白质的需要量不应明显增加。WHO 建议女性妊娠早、中、晚期蛋白质每天摄入量应分别增加 1 g、9 g 和 31 g。蛋白质提供的能量不超过摄入总能量的 25%，不仅可保证均衡的蛋白质/能量要求，还可明显改善营养不良女性的妊娠结局。建议女性不要过量补充蛋白质，否则有害无益。

（三）脂肪

西方化的饮食结构一般可以满足妊娠期女性对脂肪的需求，但摄入的脂肪种类会影响饮食的质量。妊娠期脂肪的摄入与妊娠前要求相同，每天摄入的脂肪提供的能量应占总能量的 15%～30%。孕妇体内多不饱和脂肪酸，特别是 ω-3 多不饱和脂肪酸水平会逐渐降低，因此随着妊娠的进展，必要时需额外补充。但是妊娠期妇女应限制饱和脂肪酸的摄入（减少食用油炸食品或零食）。推荐每周食用 1～2 餐鱼油来维持或增加长链多不饱和脂肪酸的摄入，但应限制大型食肉鱼类的摄入以减少有害金属摄入的可能。

(四)碳水化合物

碳水化合物是给孕妇提供能量的最主要物质,同时也是孕妇获得能量的最主要来源,建议妊娠期女性每天碳水化合物摄入量可从妊娠前的 130 g 增加到 175 g。但是妊娠期女性在选择碳水化合物时应尽量选择多样化的、GI 值低的,比如全谷物、杂粮、蔬菜和部分水果。低 GI 值的碳水化合物可改善葡萄糖耐量,减轻妊娠导致的胰岛素抵抗,还能够降低女性妊娠期体重增长过度的风险。对于已经患有妊娠期糖尿病的女性,低 GI 值的碳水化合物也可降低她们妊娠期的血糖波动幅度,减少其使用的胰岛素的剂量,并降低新生儿出生体重。对于有妊娠期体重过度增长和葡萄糖耐量受损风险的孕妇,应考虑低 GI 值碳水化合物饮食。同时低 GI 值碳水化合物饮食还有利于控制胎儿脂肪沉积。

膳食纤维有助于降低妊娠期便秘、妊娠期糖尿病和子痫前期的发生风险。建议妊娠期女性每天摄入 28 g 纤维素,妊娠前纤维素摄入不足的女性,妊娠期应摄入更多的蔬菜、水果及全麦谷物,以替代精细谷物和单糖。

(五)维生素

1. 叶酸、维生素 B_{12}、维生素 B_6 和胆碱

妊娠早期必须补充叶酸、维生素 B_{12} 以预防胎儿神经管畸形。孕前服用者,妊娠期应坚持服用,以预防巨幼细胞性贫血。叶酸、维生素 B_6、维生素 B_{12} 及胆碱协同作用能够很好地预防心血管疾病和其他不良妊娠结局。维生素 B_6 是同型半胱氨酸代谢过程中生物酶的协同因子。在妊娠期,缺乏维生素 B_6 有可能会增加胎盘血管异常、早产、低出生体重、小于胎龄儿的发生风险。对妊娠间隔过短的女性,如果在妊娠中晚期持续每天补充 400 μg 叶酸,可降低妊娠晚期同型半胱氨酸水平生理性的升高幅度。素食或食用肉类食物过少的女性易缺乏维生素 B_{12}。印度的一项研究显示,叶酸充足但维生素 B_{12} 缺乏的女性,容易分娩消瘦但脂肪沉积过多的婴儿,且子代在远期也更易发生胰岛素抵抗和糖尿病。妊娠前维生素 B_{12} 缺乏的女性,妊娠后维生素 B_{12} 的缺乏程度会进一步加重,影响女性自身健康和再次妊娠。所以对于素食女性而言,妊娠期需更加注重维生素 B_{12} 的补充。

因为叶酸和胆碱在同型半胱氨酸的代谢途径中有交互作用,所以叶酸缺乏时,胆碱成为限制性营养素。当机体缺乏胆碱时,对叶酸的需求量也会相应增加。虽然含胆碱的食物来源很丰富,但妊娠期女性仍有摄入不足的可能,尤其是以植物性食物为主的女性。胆碱主要来源于食物中的脂质部分,鸡蛋是胆碱的主要食物来源,故妊娠期女性应保证鸡蛋的摄入量。

虽然维生素 B_6 的食物来源很丰富,但在妊娠期女性中,轻中度维生素 B_6 缺乏也较为常见,高收入国家也不例外。推荐妊娠期女性采用地中海型饮食结构,以保证足够的维生素 B_6 及其他复合 B 族维生素的摄入。

2. 其他 B 族维生素

应与妊娠前相同,从均衡多样化的饮食中摄入足量的 B 族维生素,将有利于母亲在妊娠期维持良好的健康状态,同时满足胎儿生长及大脑发育的需要。即使母体缺乏并不明显,也可对胎儿造成明显的影响。近期研究表明,女性妊娠期普遍存在临界的生物素缺乏。有证据表明,为满足女性妊娠期对 B 族维生素的需求,推荐女性妊娠期的摄入量是妊娠前的 2~3 倍。均衡多样化且富含绿叶蔬菜和未经加工的全麦谷物饮食可确保足量 B 族维生素的摄入,以精炼谷物为主食或营养不良发生率高的国家,女性缺乏 B 族维生素的风险较高。

3. 维生素 D

维生素 D 对于维持女性妊娠期的免疫功能、神经系统功能和体内钙稳态是必要的。在妊娠期,胎儿骨骼发育所需的钙元素来自母亲的钙储备,并受母体维生素 D(骨化三醇)的调节。维生素 D 对胎儿骨骼发育至关重要,母亲缺乏维生素 D 可导致新生儿颅骨软化、骨量减少及儿童佝偻病。妊娠期维生素 D 缺乏还会引起其他的不良妊娠结局,会显著增加其子代低出生体重、新生儿低钙血症、心力衰竭和儿童期过敏性等疾病的发生风险，甚至影响母儿的远期健康。因妊娠期维生素 D 缺乏较普遍，故建议高危孕妇（素食者、深色皮肤及日晒少者）妊娠期坚持补充维生素 D，每天至少 400 U，饮食和补充摄入的总量为每天 1000～2000 U。

4. 维生素 A

维生素 A 对妊娠期女性的视力、免疫功能和生育能力，以及胎儿的生长发育都十分重要。维生素 A 水平过高和过低都会导致新生儿出生缺陷，特别是眼、头颅和心肺的异常。女性妊娠期维生素 A 缺乏可导致夜盲症、死亡和不良妊娠结局，如早产、胎儿生长受限和低出生体重儿等。深颜色的蔬菜及水果、含植物油多的食物及红棕榈油中维生素 A 原类胡萝卜素的含量较高，而维生素 A（视黄醇和视黄醇酯）的前体物质多来源于动物脂肪酸。由于妊娠早期摄入过量的维生素 A 有致畸风险，因此对于饮食结构中含有足量肝脏类食物和维生素 A 缺乏发生率低的地区，不建议妊娠期女性额外补充维生素 A。

（六）矿物质

1. 铁

铁元素缺乏可导致母体贫血，而贫血严重者在分娩过程中死亡的风险会增加。当母亲铁元素储备不足时，胎儿的铁元素需求亦不能得到保障。妊娠期铁缺乏可增加子代低出生体重、早产及远期生长迟缓的风险。铁元素是妊娠期需求量增加最明显的营养素。胎儿主要在妊娠晚期积累铁元素，所以建议妊娠晚期需较妊娠前每天额外补充 9～12 mg 铁元素，妊娠期全程为 1000～1240 mg。青少年孕妇、多胎孕妇和妊娠间隔过短的孕妇是缺铁性贫血的高危人群。铁元素缺乏女性一旦发生生产后出血，则会增加其不良妊娠结局的发生率。铁元素缺乏可以通过食物补充，多摄入动物肝脏、鸡蛋、瘦肉等动物性食品或黑木耳、海带等植物性食品，还可以通过补充低剂量铁元素改善铁缺乏状态，但对于缺乏多种微量营养素的女性，单纯补充铁元素会影响其他营养素如锌、铜的吸收，所以还应适当地补充其他营养素。

2. 碘

碘元素对维持母儿的甲状腺功能及胎儿神经系统发育至关重要。在不食用加碘盐且碘缺乏地区，应在妊娠早期明确孕妇是否需要补充碘元素。妊娠前碘元素摄入充足的女性（每天约 150 μg），妊娠期可通过甲状腺功能的自我调节，以满足妊娠期对甲状腺激素需求量的增加。相反，妊娠期碘元素储备不足的女性，妊娠期则会发生甲状腺功能减退。妊娠早期为胎儿脑皮质发育的关键时期，所以妊娠早期由于碘元素储备不足而导致甲状腺激素水平较低的女性，其子代胎儿神经系统发育不良的风险将显著增加。即使妊娠期女性坚持食用加碘盐并每周食用 2～3 次海产品，每天摄入的碘元素也仅为 100～150 μg，只达到妊娠期及哺乳期推荐剂量的一半。对于碘缺乏、土壤缺碘或未推广加碘盐的地区，建议妊娠期尽早补充碘元素，每天口服 200～250 μg 碘元素或每年摄入 1 次碘油 400 mg。FIGO 建议在妊娠早期对有临床症状或饮食中碘元素摄入不足的女性筛查甲状腺功能。

3. 钙

补充钙元素可减少不良妊娠结局，尤其是能降低妊娠期高血压疾病的发生风险。高收入国家的女性可通过饮食摄入充足的钙元素，故妊娠期通常不需要额外补充。而钙摄入量低的青年女性围孕期可通过补充钙元素，以改善骨骼健康。有妊娠期高血压疾病风险且钙摄入量较低的女性，妊娠期补充钙元素可预防子痫前期的发生。WHO 建议钙元素摄入不足的女性从孕 20 周至分娩，每天补充 1500～2000 mg 钙元素，以降低妊娠期高血压疾病的发生风险。但有证据提示，对于长期低钙饮食的女性，妊娠期过量补充钙元素，会导致其远期骨矿物质含量缺乏。在高剂量钙元素补充难以普遍推行的地区，可以考虑低剂量钙元素补充（每天 500～600 mg），但低剂量钙元素补充对骨矿物质含量的作用尚未明确。

4. 硒

硒元素对胎儿的生长发育和甲状腺功能非常重要。硒元素缺乏可增加早期流产、子痫前期、妊娠期糖尿病的发生风险。建议女性在妊娠期每天补充

65 μg 硒元素。

5. 锌

锌元素参与胎儿的生长发育、免疫功能和神经系统发育。女性在妊娠期对锌元素的需求量较非妊娠期增加 40%。锌元素缺乏往往伴随蛋白质-能量营养不良，也见于饮食质量不佳者。妊娠期女性应规律地摄入富含锌元素或强化锌元素的食物，以满足机体对锌元素的需求。由于食物中的锌元素不足，全球大多数人都有锌元素缺乏的风险，高风险人群补充锌元素可以预防早产并促进婴幼儿生长和体重增加，贝类、红肉、一些干果都是很好的补充锌元素的来源。在某些地区已推广含强化锌元素的面粉。

三、特殊孕产妇肠内营养支持

（一）胎儿生长发育受限孕妇肠内营养支持

1. 健康饮食支持

健康的饮食会带来更好的妊娠结局，使妊娠达到最佳结果。营养补充对于有胎儿生长受限高风险的妇女（如先前胎儿生长受限、子痫前期或高血压患者）很重要，对预防再次发生有一定作用，尤其是在可能营养不良的妇女中，通过每天额外补充 2.1～4.2 kJ 热量和低于摄入热量 25% 的蛋白质补充的均衡饮食，可以使小于胎龄儿的发生风险降低 32%。而补充大量蛋白质可能会增加小于胎龄儿的发病率及新生儿死亡率。孕妇应避免补充高或等热量的蛋白质，研究表明等热量饮食，即以蛋白质代替同等数量的非蛋白质能量的均衡补充，与小于胎龄儿的增加有关。多吃鱼、低脂肉类、谷物、水果和蔬菜可以减少早产的发生，但不会降低小于胎龄儿的风险。产前健康饮食教育、能量和蛋白质平衡饮食减少了小于胎龄儿的风险。

2. 通过膳食添加剂预防

母亲补充多种微量营养素可降低低出生体重和小于胎龄儿的发病率，尤其是在低收入国家。有系统回顾数据显示低钙摄入的孕妇每天补充少量的钙可以预防子痫前期和早产,尽管对此有争议,但 WHO 建议低钙摄入的孕妇每天补充 1.5～2 g 的元素钙。孕早期需保证充足的营养,围孕期补充叶酸与妊娠中期子宫和胎盘血流阻力较低有关。维生素 C 和维生素 E、硒、鱼油能减少子痫前期和小于胎龄儿的发生,但这些研究质量不高,不推荐常规使用。

(二)妊娠期糖尿病孕妇肠内营养支持

1. 膳食营养摄入

(1) 妊娠期糖尿病孕妇的三大营养物质的摄入量分配:推荐碳水化合物摄入量占比为 35%～45%,蛋白质摄入量占比为 15%～20%,脂肪摄入量占比为 25%～30% 为宜。对于碳水化合物,不仅需要考虑妊娠期糖尿病女性的碳水化合物摄入量,还需要考虑碳水化合物的类型,选择 GI 值较低的食物,对血糖影响较小。碳水化合物可选择五谷类和豆制品类,优质蛋白质主要选择瘦肉、鱼类、牛奶等,膳食纤维主要选择蔬菜、水果或海藻。妊娠期糖尿病孕妇可以选择糖分较低的水果,且全日不能超过 200 g,时间应尽量选择两餐之间,选择 GI 值低和糖分低的水果,如苹果、橙子、柚子、柠檬、李子、梨等,少选糖分高和 GI 值高的水果,如椰子、菠萝、香蕉、西瓜等,避免食用大枣、甘蔗、荔枝、龙眼等水果。

高蛋白膳食会抑制胰岛素的敏感性。研究指出,妊娠期糖尿病孕妇膳食蛋白质及脂肪的摄入量会明显高于健康妊娠产妇,其主要的来源是畜肉类。因此在孕期增加蛋白质的摄入可多食用鱼肉、牛奶、大豆类等,限制畜肉的摄入,在日常饮食中控制脂肪摄入量在合理范围内,提高不饱和脂肪酸摄入含量。

部分孕妇认为单纯控制主食的摄入量就不会导致血糖升高,从而导致妊娠期间碳水化合物供能比例偏低,且粗杂粮摄入量低,而水果摄入量相对较高,碳水化合物供能比例及组成结构不合理。应根据孕期膳食指南来改变膳食模式,增加粗杂粮及膳食纤维的摄入,做到合理营养。

2018 年,美国营养与饮食学会发布的关于妊娠期糖尿病的循证实践指南中提出，确诊为妊娠期糖尿病的女性应由注册营养师进行医学营养治疗。个体化医学营养疗法对妊娠期糖尿病女性维持正常的血糖水平有一定的帮助，还能满足妊娠必需的营养素，保证孕期体重增加。注册营养师对产妇膳食的评估也应是多方面的，不仅包括食物、饮料和营养摄入，还需涉及食欲和食欲变化、就餐环境、饮食行为史、影响获取食物的因素、食品安全相关因素、使用膳食补充剂情况及个体活动等。

在经过医学营养疗法治疗之后，需要结合血糖监测结果，定期进行营养评估。监测的指标还应包括酮体、体重增长情况，并评估胎儿正常情况和孕妇相关指标，并对营养治疗方案进行修订。

（2）推荐妊娠期糖尿病孕妇遵循少食多餐的原则，三餐的能量应控制在每日摄入总能量的 10%～15%、30%、30%，每次加餐的能量可以占 5%～10%。常规饮食计划包括 3 顿少量至中等量的正餐及 2～4 次零食，并基于身体活动和药物管理进行个体化分配，以降低餐后血糖水平升高幅度。

（3）建议妊娠期糖尿病孕妇采用健康的饮食及烹调方式，重点是进食低 GI 食物，限制高盐、高糖、高脂、低纤维含量食物的摄入。减少外出就餐，以家庭烹饪食物为主，烹饪方式以蒸、煮、炖等为主，避免食用油炸食物。

（4）建议妊娠期糖尿病孕妇根据不同妊娠前 BMI 控制每日热量摄入量，妊娠前 BMI < 18.5 kg/m² 的平均摄入热量是 2000～2300 kcal/d；BMI 为 18.5～24.9 kg/m² 的平均摄入热量是 1800～2100 kcal/d；BMI ≥ 25.0 kg/m² 的平均摄入热量是 1500～1800 kcal/d。妊娠早期不应低于 1500 kcal/d；妊娠晚期不应低于 1800 kcal/d。

（5）妊娠期糖尿病孕妇相较于健康孕妇易发生低血糖，应随身携带葡萄糖片或者喝果汁或牛奶，以应对低血糖反应。

2. 口服营养补充剂的选择

（1）建议缺铁性贫血或营养不均衡的孕妇，遵医嘱服用多种维生素和矿物质（叶酸、复合 B 族维生素、钙、维生素 D、镁、铁、碘）进行补充。

（2）当妊娠期糖尿病孕妇需要选择高强度的甜味剂时，应选择美国 FDA 批准或普遍认为安全的甜味剂，并将其摄入量限制在 FDA 规定的每日允许摄入量内。糖精、三氯蔗糖、安赛蜜钾、阿斯巴甜、爱德万甜和纽甜等 6 种高强度甜味剂被公认为是安全的；除此以外，甜菊醇糖苷和罗汉果提取物在日常饮食中少量食用，也被普遍认为是安全的。

第三节　老年患者的肠内营养支持

一、老年患者营养不良危害

老年患者是指因急性和/或慢性疾病导致生理功能丧失，从而造成身体、精神、心理和/或社会功能受限的老年人群。这类人群大多因患病而损害、减少或丧失了其独立生活的能力。由于器官功能代偿及再生能力下降，老年人发生重症疾病时，更容易出现营养不良、免疫功能低下及衰弱等现象。营养不良是常见的老年综合征，在老年住院患者中发生率极高。2012 年全国老年住院患者的营养调查结果显示，营养不良发生率约为 15%，营养不良风险占 50%，即 2/3 的老年住院患者有营养不良问题。老年住院患者的营养状态与临床结局密切相关，营养不良可以导致患者住院时间延长、术后并发症增加、自我护理能力下降、压力性损伤发生率增高、感染及死亡率增高。营养不良是影响老年患者预后的主要负面因素之一，未纠正的营养不良还会导致医疗费用增加。同时亦有研究表明，针对无法正常进食的营养不良患者，给予合理的肠内营养支持能够改善营养状况并最终降低病死率、缩短平均住院日、减少医疗费用等。因此，老年患者的营养支持治疗尤其是肠内营养支持治疗，是整体治疗策略中的关键环节。

二、老年患者的肠内营养分类

口服营养补充和管饲。详见第五章。

三、老年患者肠内营养制剂选择

老年患者肠内营养支持的适应证、禁忌证和成年人一致。标准整蛋白配方适合大部分患者，氨基酸和短肽类的肠内营养制剂适合胃肠功能不全（如患有胰腺炎等）的老年患者。由于老年患者乳糖酶的分泌量减少，易出现乳糖不耐受的情况，造成腹泻，应选择不含乳糖的制剂；脂肪种类上，应尽量减少饱和脂肪酸的摄入量，增加中链脂肪酸、ω-3 和单不饱和脂肪酸等的摄入量，选用优化脂肪酸配比的制剂，既可快速供能，又可减轻肝脏代谢负担，减少脂质过氧化，长期应用有益于降低心血管疾病发生的风险。有研究表明，膳食纤维可改善长期接受管饲肠内营养老年患者的结肠功能，减少腹泻的发生。

四、老年患者应用肠内营养的目的

（一）提供足够的能量、蛋白质和微量营养素

肠内营养可以改善老年患者的能量和营养摄入，在这方面，PEG 喂养优于鼻胃管喂养。

根据最近的 Cochrane 分析，33 项试验中，有 29 项报告了摄入、口服营养补充导致能量和营养摄入增加。口服营养补充的成功有时受到适口性低、不良反应（如恶心和腹泻）及治疗成本引起的依从性差的限制。口味的多样性和变化（不同的口味、温度和稠度）、工作人员的鼓励和支持、两餐之间（而不是在进餐时间）的管理，对于增加能量和营养摄入都很重要。

（二）维持或改善营养状况

多项研究表明，无论老年患者是何种诊断，管饲都可以维持或改善营养

辅助功能。老年患者代谢功能下降可导致肌肉减少症，是营养治疗的阻碍因素。无论主要诊断如何，口服营养补充对营养状况都有积极影响。在急性疾病和住院期间，可以通过提供高能量和高蛋白质密度的食物，结合两餐之间的食物，以及在正常摄入量不足时使用口服营养补充来预防体重减轻，有时甚至可以实现体重增加。管饲对营养状况的有效性可能受到对导管的依从性和不良反应的限制。衰弱的老年人的营养状况在放置导管时往往变差，并伴有肌肉减少症，与年轻人相比，老年人更难逆转。如果能耐受阻力训练，可能会增加营养支持的有效性。许多管饲患者卧床不起，随之而来的是缺少运动导致的肌肉萎缩，体重也会减轻。

（三）维持或改善康复功能、活动能力

充足的营养是任何功能改善的先决条件。尽管有几项研究报告了功能改善，但有关口服营养补充对老年患者功能影响的现有数据不一致。格雷-唐纳德等观察到补充营养的虚弱老年人与未补充营养的老年患者相比跌倒的频率显著降低。有研究表明有些护理院的老年患者在口服营养补充 8 周后有更高的活动水平。Tider mark 等在髋部骨折后的一组女性患者中报告了执行日常生活基本活动的能力的改善。

（四）维持或改善生活质量

虽然生活质量在评估老年病学的治疗益处方面至关重要，但只有少数研究调查了肠内营养对其的影响。调查口服营养补充影响的研究采用了不同的参数，如总体幸福感、主观健康、健康调查量表 36（SF-36）、欧洲五维生存质量量表（EQ-5D）、医院焦虑抑郁量表（HADS）。

（五）降低发病率和死亡率

及时有效的肠内营养可以有效降低老年患者的发病率和死亡率。

五、老年患者肠内营养适应证

适用于昏迷、吞咽障碍经口摄入不能或不足（经口摄入小于目标量60%）的老年患者。

六、老年患者肠内营养置管方式

（一）置管原则

(1) 满足肠内营养需要，置管方式尽量简单、方便。

(2) 尽量减少对患者的损害。

(3) 舒适和有利于长期带管。

（二）老年肠内营养管饲类别

(1) 鼻胃管是最常用的肠内营养管饲途径。一般用于患者不耐受口服、严重呛咳或需要完全肠内营养者。有定时推入法和持续滴注法，可部分或全量补充肠内营养。谵妄期患者应慎用，以免加重谵妄。

(2) 鼻胃管具有无创、简便、经济等优点，缺点有刺激鼻咽部、溃疡形成、易脱出和易导致吸入性肺炎等。对那些带管>4周或需长期置管进行营养支持，尤其是需要入住长期照料机构且预计寿命>3个月的老年患者，推荐使用 PEG。

(3) 严重胃食管反流、胃潴留或胃瘫者推荐空肠喂养。

（三）置管注意事项

(1) 对于仅需要2~3周肠内营养的患者，首选鼻胃管，抬高患者头部30°~45°可减少吸入性肺炎的发生。

(2) 对于接受腹部外科手术需进行肠内营养的患者，建议在术中留置空肠造瘘管或鼻空肠管。

(3) 对接受近端胃肠道吻合的患者，空肠造瘘管留置在吻合口远端能减少对胃肠吻合口的影响，有利于进行早期肠内营养。

（四）投给方法

(1) 分次注入：每天 4~6 次，每次 250~400 mL。主要用于非危重患者、经鼻胃管或胃造瘘管喂养者。优点是操作方便、费用低；缺点是较易引起恶心、呕吐、腹胀、腹泻等胃肠道症状和误吸。

(2) 间歇性重力滴注：经输注管缓慢重力滴注，每天 4~6 次，每次 250~400 mL，每次输注 30~60 min，多数患者可耐受。

(3) 连续滴注：在 12~24 h 持续滴入或用输液泵保持恒定滴速，尤其适用于危重患者或胃肠不耐受者。

（五）输注速度

考虑个体差异、肠道耐受性及需求量。对速度敏感型患者（输注初期）推荐使用输注泵。建议输注量从 10~20 mL/h 开始，根据肠道耐受情况逐步增加。

（六）体位

建议置患者于 30°~45°半卧位，为减少吸入性肺炎发生，建议输注营养液后至少 30 min 方可平卧。

七、老年患者肠内营养干预

（一）干预时机

老年患者在接受营养支持前，应纠正低血容量、酸碱失衡，改善各器官功能，保证血流动力学基本稳定。据年龄、摄入量、吞咽功能、误吸风险、营养状况、原发病及病程，以及是否伴随心、肺、肝、肾疾病等，选择适宜目标量、配方制剂、合适的营养支持途径和给予方法，制订个体化营养支持方案。

（二）目标量

1. 能量

老年患者能量需求因疾病种类和病程而不同。推荐目标量为 20～30 kcal/（kg·d），疾病急性期适当减少，康复期适当增加。低体重老年人按实际体重的 120% 计算，肥胖老年人按理想体重计算。对已有严重营养不良者，尤其是长期饥饿或禁食者，应严格控制起始喂养目标量，逐渐增加营养素摄入。对长期营养不良者，营养支持应遵循先少后多、先慢后快、逐步过渡的原则，预防再喂养综合征。

2. 蛋白质

蛋白质目标量为 1.0～1.5 g/（kg·d），要求优质蛋白（乳清蛋白、酪蛋白及大豆蛋白）占 50% 以上。疾病恢复期推荐高蛋白饮食，慢性肾病患者非替代治疗期，摄入蛋白质的目标量在 0.6～0.8 g/（kg·d），强调补充优质蛋白质。无证据表明对轻、中度慢性肾病者（肌酐清除率 > 30 mL/min）限制蛋白质摄入量。

3. 碳水化合物

《中国居民膳食营养素参考摄入量》推荐健康人碳水化合物摄入量占总能量的 50%～65%，疾病状态时可适当增减。膳食纤维推荐摄入量为 25～30 g/d。

4. 脂肪

WHO 推荐脂肪量一般不超过摄入总能量的 35%，且饱和脂肪酸应低于总能量的 10%，多不饱和脂肪酸可以提供必需脂肪酸，应占总能量的 6%～11%，尽可能增加单不饱和脂肪酸比例。

八、老年患者肠内营养并发症及其处理

尽管肠内营养对大多数老年患者具有良好的安全性，但是仍可能出现一些并发症，尤其是管饲患者，需要进行防范并及时处理。

（一）堵管

管饲最常见的并发症之一，原因包括高能量配方、含纤维配方、管道过细、不合适的导管给药、胃液反流导致整蛋白制剂变性凝固等。每次喂养前后用温开水或生理盐水 20～30 mL 冲管。对持续输注者，则每隔 4 h 用 30 mL 温开水脉冲式冲管 1 次。管饲喂药避免与营养液同时输注，以防化学反应，沉积物阻塞管腔。营养液使用前摇匀。一旦发现堵管，及时用 20 mL 注射器抽温开水或 5% 碳酸氢钠溶液反复低压冲洗管道。也可用胰酶溶液 10 mL 注入管腔内保留 30 min，待沉淀物溶解后，再用温开水反复低压冲洗管道。

（二）腹泻

1. 影响因素

（1）禁食时间：老年患者病情危重，常因病情导致禁食时间较长，容易引起肠道黏膜萎缩，从而导致肠道功能失调，进一步引起患者消化能力和吸收能力下降，故而发生腹泻。

（2）低蛋白血症：存在低蛋白血症是肠内营养相关性腹泻的重要危险因素之一，其原因一方面可能是低蛋白血症造成血浆胶体渗透压下降，导致肠道黏膜水肿及肠绒毛吸收障碍；另一方面，低蛋白血症造成血管内外渗透压差增大，大量液体渗入肠腔，可导致肠道菌群失调。

（3）应用抗生素情况：老年患者抗生素使用率较高，且使用抗生素时间较长。长时间、大量使用抗生素，特别是各类广谱抗生素，会抑制正常肠道菌群对病原微生物的抵抗作用，从而导致肠道菌群失调，且会使肠道对脂肪的吸收能力减弱，最终引起腹泻。

（4）肠内营养制剂温度：营养液温度过高会使胃肠道黏膜损伤，而营养液温度过低会使肠蠕动加快、肠痉挛及肠黏膜微血管收缩等，从而容易引起腹泻。

（5）合并基础疾病：基础疾病会影响机体状态，加重机体负担，影响机体系统功能，从而影响肠道功能，且长期伴有基础疾病会降低机体免疫力，导致菌群失调与易位，两者共同作用会增加腹泻风险。

2. 处理措施

注意肠内营养的温度、速度和浓度。营养液温度维持在 38～42 ℃为宜，必要时使用自动恒温增温仪。输注速度根据患者耐受情况逐渐增加，对速度敏感或病情较重者，建议使用输注泵。注意无菌操作，做到现配现用，营养液配制后如果暂时不用，可放冰箱冷藏保存，但冷藏超过 24 h 应弃去不再使用。因肠道菌群失调引起的腹泻，推荐用含膳食纤维或益生菌的肠内营养制剂。乳糖不耐受者推荐采用不含乳糖的配方，避免应用引起腹泻的药物。低蛋白血症患者应及时纠正低蛋白血症。

（三）误吸

卧床者管饲采取 30°～45°半卧位，并保持到管饲结束后半小时。检查有无腹胀，必要时测腹围。监测肠道动力，每 4～6 h 听诊 1 次肠鸣音。意识障碍者管饲前先翻身调整好体位，并吸净呼吸道分泌物后再管饲。选择适宜管径的胃管，成年人可选择 14 号，管径过粗易刺激膈肌诱发呕吐。建立人工气道者需定期吸痰和加强口腔护理。对胃动力不足或胃瘫患者建议常规监测胃残余量，尤其是在管饲 48 h 内每 4～6 h 监测一次。顿服者每次喂养前抽吸胃残余量。疑有胃轻瘫或胃潴留量＞200 mL 者，可先用促胃肠动力药，避免不恰当地终止肠内营养。若胃残余量＞250 mL，且伴有恶心、呕吐或腹胀时，应减慢输注速度，必要时从 10 mL/h 起始。胃残余量＞400 mL 者，应慎用或暂停肠内营养。如果胃瘫严重，预计短期内无法纠正，可选用空肠喂养，同时行胃肠减压。腹腔高压患者需定时测定腹腔压力，无条件的科室可用简易膀胱测压法替代。管饲超过 4 周，建议有条件的机构采用 PEG 或 PEJ。

（四）上消化道出血

每次管饲前应回抽检查胃内容物颜色，判断有无消化道出血。回抽力量不宜过大，防过度用力造成胃黏膜机械性损伤，重症患者可考虑预防性应用制酸剂。如果出血量小，可继续管饲，并密切观察胃液情况、隐血试验及大便颜色。出血量较大则应暂禁食，并按常规消化道出血处理。

九、老年患者居家肠内营养支持的注意事项

（一）体位

患者进食或口服营养补充时，尽可能保持坐位，管饲时保持 30°～45°半卧位，至少保持到管饲后半小时，以预防误吸。需定时翻身和吸痰的患者，应先实施后，再开始管饲。

（二）鼻胃管口径选择

管饲尽可能选择较细的管子，减少对咽后壁的刺激。当管饲超过 4 周时，推荐使用胃/空肠造瘘管。如因故不能使用胃/空肠造瘘管者，应每个月复诊，更换 1 次鼻饲管。

（三）管道固定方法

妥善固定喂养管，防止脱管。每周更换固定胃管的胶带 2 次，操作时先清洁皮肤，每次变换胶带粘贴部位。管饲后将胃管开口处夹闭，鼻胃管固定在衣领处，胃造瘘管固定在腹壁，避免管道滑脱。同时应注意鼻饲管的深度，定期更换鼻饲管。

（四）管道护理

每天更换造口处纱布 1 次，保持造口处伤口周围皮肤清洁干燥。管饲前后均以温开水 30 mL 脉冲式冲洗管道，以管道上无食物残留为宜。持续滴入管饲过程中，应每 4 h 用 30 mL 的温水冲洗 1 次。管饲过程中严禁注入任何药物，避免堵管。一旦堵管，应及时用 20 mL 注射器用温开水脉冲式反复冲洗；不成功者，应及时就医。若需要经饲管注药，应与管饲营养液分开时段进行。

（五）营养液的配制

所有用具使用前须洗净消毒，操作前须按六步洗手法洗手，粉剂应按说明书或医嘱配制，现配现用，管饲时营养液温度不宜过低。

（六）相应并发症的处理

1. 便秘

适当增加饮水量和膳食纤维的摄入量，必要时应用药物通便。

2. 管饲时出现呛咳

立即停止喂养，抽空胃内所有食物，胃管末端放入水碗内结合胃管体外长度判断胃管是否在胃内。如果在胃内，应在完全恢复正常状态后继续喂养，可疑管道移位者送医院就诊。

3. 胃潴留

管饲前先回抽胃液确认饲管在胃内，判断胃内残留的食物总量，胃残余量＞150 mL 时，暂停喂养1顿。存在喂养不当，如速度、温度、药物及不洁饮食等应及时纠正。暂停喂养2顿以上者需及时就医。

4. 其他

以下情况需及时就医：意外拔管、管道堵塞/断裂、管道移位、消化道出血（抽出鲜红色/咖啡色胃液、黑便）、水样便、腹胀、腹痛、呕吐、1 d 内发生2次以上胃潴留、体重1周增加＞2 kg 及合并严重感染等其他病情变化。

（七）随访频率

每2～4周随访1次，如果患者突发营养状况改变，请及时到营养门诊或老年科就诊。

十、特殊疾病老年患者的肠内营养支持

（一）围手术期

年龄≥65岁普外科住院患者营养不良的发生率为29.8%。重度营养不良

患者创伤愈合缓慢、免疫应答能力受损、手术耐受能力下降、术后并发症的发生率是无营养不良患者的20倍,并且住院时间长、医疗费用高、病死率高。而合理的营养支持能改善老年患者的营养状况,改善临床结局。围手术期营养支持可分为三类。

(1) 术前就需要营养支持,并延续至手术后。

(2) 术前营养状况良好,术后发生并发症或者是手术创伤大、术后不能经口进食的时间较长。

(3) 术后摄入的营养素量不足而需要营养支持。

(二) 慢性阻塞性肺疾病

(1) 营养不良是慢性阻塞性肺疾病(chronic obuctive pulmonary disease, COPD)的常见并发症,营养不良与COPD患者免疫功能低下、反复发生肺部感染、呼吸肌乏力、通气功能障碍密切相关。研究结果显示,COPD患者中有30%~65%合并营养不良,门诊患者营养不良发生率约为25%,住院患者高达50%以上,急性呼吸衰竭的患者营养不良则超过60%。我国情况更为严重,有报道称60%的COPD患者存在营养不良,呼吸衰竭时营养不良进一步加重,机械通气患者营养不良较为普遍,且程度多较严重和复杂。值得提出的是,营养障碍甚至可以存在于正常BMI的患者,而肺气肿患者营养障碍重于单纯慢性支气管炎患者。

(2) 处理措施

1) 稳定期COPD患者需要加强膳食管理,提供足够的热量满足其基础能量消耗,少食多餐,营养丰富,饭前休息,补充适量维生素。应加强营养管理,建议高单不饱和脂肪酸低碳水化合物饮食,根据个体情况给予经口营养补充剂。

2) 轻中度COPD患者,加强膳食管理的同时可增加营养干预。机械通气COPD患者营养不良发生率高于普通COPD患者,6 d以上机械通气患者中88%存在营养不良,需要机械通气的急性呼吸衰竭患者中74%存在营养不良,非机械通气患者中仅有43%，其营养支持尤为重要。接受机械通气的COPD患者，以肠内营养为主，必要时补充肠外营养，以保证足量的能量和氮供给。

（三）肌肉减少症

(1) 老年肌肉减少症是指与老年有关的进行性骨骼肌重量、质量与功能的衰减的一种临床综合征，表现为骨骼肌量的逐渐减少、肌力逐年下降及随之而来的一系列功能受损的表现，包括活动能力降低、步速缓慢及行走、登高、坐立、举物等各种日常动作完成有困难，逐步发展到难以站起、下床困难、步履蹒跚、平衡障碍、极易跌倒和骨折等。肌肉减少症增加了老年人残疾和丧失自理生活能力的风险，同时出现肌肉松弛、皮肤皱褶增多、体重下降、身体虚弱、抵抗力下降，严重影响老年人的生活质量和健康寿命。因此应重视老年人的肌肉衰减和体重低下的问题。老年肌肉减少症的主要原因为能量蛋白质摄入缺乏、长期卧床或活动减少、急慢性并发症、合成代谢激素减少、炎症因子产生等。营养干预结合运动是防治老年肌肉减少症的重要措施。

(2) 处理措施

1) 平衡蛋白质和能量的补充作为综合治疗的一部分，可能对于预防和逆转肌肉减少症有效。

2) 肾功能正常的老年人总蛋白推荐摄入量为 1.2～1.5 g/（kg·d），蛋白质应均匀分配到每餐中。

3) 应将补充维生素D纳入辅助治疗，以减少跌倒和骨折的发生，维生素D补充剂量应至少为 700～1000 IU/d。

（四）阿尔茨海默病

(1) 阿尔茨海默病（Alzheimer disease，AD）患者的营养状况存在摄入不足和能量消耗增加（难以控制的活动）两方面的问题。调查结果显示，AD患者营养不良的发生率为66.7%。营养不良和缺乏护理可使其病情恶化，并导致不必要的住院发生，从而增加了全社会的医疗费用开支。AD早期，常因患者味觉的减退、日常生活能力的下降、忘记进餐及情绪等因素的影响，摄食有所减少；晚期 AD 患者，则由于吞咽困难、拒绝进食、意识下降等，通常需要肠内营养。AD 营养治疗的主要目的是减少并发症，提高生活质量，降低病死率。

（2）处理措施

1）积极的饮食干预与改善生活习惯、补充多种维生素、联合应用抗抑郁药及胆碱酯酶抑制剂可改善早期 AD 患者的认知功能。

2）早期 AD 患者若发现有营养不良风险，则应经口补充营养。

3）晚期 AD 无法进食的患者，可考虑管饲，有条件者可采用内镜下胃造口术。

（五）压力性损伤

老年患者使用高蛋白口服营养补充，可以降低发生压力性损伤的风险。基于积极的临床经验，建议使用肠内营养以改善压力性损伤的愈合。充足的营养是预防和治愈压力性损伤的先决条件。由于压力性损伤具有多因素起源，影响其发展的各种因素不可控，并且必然有较长的观察期，因此很难进行针对该主题的研究。只有少数试验可以研究肠内营养对压力性损伤溃疡预防或愈合的影响。

十一、肠内营养在老年患者中的特殊实践

（一）肠内营养途径的选择

肠内营养是通过胃造瘘管还是通过鼻胃管进行肠内营养？

对于预计肠内营养持续时间超过 4 周的老年患者，建议放置胃造瘘管。比较胃造瘘管与鼻胃管置入的五项研究（四项前瞻性研究，三项随机研究），显示胃造瘘管在允许长期给予更多能量和营养素方面更具优越性，从而可以获得更好的营养状况。胃造瘘管置管患者需要较少的固定，并且患者和护理

人员的管理更容易。

(二) 肠内营养的时期

胃造瘘管放置后应何时启动管饲?

管饲可在老年患者胃造瘘管放置后 3 h 开始。在三项纳入老年患者的随机前瞻性研究中,研究了早期喂养(胃造瘘管放置后 3~4 h)与延迟喂养(胃造瘘管放置后 24 h)的安全性和有效性。结果表明,胃造瘘管放置后 3 h 与 24 h 营养的耐受性和安全性都是相等的。另一项比较胃造瘘管放置后 4 h 与 24 h 开始营养的研究也发现两组之间没有显著差异。这些结果证实,胃造瘘管放置后的早期喂养是老年患者安全有效的程序。

第四节 肿瘤患者的肠内营养支持

肿瘤是机体在各种致瘤因素作用下,局部组织的细胞在基因水平上失掉了对其生长的正常调控,导致异常增生而形成的新生物。

肿瘤患者 (cancer patient):诊断为恶性肿瘤,正在或等待接受根治、对症或姑息治疗的患者。

肿瘤幸存者 (cancer survivor):曾患恶性肿瘤但已治愈的患者。

癌性恶病质 (cancer cachexia):由多种因素导致的肿瘤患者机体骨骼肌进行性丢失,伴或不伴脂肪含量的下降,这种丢失往往不能通过传统的营养支持得到完全纠正,并且可以进一步导致多器官功能障碍的临床综合征。

一、肿瘤患者营养不良的发生机制

恶性肿瘤是一种代谢性疾病,其营养不良发生率高于一般患者,高达 31.8%。肿瘤患者营养不良的原因及发生机制很复杂,涉及肿瘤本身和肿瘤治疗。目前的一般观点是,肿瘤患者的营养不良主要与宿主厌食、机体代谢异常、肿瘤因子的作用、肿瘤治疗影响等因素有关。众多因素可能同时或相继作用，导致肿瘤患者营养不良的发生和发展。有研究表明，癌症患者营养风险发生率为40%～80%，营养不良及机体消耗是肿瘤患者常见的致死因素，营养不良会导致患者治疗耐受力下降、治疗效果下降、生活质量下降、生存时间缩短、并发症发病率升高、预后差。

二、肿瘤患者营养不良的原因

营养素摄入不足是肿瘤患者营养不良的主要原因，而厌食则是肿瘤患者营养素摄入不足的主要原因。另一重要原因是营养素代谢异常，包括机体能量消耗改变、碳水化合物代谢异常、蛋白质转变率增加、骨骼肌消耗、内脏蛋白质消耗、血浆氨基酸谱异常、体重下降、脂肪分解和脂肪酸氧化增加、体脂储存下降，以及水、电解质失衡等是导致营养不良和恶病质的主要原因。此外，肿瘤患者营养不良还与肿瘤细胞产生的促炎细胞因子、促分解代谢因子，肿瘤细胞生长产生的微环境导致的炎症反应，以及宿主针对肿瘤做出的免疫应答等因素导致的机体分解代谢亢进状态密切相关，这种分解状态加速了营养不良和恶病质的进程。

三、肿瘤患者营养不良的危害

肿瘤患者营养不良的发生率相当高，营养不良不仅影响肿瘤治疗的临床决策，还会增加并发症的发生率和病死率，降低患者的生活质量，影响患者的临床结局。营养不良和免疫功能下降在胃肠道恶性肿瘤患者中极易出现，并且会导致很多不良后果，严重影响患者手术效果和术后的恢复情况。

四、肿瘤患者营养支持的目的

营养支持的目的是给机体提供适当的营养底物，减轻代谢紊乱和骨骼肌消耗，改善机体生理及免疫功能，缓解疲劳、厌食等症状，降低促炎细胞因子水平，改善机体活力，降低治疗中断的风险，并帮助患者安全度过治疗阶段，减少或避免由治疗引起的不良反应，改善症状，提高生存质量。肿瘤患者的营养支持已成为肿瘤多学科综合治疗的重要组成部分。合理、有效地提供营养支持对大部分营养不良的肿瘤患者具有积极意义。

五、肿瘤患者营养评定

对于存在营养风险的肿瘤患者应进行营养评定，判定机体营养状况，确定营养与代谢紊乱的原因和程度，为制订合理的营养支持计划提供根据并监测营养支持的效果。NRS 2002 可作为住院肿瘤患者营养风险筛查工具。营养不良通用筛查工具（MUST）和营养不良筛查工具（MST）也是常用的肿瘤患者营养风险筛查工具。MST 包含食欲减退、近期体重下降情况等三个问题的测试，特别适用于门诊肿瘤患者，尤其是接受放疗的肿瘤患者。

对恶性肿瘤放疗患者常规进行营养风险筛查（推荐采用 NRS 2002 量表）和营养评估 [推荐采用患者参与的主观全面评定（PG-SGA）]。恶性肿瘤放疗患者在围放疗期（指从决定患者需要放疗开始至与这次放疗有关的治疗结束的全过程，包括放疗前、放疗中和放疗后 3 个阶段）需要进行全程营养管理。放疗前需根据 PG-SGA 评分，放疗中需根据 PG-SGA 评分和美国肿瘤放射治疗协作组（RTOG）急性放射损伤分级，放疗后需根据 PG-SGA 评分和 RTOG 晚期放射损伤分级，规范化、个体化选择营养治疗方式。

六、肿瘤患者的营养支持策略

肿瘤患者的营养支持贯穿整个肿瘤治疗过程，具体措施包括营养咨询、肠内营养与肠外营养、药物治疗及物理治疗等。对于存在营养不良或营养风险的肿瘤患者，如果经口进食无法满足机体的营养需求，只要患者肠道功能正常，首先推荐通过强化营养咨询来增加经口进食。无法经口进食的患者，先通过管饲进行肠内营养。肠内营养由于具备维护肠道屏障功能和免疫功能及简化血糖管理等优势，目前被大多数国际指南作为人工喂养的首选方式。

（一）肿瘤患者营养治疗方式

肿瘤患者的营养治疗方式遵循"五阶梯模式"：首先选择营养教育，然后依次向上晋级选择口服营养补充、完全肠内营养、部分肠外营养、全肠外营养。

（二）肿瘤患者肠内营养途径

肠内营养途径选择遵循"四阶梯模式"，见图6-1。口服营养补充是肠胃功能正常的放疗患者肠内营养治疗的首选途径，当下一阶梯无法满足患者营养需要（< 60%的目标需要量，3～5 d时）或无法实施时，依次向上晋级选择经鼻置管、经皮内镜下胃/空肠造口术、外科胃/空肠造口术。

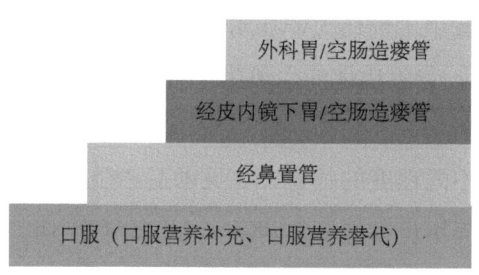

图6-1　肠内营养途径四阶梯模式

PEG、PEJ和鼻胃管置入是管饲两种最主要的方法。对于短期管饲患者（≤ 30 d)，首选鼻胃管胃入，而当患者需要长时间（> 30 d）管饲营养时，应选择PEG、PEJ。对于头颈部肿瘤放疗患者，由于放射性口腔炎、食管黏膜炎的影响，可以优先考虑PEG、PEJ。对于管饲的最佳时机及放疗前预防性置管是否有益，目前还缺乏足够的证据。对于绝大多数恶性肿瘤患者来说，多项研究显示，放疗前常规预先置入营养管在提高患者营养状况和治疗疗效，减少患者放疗中断方面并没有优势，反而增加了患者的负担。当患者无法通过肠内营养获得足够的营养或出现严重放射性黏膜炎、放射性肠炎或肠衰竭时，推荐及时联合部分或全肠外营养。恶性肿瘤放疗患者能量目标量推荐为

25～30 kcal/（kg·d）。在放疗过程中，患者能量需求受到肿瘤负荷、应激状态和急性放射损伤的影响而变化，因此需要个体化给予并进行动态调整。恶性肿瘤放疗患者推荐提高蛋白质摄入量，对于一般患者推荐1.2～1.5 g/(kg·d)；对于严重营养不良患者，推荐1.5～2.0 g/（kg·d）；对于并发恶病质的患者可提高到2.0 g/（kg·d）。

七、口腔癌患者的营养支持

2018年，口腔癌在世界范围内新增病例约58.11万，其中约90%为鳞状细胞癌（squamous cell carcinoma）。口腔鳞状细胞癌均需进行手术治疗，术后患者因解剖结构改变及功能受损而出现吞咽和营养问题。研究显示，口腔癌术前营养不良的发生率为30%～40%。

口腔癌术后患者手术创伤大、在术中丧失大量体液，如果不及时补液，造成机体电解质紊乱，导致机体的生理功能异常，且血钠浓度降低可引起嗜睡、头痛、谵妄、神智错乱等精神神经症状，低血钾也会使心脏、中枢神经系统、肾脏、肌肉等都有不同程度的损害。如果术后不及时进行营养管理，会导致术后营养不良。营养不良和电解质紊乱，不仅会影响伤口愈合，降低机体免疫力，诱发各种并发症，还会影响患者术后恢复，甚至会引起机体内环境代谢衰竭，造成患者死亡。有研究表明，采取渐进式营养干预、为患者进行肠内营养，在一定程度上能够平衡患者术后机体内环境的稳态；能有效改善口腔癌患者术后腹胀、腹痛、腹泻等胃肠道反应；可提高患者依从性及满意度。

八、胃肠道肿瘤患者的营养支持

胃肠道肿瘤手术患者Meta分析显示，术后使用肠内营养较肠外营养能缩短住院时间，缩短排气时间，提高血浆清蛋白水平。有研究发现，术后早期肠内营养和肠外营养能减少术后肺部并发症和吻合口瘘的发生。肿瘤患者围手术期的营养支持应遵循ERAS原则，其意义不仅仅是提供营养底物，更重要的是减少术后机体高分解代谢反应和胰岛素抵抗，减少炎性介质释放，促进合成代谢和机体恢复，维护肠黏膜屏障及免疫功能，防止肠道细菌移位。如果患者存在癌性消化道梗阻（如贲门梗阻、幽门梗阻、高位肠梗阻）、胃肠道功能障碍（如严重放射性肠炎、短肠综合征、肠瘘等），肠内营养无法实施或通过肠内营养无法满足机体能量及蛋白质的目标需要量，需要选择肠外营养或补充性肠外营养。

对于上消化道肿瘤，严重的口腔、食管黏膜炎导致进食障碍但胃肠道功能正常或可耐受的患者推荐使用管饲。管饲方式既可选择鼻胃管，也可选择PEG。管饲喂养应根据肠道耐受性从低速开始（20～30 mL/h），如果耐受情况良好则逐渐增量，同时应密切监测患者的胃肠道功能及管饲耐受性。耐受良好的患者喂养量应在 72 h 内达到目标需要量，以优化营养支持的效果；耐受性较差的患者，喂养量应在 7 d 内谨慎地达到目标需要量。

九、重度营养不良肿瘤患者的营养支持

长期或重度营养不良的肿瘤患者在实施人工喂养的初期，肠内营养应从小剂量开始缓慢增加，同时采取有效措施防止发生再喂养综合征。再喂养综合征是营养支持过程中威胁生命的严重并发症，指在对营养不良患者实施包括肠外营养、肠内营养及口服营养补充在内的营养支持时因生物化学和临床代谢异常所出现的一系列临床表现，主要为严重的电解质紊乱，以低磷血症最常见，同时常合并低钾血症和低镁血症、糖代谢异常、液体和血钠平衡的紊乱，以及致死性心律失常等。因此，对存在再喂养综合征风险的肿瘤患者，营养支持应从低能量缓慢增加到目标需要量，并严密监测循环容量、液体平衡，同时注意维生素、微量元素、电解质等的补充。一旦出现再喂养综合征的症状，应减少甚至停止能量摄入，积极纠正电解质紊乱，补充维生素，维护器官的功能。

第五节　危重患者的肠内营养支持

一、危重患者肠道微生态

人体的肠道共有三道屏障，即黏膜上皮组成的机械屏障、免疫细胞构成的免疫屏障及肠道内微生态构成的生物屏障。危重症患者可能会由机械损伤、重症感染、免疫抑制和抗生素应用等原因导致肠道屏障被破坏，从而导致菌群异位、营养吸收不良等各种并发症。

二、危重患者营养不良的因素

危重患者常合并意识障碍、吞咽困难、急性应激反应、代谢障碍等，可导致营养不良和免疫功能下降，继而使患者发生感染、器官功能障碍，增加死亡风险。肠道微生态紊乱一直被看作危重疾病的"引擎"。危重症患者的机械性、缺血性炎性损伤可破坏肠道内皮细胞的紧密连接。肠上皮细胞通过紧密连接蛋白构建黏膜屏障、分泌各种免疫介质、传递细菌特异性信息，在维持肠道微生物与宿主的共生关系中发挥重要作用。

在重症监护病号（intensive care unit，ICU）中多种因素都会导致肠道菌群多样性减少，抗菌药物、阿片类药物、质子泵抑制剂、镇静剂和肠内营养等医源性干预措施，以及 ICU 整体病理环境、危重症患者肠上皮炎症及免疫反应都会对微生物群造成严重的损害，加重肠道菌群紊乱，并使之转化为病理性生物群落，从而使患者更容易发生院内感染、脓毒症和多器官功能衰竭，形成恶性循环。肠道菌群的变化、肠道屏障功能的受损，致使危重患者能量摄取与利用障碍，造成危重患者严重营养不良，影响疾病转归及预后。有调查结果显示，危重病房中营养不良的发生率为 38%～78%。

三、危重患者营养支持策略

（一）危重患者营养支持的目的

营养支持治疗已成为危重症患者的主要治疗手段之一，对患者进行全面的营养评估、计算能量需求、选择个体化的营养支持方式，制订标准的营养支持治疗流程，可以有效降低疾病的严重程度，改善患者预后。

（二）危重患者实施肠内营养支持的时机

在 24～48 h 内实施的早期肠内营养不仅能够提供营养底物，还能改善肠黏膜屏障及免疫功能，维护肠道的微生态，已越来越被临床接受和应用。早期肠内营养在维持肠道屏障功能、调节肠道菌群及增强肠道免疫等方面发挥了重要作用，从而减轻疾病的严重程度，有利于改善危重患者临床预后。

（三）危重患者实施肠内营养的禁忌证

危重患者存在以下情况时需延迟肠内营养治疗：难治性休克或组织灌注不足、难治性低氧血症、高碳酸血症或酸中毒、明显的肠缺血或梗阻、未放置满意肠内营养管的高位消化道瘘、腹腔间室综合征、活动性上消化道出血等。对于血流动力学不稳定的患者，应在液体复苏完成、血流动力学基本稳定后尽早启动肠内营养。2021 年美国肠外肠内营养学会指南认为，若未控制休克且血流动力学和组织灌流目标未达到，推荐使用延迟的肠内营养，但是一旦休克控制、输液和使用升压药、强心药就应该开始使用低剂量肠内营养。

（四）危重患者营养风险筛查

应用营养风险筛查工具是对重症患者营养评估的重要一步，也是营养治疗的第一步，早发现、早干预，营养支持疗法的实施才有价值，评估工具的不断改进也将逐步提高其临床适用性，为营养筛查的普及奠定基础。营养评估除了营养风险筛查以外，还包含了所患并发症、胃肠道功能及误吸风险的综合评估。对患者进行全面的营养评估是个体化治疗的第一步，高营养风险的患者应在入院后 24～48 h 内即启动营养支持，如果没有明显禁忌，首先要考虑肠内营养。

研究表明，患者的营养风险越高，从营养支持治疗中获益越大。在诸多临床筛查评估工具中，NRS 2002 和危重症营养风险评分已被广泛用于临床，并受到指南的推荐。将 NRS 2002 ≥ 3 分定义为有营养风险，高营养风险为 NRS 2002 ≥ 5 分或危重症营养风险评分（不含白细胞介素 -6）> 5 分（详见本书第二章）。两项非随机前瞻性研究表明，高营养风险的患者更能从早期肠内营养中获益，临床预后比低营养风险者改善更明显，如院内感染率降低、总并发症减少、病死率下降。有研究表明，危重患者在 24 h 内进行肠内营养治疗可有效降低肺炎的发生率和病死率；36 h 内开始肠内营养支持的危重患者，均可有效降低感染所致的病死率及缩短住院时间。建议对大多数重症患者，包括颅脑创伤、脊髓损伤、缺血性或出血性卒中、体外膜肺氧合应用、俯卧位通气、重症急性胰腺炎、消化道手术后、腹部主动脉术后、腹部创伤、腹腔开放、烧伤、使用神经肌肉阻滞剂的患者应尽早开展低速肠内营养。

（五）危重患者的目标喂养量

2016 年，美国肠外肠内营养学会指南推荐，重症患者的常规目标喂养量为每天每千克体重 104.6～125.5 kJ/25～30 kcal，且在开始喂养后 24～48 h 内达目标喂养量的 50%；而对于高营养风险或严重营养不良的患者，在监测再喂养综合征的前提下，建议至少达 80% 的目标喂养量。危重患者以低剂量起始喂养；而对于可耐受肠内营养的重症患者，建议尽快达到目标喂养量。不同疾病或特殊病理状态，可根据喂养耐受性调整喂养速度。神经重症患者，24 h 后可上调至 80～100 mL/h；而肠内营养耐受性偏差者，如老年患者，后续喂养上调速度可根据肠内营养耐受情况谨慎调整，5～7 d 逐渐达到目标喂养量。对于因喂养不耐受导致入住 ICU 7～10 d 仍未达 60% 目标喂养量者，建议补充肠外营养。

（六）危重患者实施肠内营养的观察要点

1. 腹泻

对重症患者，尤其是喂养相关性腹泻者，实施肠内营养时将营养液温度调节至接近体温。营养液的温度应维持于 38～42 ℃为宜，低于机体温度的肠内营养液可能引起肠道不适，诱发腹泻。

2. 胃潴留

危重患者多处于高度应激状态，易并发急性胃肠功能损伤，引起胃潴留。胃潴留及胃内容物反流可导致窒息、误吸等严重并发症。对实施经胃喂养的重症患者，建议每 4 h 监测胃残余量。如果监测胃残余量 < 250 mL 宜继续实施肠内营养；如果胃残余量 > 250 mL 则宜暂停肠内营养 2～8 h，以后继续按原方案进行喂养，如果下一次监测胃残余量仍 > 250 mL 则应停止喂养。

3. 反流误吸

危重患者平卧体位或过度镇静状态下实施肠内营养均可能导致胃内容物反流，故除了必须平卧的患者如休克、腰椎穿刺手术后及全麻手术后等患者，其他患者均应将床头抬高 30°～45°，以减少反流误吸的风险，且镇静须适度。同时，持续气管囊上低负压吸引可使在气囊处积聚的液体及时被吸除，以免进入下呼吸道而导致吸入性肺炎。

4. 腹内压升高

胃肠道是腹内压（intra-abdominal pressure，IAP）升高时最为敏感的器官之一，IAP 升高会导致胃肠道血液灌注量降低，使得肠道功能减退、胃肠排空延迟、喂养不耐受。实施肠内营养的同时，应关注是否存在 IAP 增高的表现，对于此类患者应结合 IAP 监测，建议采用间接测量法监测膀胱内压力（详见本书第五章）和根据 IAP 调整肠内营养。有研究证明当 IAP 为 10 mmHg 时肠系膜和肝脏的血流会减少，当 IAP > 20 mmHg 时腹腔内及腹膜后其他器官的血供亦会减少，肠系膜血管的血流就会受阻，从而使肠腔扩张，引起腹胀，导致患者胃肠功能障碍，若此时仍然给予患者肠内营养，则会使肠运动功能紊乱，从而导致患者喂养不耐受，而危重症患者进行肠内营养必须遵守的原则是确保患者没有腹内高压，并且对 IAP 在 20 mmHg 以上的患者可以暂时不给或者中断其肠内营养。ESPEN 重症营养治疗指南强调当危重患者在行肠内营养的过程中，发生 IAP 持续增加时，则应当暂时减少剂量或停止应用肠内营养。采用膀胱测压法间接反映 IAP 较方便和准确，当 IAP 增高时，不当的肠内营养将增加腹腔内容物而进一步增高 IAP，故应谨慎实施肠内营养并根据 IAP 的动态变化及时调整肠内营养方案。至少每 4 h 监测 1 次。在 IAP 为 12～15 mmHg 时可以继续进行常规肠内营养；IAP 为 16～20 mmHg 时应采用滋养型喂养（每天每千克体重给予 10～20 kcal 或不超过 500 kcal 热量，可以减少胃肠道不耐受的发生，逐渐在一周后达到目标量的 80%，是最优的方案）；当 IAP > 20 mmHg 时则应暂停肠内营养。

5. 喂养不耐受

有研究显示危重症患者喂养不耐受的发生率为 30.5%～67.5%，易导致患者营养摄取不足、营养达标率低、住院时间延长、机械通气时间延长及病死率增加，影响预后。危重患者应多关注胃肠道症状以判断肠内营养耐受情况，包括肠鸣音减弱或消失、呕吐或反流、腹泻等。

第六节　围手术期患者的肠内营养支持

一、围手术期患者营养治疗的目的

围手术期营养治疗的目的是分解代谢及预防和治疗营养不良，维持手术患者围手术期的营养状态，改善患者营养状况或减轻营养不良的程度，维持机体有效的代谢和机体器官、组织功能，提高其对手术创伤的耐受性。

围手术期肠内营养是一种简便、安全、有效的营养支持方法，实施肠内营养顺利与否关键在于评估胃肠功能和肠内营养的可行性，早期开始，刺激肠道免疫，促动力药物刺激胃肠蠕动，不间断地监测和反复评估，选择合适的特异性的肠内营养配方。

恰当的围手术期肠内营养支持为外科手术提供了安全保障，合理、适时的肠内营养不但为机体提供能量，还能激发机体免疫能力，有助于围手术期患者的治疗及康复，符合目前 ERAS 理念。术后早期给予肠内营养支持后，可以有效恢复患者营养状况和免疫功能，从而改善患者术后康复情况，有利于提前术后排气时间和降低术后并发症的发生率。

二、围手术期患者营养不良的原因及危害

营养不良是指由饥饿、疾病、老龄等因素引起机体对营养的摄入或吸收不足，导致机体组成（无脂细胞群减少）和体细胞群改变，降低生理功能，导致患者出现不良的临床结局。

（一）围手术期患者营养不良的原因

围手术期患者营养不良发生率为 20%～60%，与不同疾病人群及采用的营养评定方法和标准有关，主要原因有急慢性疾病导致的进食不足、手术创伤应激、胃肠功能不全及各种治疗的不良反应等，这些因素均可引起机体分解代谢增加、自身组织消耗，从而发生营养不良。外科手术患者营养不良患病率较高，尤其是老年人群，以及恶性肿瘤、胃肠道疾病、重症及病理性肥胖患者发生营养不良的风险更高。

（二）围手术期患者营养不良的危害

营养不良会导致机体的组织器官功能受损，降低机体免疫系统对应激反应的抵抗力，增加术后并发症（包括感染、吻合口瘘等）的发生率和病死率，增加医疗费用，延长住院时间，影响患者预后。

三、围手术期患者肠内营养支持的优势

有学者指出,术前肠内营养可使患者的肠黏膜获取足够的能量底物,减少手术应激反应所导致的细菌移位,有利于保持肠黏膜结构与功能的完整性,维护肠黏膜屏障。术前通过营养治疗来增强机体对手术创伤的耐受性,改善患者的营养状态,可加快术后的恢复。

如果只是在手术后早期使用肠内营养,则起效慢,对临床预后的改善作用有限。术前如果有营养支持,便能够在手术损伤前就达到维持或提高患者的免疫功能的目的,但如果等到损伤开始后再加入介导物质(免疫增强物质),那作用将远远小于在损伤开始时已经在血液循环中存在这些介导物质的效果。另外,肠内营养的供应可以维持正常的免疫细胞数量,保证免疫功能和肠道的完整性,从而降低感染风险,减少并发症的发生。

四、围手术期肠内营养支持治疗的局限性

围手术期肠内营养支持治疗虽有较多的优点,对促进患者康复有一定的积极作用,但其具有一定局限性。

(1) 肠内营养制剂并不一定适合所有患者口味,可酌情配用调味包,避免患者出现消极配合的情绪。

(2) 术后早期肠内营养存在的主要并发症如恶心、呕吐、腹胀、腹泻等,可能与胃肠排空障碍和营养制剂输注过多、过快有关,与围手术期肠道功能的改变、肠内营养制剂本身及其应用不当有关。营养液输注按照从少到多、从慢到快、从稀到浓的原则,使肠道更好地适应。肠内营养安全实施的关键在于需要医护人员的观察护理,及时对症处理。

(3) 肠内营养液易堵塞导管,故每 4 h 以等渗盐水 20 mL 冲洗鼻肠管 1 次,在输注过程中,可鼓励患者适当翻身活动,适当辅以中药来加快胃肠蠕动。

(4) 有发生误吸的可能,需加强呼吸道管理,预防肺炎。

(5) 可能存在提供营养物质不足的问题。

(6) 肠内营养大多需 5～10 d 的适应时间，在手术时间要求紧迫且同时存在中、重度营养不良者具有相对的局限性。

(7) 有以下情况亦不宜使用：小肠广泛切除术后 4～6 周内、空肠瘘者、处于严重应激状态、麻痹性肠梗阻、上消化道出血、顽固性呕吐或处于严重腹泻急性期者；严重吸收不良综合征及长期少食衰弱患者的初始治疗阶段；急性胰腺炎急性期；休克、昏迷者；急性完全性肠梗阻或胃肠蠕动重度减慢者；年龄小于 3 月龄的婴儿。

尽管术后早期肠内营养对临床结局的优势已经被证实，然而对于许多大且复杂的手术创伤早期，血流动力学不稳定，内环境紊乱，胃肠道功能严重受损，早期肠内营养往往难以实施，或者单纯肠内营养难以满足机体对能量和蛋白质的需求，而长时间的能量及蛋白质负平衡将会增加并发症发生率和病死率，此时联合应用肠外营养可改善临床结局。

五、围手术期患者的营养支持时机

需要接受大手术的中、重度营养不良患者，以及重大、复杂手术后处于严重应激状态的危重患者，往往不能耐受长时间的营养缺乏，应及时给予恰当的营养支持。

（一）术前禁食

传统观念认为，术前禁食是为了避免麻醉引起的呕吐。术前长时间禁食、禁饮可导致机体糖代谢紊乱、内环境稳态失衡，对手术反应性及顺应性降低，手术期间及术后机体应激反应增强，引起机体分解代谢增加、糖原分解加速、糖异生增加、负氮平衡、糖耐量下降、病理性高血糖。手术后，随着免疫防御能力的下降，肠黏膜屏障结构和功能受到破坏，并发症的发生率及病死率显著上升。

（二）术后肠内营养实施时机

外科手术后选择恰当与合理的肠内营养起始时间可以最大限度地发挥早期肠内营养的临床治疗作用。如果行选择性手术或者限期手术，只要肠道功能存在，术前可以给予肠内营养支持以改善营养状态，继而改善机体的整体情况，为不可避免需要手术的患者创造了手术条件。良性疾病的术前营养支持的时间不受限制，可以待患者营养状况改善后再进行手术。恶性肿瘤患者则应尽可能在 7～10 d 内使其营养状况改善后尽早手术。根据患者原发病和伴发病类型及肠道功能，选用要素型、非要素型、组件型及特殊类型的肠道营养剂。对于结直肠手术，术前予肠内营养支持替代传统肠道准备，既改善了患者的营养状况，也避免了因清洁灌肠导致肠道内大量液体和电解质丢失、水及电解质失衡及肠黏膜屏障功能受损、肠道细菌移位、腹腔感染、肿瘤肠腔内扩散等发生的可能。

术后 24 h 内通过肠内途径进食比较传统术后进食（排气后逐步过渡至正常饮食）的随机对照试验研究结果显示，术后 24 h 内开始肠内营养或进食并不会增加吻合口瘘的发生率，反倒有降低其发生率的倾向，总体并发症发生率降低，住院时间缩短。

六、围手术期肠内营养支持与 ERAS

ERAS 是 21 世纪一项新的医学理念和治疗康复模式，计划中强调了围手术期营养支持包括术前营养不良的筛查和治疗、缩短禁食时间及手术后合理的营养支持等。目前认为大多数外科手术患者无须从手术前夜开始禁食，对于无幽门梗阻、无误吸风险的非糖尿病患者，麻醉前 2 h 可摄入适量的碳水化合物饮品（300～400 mL），对无法进食或术前禁饮患者可静脉输注葡萄糖 200 g，能有效减轻患者术后胰岛素抵抗和蛋白质分解代谢，减少患者术前焦虑及不适感，缩短腹部手术患者的住院时间。ERAS 措施中强调术后尽快恢复经口进食及口服营养补充，有利于促进胃肠功能恢复，降低术后机体高分解代谢反应和胰岛素抵抗，减少炎性介质释放，促进合成代谢和机体恢复，维护肠黏膜屏障及免疫功能，防止肠道细菌移位。

2015年，ESPEN在最新的指南中推荐营养治疗首选口服补充营养，如果条件允许，肠内营养应在术后24 h内实施。但需要注意的是，不同疾病和大手术，其术后进食时间不同。手术后小肠功能恢复最快，大约在24 h内其活动可恢复，胃功能在24～48 h恢复，大肠功能在48～72 h恢复，因此，术后12～24 h内给予肠内营养是安全的。但胰腺手术患者，术后进食时间要适当晚于其他腹部手术的患者。

（一）术前ERAS优化的营养管理

1. 个体化宣教和营养照护

ERAS流程重视术前个体化宣教，医护人员应通过口头交流、宣教视频或书面文字等形式重点介绍麻醉、手术、术后包括饮食过渡等一系列处理措施的围手术期诊疗过程，缓解其焦虑、恐惧及紧张情绪，获得患者及其家属的理解和配合，加快术后康复。

2. 营养筛查与评估

应对所有患者进行营养风险筛查，并由营养专科人员对筛查存在风险的患者进行全面营养评定。这一步应在患者入院前、门诊就诊时即开始。最常用的营养筛查工具是NRS 2002。NRS 2002综合分析患者营养状况、疾病严重程度及年龄因素，能客观反映营养风险，简便易行。ESPEN与中华医学会肠外肠内营养学分会均推荐将NRS 2002评分作为住院患者营养风险筛查工具。

全面营养评定包括完整的病史采集和详细的体格检查，包括膳食评估、体重变化、人体测量和体成分分析、生化指标及营养评估等。关于营养不良的诊断，2015年ESPEN在总结已发表研究的基础上征求多个国家学会专家意见后提出新标准：$BMI < 18.5 \text{ kg/m}^2$、非自愿体重减轻超过10%（无时间限制）或5%（近3个月内），合并以下任一条，即$BMI < 20 \text{ kg/m}^2$（<70岁）或$< 22 \text{ kg/m}^2$（>70岁）、去脂BMI降低（女性$< 15 \text{ kg/m}^2$，男性$< 17 \text{ kg/m}^2$）。

3.营养干预与预康复

ESPEN 最新指南推荐,术前有营养不良或存在营养风险的患者,应接受营养治疗;中重度的营养不良患者,病情允许时至少给予 7~10 d 的术前营养支持,必要时应推迟手术时间;重度营养不良、手术创伤大的患者,需要更长时间的营养支持治疗,并进行预康复训练,具体措施包括戒烟、限酒、纠正营养不良、调整血糖、个体化体育锻炼、心理适应等。

(二)ERAS 术后营养规范化管理

ERAS 术后营养管理主要强调了术后进食时间和进食途径,此外还包括进食内容的选择、营养素-普通膳食的过渡、出院后指导和长期家庭营养支持。术后早期进食的重要意义在于促进肠道运动功能恢复,维护肠黏膜屏障及免疫功能、防止肠道细菌移位,同时减轻机体高分解代谢和胰岛素抵抗,减少炎性介质释放、促进机体功能恢复。ERAS 共识指出,术后患者早期进食或肠内营养的开始时机和剂量应基于内稳态平衡后启动,即术后应评估胃肠道功能和耐受力等情况。

(三)出院及随访

(1)围手术期接受营养支持者或存在营养风险者,出院后建议继续营养治疗,并定期随访与监测营养状况。

(2)出院后营养治疗首选口服营养制剂,建议餐间服用,时间可持续 3~6 个月或以上。

(3)对于胃大部切除或全胃切除患者,应定期监测维生素 B_{12}、叶酸、铁、钙和维生素 D 水平,并根据需要进行补充。

(4)建议胃癌术后患者预防性补充钙和维生素 D,多吃含钙食物,如牛奶、奶酪、沙丁鱼、深绿色蔬菜等。

第七章　肠内营养并发症与防治

第一节　常见并发症

营养治疗作为危重症患者临床治疗的重要环节之一，在患者的疾病预后中发挥着重要的作用。美国肠外肠内营养学会及重症学会和欧洲临床营养与代谢协会均指出：若临床患者胃肠道功能良好，推荐早期肠内营养。早期肠内营养是患者首选的喂养方式，不仅能改善患者的营养状况，同时能保持患者肠黏膜结构和功能的完整性，促进疾病的康复。但在临床实践中，临床患者实施肠内营养时，极易发生腹泻、误吸、高水平胃残余量和腹胀等并发症。如何科学、规范地预防和管理肠内营养治疗期间常见的并发症显得尤为重要。本章将患者常见肠内营养并发症归纳为胃肠道并发症、感染性并发症、代谢性并发症、机械性并发症四方面，以循证医学为指导遴选出患者实施肠内营养期间常见并发症及其干预策略，旨在方便临床医务人员做出科学的护理决策，提高肠内营养治疗的安全性，提升护理质量。

一、胃肠道并发症

胃肠道并发症是肠内营养支持治疗中最常见的并发症，也是影响肠内营养实施的主要因素，主要表现为腹泻、腹胀、肠痉挛、恶心、呕吐、便秘等。

（一）腹泻

腹泻是肠内营养治疗期间常见的并发症之一，其中 20%～63% 的腹泻发生在鼻胃管饮食期间。腹泻的发生会引起电解质紊乱、大便失禁、压力性损伤等临床问题，增加患者的医疗负担。

1. 腹泻的定义

目前关于腹泻的定义没有统一标准，普遍根据排便频率、性状及量来进行判断。肠内营养相关性腹泻指的是患者在接受肠内营养治疗 2 d 后出现的腹泻。

2. 腹泻的评估

（1）腹泻评估工具：当患者在接受肠内营养治疗期间并发腹泻时，推荐采用 Hart 腹泻评分法来进行腹泻评估，其他评估工具包括粪便视觉特征图表工具、布里斯托大便分类法。

1）Hart 腹泻评分表：其总分是当天每次排便的分数之和，每次排便均按此表进行评分，若 24 h 累计总分 ≥ 12 分则判断患者存在腹泻（表 7-1）。

表 7-1 Hart 腹泻评分表

粪便量（mL）	评分		
	成形便	半固体便	液体样便
< 200	1	3	5
200～250	2	6	10
> 250	3	9	15

2）粪便视觉特征图表工具：24 h 累计分数大于 15 分，判定为腹泻。

3）布里斯托大便分类法：此分类法将大便分为七类。因为大便的形状和其待在大肠内的时间有关，所以可以用它来判断食物经过大肠所需的时间。

第一型（羊粪球状）：一颗颗硬球（很难通过）。

第二型（麻花状）：表面凹凸。

第三型（香肠状）：表面有裂痕。

第四型（香蕉状）：像香蕉或蛇一样，且表面很光滑。

第五型（棉花糖状）：断边光滑的柔软块状（容易通过）。

第六型（软稠状）：粗边蓬松块，糊状大便。

第七型（液态状）：水状，无固体块（完全液体）。

第一型和第二型表示有便秘；第三型和第四型是理想的便形，尤其第四型是最容易排便的形状；第五至第七型则代表可能有腹泻（新生儿正常是第六型）。

(2) 其他评估内容：对可能导致腹泻的感染性疾病或其他疾病进行评估，评估内容包括腹部检查、排便量、粪便性状、粪便细菌培养、电解质检查、药物治疗的使用等。

3. 腹泻的原因

肠内营养相关性腹泻由多因素造成，准确识别肠内营养并发腹泻的危险因素是保证肠内营养持续喂养的关键一环。以下主要从患者自身因素、患者外部因素、营养液因素及药物因素四方面进行描述。

(1) 患者自身因素：低蛋白血症的患者，胶体渗透压下降导致肠黏膜水肿，从而引起营养不良性腹泻；危重症患者，大部分存在营养不良或高代谢状态，通常伴有血浆白蛋白降低，易出现肠黏膜萎缩，引起肠道消化和吸收障碍，胃肠道生理功能改变和免疫力降低，会进一步加重肠内营养并发腹泻的发生；乳糖不耐受的患者，未分解的乳糖在肠腔积聚，可导致肠内高渗透压，减少肠道对水分的吸收，从而造成腹泻，乳糖被细菌酵解为有机酸，促进更多水分进入肠腔而加重腹泻；行末端回肠切除术的患者，其功能的任何损害均会引起过量的胆汁酸进入结肠，而胆汁酸进入结肠后，会刺激环磷酸腺苷介导的氯分泌，导致腹泻。此外，锌元素缺乏、维生素供应不足（< 10 000 IU/d）等患者也会出现腹泻。

(2) 患者外部因素

1) 肠内营养前禁食时间过长或不合理的喂养中断，肠黏膜由于缺乏食物和胃泌素的刺激，引起胃酸、胆汁等消化液的分泌减少，肠道的杀菌能力减弱，肠道毒素繁殖增多并移位，进而引起肠道乃至全身的炎症反应。

2) 肠内营养置管时间 ≥ 7 d。

3) 住院时间：住院时间越长，越容易发生腹泻。

4）机械通气：机械通气可阻碍胃肠道血液回流和胆汁排泄。

（3）营养液因素

1）纤维种类：摄入不可溶性纤维量过大时，其水化作用使得大便体积增加，频繁刺激直肠黏膜产生便意，导致腹泻。

2）脂肪含量：当脂肪含量＞20%时，腹泻发生率明显增加。胆汁酸浓度低于正常临界浓度值会导致脂肪泻，而过量脂肪酸能诱发有机物和电解质的吸收减少，造成渗透性腹泻。

3）渗透压：一般营养液的渗透压为279～330 mOsm/L，使用超过400 mOsm/L的高渗营养液，会引起渗透性腹泻。

4）发漫（FODMAP）：大部分标准的营养配方FODMAP都是高含量的，但FODMAP是一种难以吸收的、高渗性的和经由肠道细菌发酵的产物，富含难以吸收的寡聚糖、双糖、单糖及多聚醇等小分子物质的食物。

5）营养量：肠内营养量超过目标能量值的60%或短时间内输入500 mL以上的营养液是腹泻的危险因素。大量营养液进入肠腔，刺激肠蠕动加快，食糜停留在肠道时间过短，未充分吸收导致腹泻。

6）温度、浓度、速度：营养液温度通常控制在38～40 ℃，浓度通常遵从由低到高的原则，速度要遵从由慢到快的原则，可使用营养泵调控泵速。

7）细菌污染：肠内营养液的准备、执行阶段均可能出现污染。例如，医务人员不及时清洁、使用及存储喂养设备，操作过程违反无菌操作原则等，会污染营养液、容器、管道。

（4）药物因素

1）抗菌药物的不合理应用：实施肠内营养的患者住院期间应用免疫抑制剂、肠道损伤性检查、外伤手术，使抗生素相关性腹泻的发生率显著增加。

2）抑酸剂：长期使用抑酸剂会使胃内的pH升高，引起肠源性腹泻。同时，抑酸剂的毒性作用也可能直接导致腹泻。

3）添加剂（如甘露醇、乳果糖口服液等）：酏剂含非活性成分山梨糖醇。山梨糖醇在肠内易形成一定渗透压，其在小肠不被吸收，而在结肠进行新陈代谢，使肠内产生大量水分，肠容积增大，肠管扩张，刺激肠道蠕动而发生腹泻。

4）钾制剂：口服钾制剂本身对胃肠道有刺激作用，作为高渗性溶液，还会使大量水、电解质进入肠腔，当超过小肠吸收能力时就会发生腹泻。

5）其他：胃肠动力药如枸橼酸莫沙必利片、中药大黄等也可导致腹泻。

4. 腹泻的预防及处理措施

（1）个体化选择营养配方/制剂

1）根据患者的营养风险筛查评估结果、疾病状况、胃肠道功能状况和重症患者液体管理要求，选择合适热量和剂量的肠内营养制剂。重构式肠内营养配方可提高患者耐受性，降低腹泻发生率。

2）避免在成品营养制剂中再添加水分或有色物质。成品营养制剂的pH、黏度、渗透压、矿物质成分等已维持在稳定状态，若重新加入水分或有色物质会破坏溶液内部的稳定状态。

（2）药物干预

1）使用酵母菌或益生菌来预防由肠道菌群移位引起的腹泻。

2）通过实施肠内营养联合持续胰岛素泵入注射，对于血糖波动且腹泻的糖尿病患者可明显改善其症状。

3）使用果胶使肠内营养剂半固化，使其恢复成正常食糜状态，恢复胃肠道正常进食反应。

（3）肠内营养安全输注

1）医护联合决策：患者腹泻时，护士应报告医生，并与医生共同做出是否需要停止肠内营养的临床决策，不能习惯性地停止肠内营养。

2）采用肠内营养输注泵匀速输送的方式进行营养制剂喂养：根据患者的耐受性增加喂养速率，鼻饲喂养速率通常从 15～50 mL/h 开始，每 4～24 h 增加 10～50 mL/h。

（4）肠内营养实施环境要求

实施肠内营养的整个操作过程中，包括肠内营养制剂、输注肠内营养的管道及操作台面等，均要保持清洁。应设立专门的营养制剂存放柜，存储于干燥阴凉处。打开但未使用的营养制剂，放入冰箱 2～6 ℃储存，有效期为 24 h；正在使用的营养液，有效期不超过 24 h。

(5) 肠内营养给药护理

鼻饲给药时，应查看药物使用说明书或与管床医生共同核对药物的使用方式，并对药物的性状、能否碾碎等进行评估，缓释片、控释片等不建议在研磨后进行鼻饲给药；鼻饲给药前后，使用至少 30 mL 的温水（ICU 应使用灭菌注射用水）冲洗营养管，防止药物与制剂发生混合。

(6) 中医疗法

采用附子理中丸联合神阙穴艾灸或资生丸汤剂治疗。

（二）腹胀

1. 腹胀的定义

患者主诉腹部有胀气感，体格检查可见腹部膨隆，叩诊呈鼓音或腹围较鼻饲前增加且腹部触诊较硬、移动度降低、紧张度增高。每 3 h 内腹围增加 3 cm 或 3 cm 以上即可诊断为腹胀。

2. 腹胀的评估

(1) 采用测量腹围值和腹部深、浅触诊方法对腹胀进行评估。

1) 注意事项：测量腹围时由 1 位专业护士进行测量，每次测量的体位、部位及方法均需一致。

2) 测量方法：腹围测量采用 150 cm 软尺，测量的起点是受试者的肚脐，用防水铅笔在受试者的腰部做标记，并在每次呼气末时在相同的地方测量腰围；用浅触诊和深触诊评估腹胀时，通过施加足够的压力，使浅触诊形成 1～2 cm 的凹陷，深触诊形成 2.5～7.5 cm 的凹陷。如果腹部柔软、活动、不紧张，则认为没有腹胀；腹部坚硬则认为有腹胀。

(2) 评估患者胃肠道功能（如胃胀、呕吐、腹泻）和体格检查（如测量胃残余体积、听肠音、观察腹胀）。监测的频率可根据患者疾病的严重程度、代谢应激水平和营养不良程度适当增加。

(3) 床边超声检查：可以发现肠管积气（图7-1），提供肠管扩张程度及范围、肠管蠕动情况等。

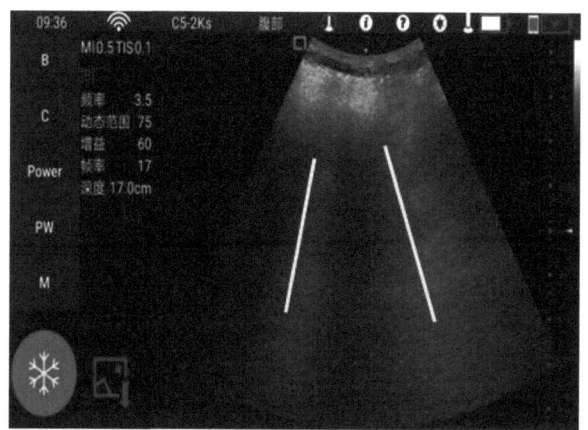

图 7-1　肠管积气（A 线）

3. 腹胀的危险因素

详见"腹泻的原因"。

4. 腹胀的预防措施

(1) 体位管理：中华医学会肠外肠内营养学分会指南建议，在使用鼻胃管进行管饲时将患者头部抬高 30°～45°。

(2) 药物干预

1) 促动力药（甲氧氯普胺或红霉素）：促胃动力药不能预防无胃轻瘫综合征患者的摄食不耐受，但可以降低胃轻瘫综合征患者的摄食不耐受发生率。2016 年美国肠外营养学会指南提出，在有高误吸风险的患者中，应根据临床情况添加促动力药，可改善胃排空和对肠内营养的耐受性。

2) 益生菌：使用益生菌联合肠内营养的危重症患者腹胀发生率降低，但目前未对益生菌的种类、剂量及使用频次做出统一规定。

3) 改善患者腹胀、便秘或顽固性便秘：重症患者便秘的发生率为

20%～83%，便秘会产生巨大的痛苦，包括腹痛、腹胀、厌食、恶心等，可使用比沙可啶等刺激性缓泻药。

（3）肠内营养干预：根据患者情况采取个体化营养策略。例如，COPD 患者急性发作期机械通气患者和 ICU 机械通气患者进行肠内营养治疗时，可采用早期滋养型喂养，以减少腹胀的发生。早期滋养型喂养指以初始喂养量 10 mL/kg（41.86～83.72 kJ/h）启动，每隔 6 h 检查喂养 1 次，逐步增加达到 83.72 kJ/h 左右的热量后，根据耐受情况逐步加量到目标量 20～30 mL/kg，缓慢或持续进行肠内营养治疗，仔细监测腹部/胃肠道症状，症状缓解且没有新症状出现，方可缓慢增加肠内营养，一旦出现不耐受情况或出现新症状，如疼痛、腹胀或 IAP 增高，应勿增加肠内营养。

（4）中医疗法：为了提高早期肠内营养喂养的耐受性，建议根据患者个体情况采用中医药方法进行辨证论治，包括中药内服、通便灌肠、外敷及针灸穴位等治疗。可采用理气通腑的方法，如应用生大黄（10～15 g）、大承气汤或厚朴排气合剂等内服，通便灌肠液、桃核承气汤等灌肠，芒硝 150 g 敷脐，也可采用针灸穴位或采用新斯的明 1 mg 足三里穴位注射或腹部按摩。

（三）便秘

1. 便秘的定义

正常人每天排便 1～2 次或 1～2 d 排便 1 次，便秘患者每周排便少于 3 次，并且排便费力、粪质硬结。

2. 便秘的评估

（1）临床表现：便秘的主要表现是排便次数减少和排便困难，排便时间可长达 30 min 以上，或每日排便多次，但排出困难，粪便硬结如羊粪状，且量很少。此外，有腹胀、食欲缺乏症状，以及服用泻药不当引起排便前腹痛等。体检示左下腹有存粪的肠袢，肛诊有粪块。

（2）评估工具

1）床边超声检查：可以发现肠管积液和积便（图 7-2），提供肠管扩张程度及范围、肠管蠕动情况等，结合临床表现可指导护士进行灌肠前后的精准评估。

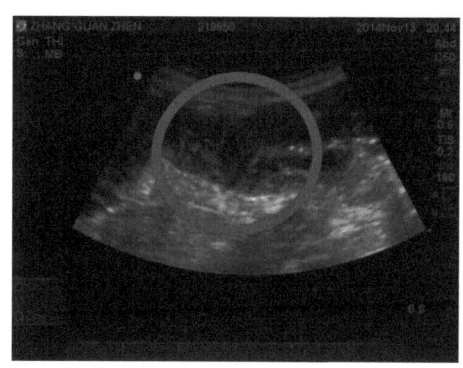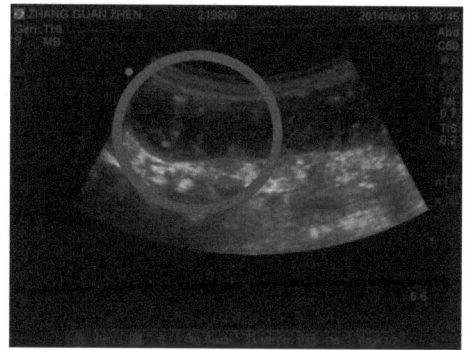

图 7-2　肠管积便扩张

2）腹部平片：能显示肠腔扩张及粪便存留和气液平面，可确定器质性病变如结肠癌、狭窄引起的便秘。

3）钡灌肠：可了解结肠、直肠肠腔的结构。

4）结肠镜及纤维乙状结肠镜：可观察肠腔黏膜及腔内有无病变和狭窄，还可发现结肠黑变病。

5）肛管直肠压力测定：可以帮助判断有无直肠、盆底功能异常或直肠感觉阈值异常。

6）球囊逼出试验：有助于判断直肠及盆底肌的功能有无异常。

7）盆底肌电图检查：可判断有无肌源性或神经源性病变。

8）结肠运输试验：了解结肠传输功能。

9）排粪造影：有助于盆底疝及直肠内套叠的诊断。

3. 便秘的原因

（1）肠内营养制剂多为少渣、少纤维、易消化吸收的物质，如果混合稀释的水量不足易导致便秘。

（2）患者长期处于卧床状态，饮食结构不规范，加重便秘隐患。

4. 便秘的干预措施

（1）增加可溶性膳食纤维的摄入，可以增加排便次数及排便量，从而达到改善便秘的效果。

（2）术后患者或危重患者及早进行肠内营养，可以缓解便秘。

（3）摄入充足的水分及保持适量的运动量，促进肠蠕动，改善便秘。

（四）恶心或呕吐

恶心、呕吐占肠内营养所有并发症的 10%～20%，发生原因是多方面的，如胃潴留、快速灌注高渗营养液、营养液脂肪成分过高、乳糖不耐受、肠内营养液的气味不佳等。其中胃潴留管理不当是最主要的原因，胃潴留或称胃排空延迟（delayed gastric emptying），是指胃内容物积贮而未及时排空。凡呕吐出 4～6 h 以前摄入的食物或空腹 8 h 以上胃残余量 > 200 mL，表示有胃潴留存在。但目前对于危重患者是否常规监测胃潴留仍存在争议。

二、感染性并发症

肠内营养相关的感染性并发症主要包括营养液的误吸和污染两方面。

（一）误吸

最常见的是吸入性肺炎，是肠内营养最严重和致命的并发症。误吸可使营养液被吸入呼吸系统，一方面使呼吸发生窘迫；另一方面，营养物质为病原微生物提供良好的培养基，可导致肺内感染。因此，一旦发生误吸应立即停止肠内营养，促进患者气道内的液体与食物微粒排出，必要时应通过纤维支气管镜吸出。遵医嘱应用皮质激素抗肺水肿及应用抗生素治疗。

1. 误吸的定义

误吸是指进食或非进食时，在吞咽过程中有数量不等的液体或固体食物、分泌物、血液等进入声门以下呼吸道的过程。

2. 误吸的评估

(1) 评估量表：由于 ICU 患者在肠内营养期间发生误吸的危险因素众多，因此使用有关量表进行评估，可极大地方便临床工作人员。叶向红等编制的重症患者早期肠内营养误吸风险评估表详见表 7-2，条目的内容涵盖了年龄、意识、吞咽功能、基础疾病、误吸史、体位等 18 个二级指标，可以全面覆盖此类患者的误吸风险，帮助临床工作人员及早发现易发生误吸的高危患者，但缺点是尚未经过临床验证，需谨慎使用。梅奥诊所专家整理误吸风险清单详见表 7-3，当存在一条以上时，护士需进行误吸的床旁筛查。

表 7-2 重症患者早期肠内营养误吸风险评估表

一级指标	二级指标	三级指标	风险性赋分
自身因素	患者年龄（岁）	< 55	0
		55～70	1
		70～85	2
		85	3
	患者意识状态（GCS 评分）	12	0
		9～12	1
		3～8	2
	患者吞咽功能	正常	0
		可疑	1
		异常	3
	自身疾病	阿尔茨海默病 / 帕金森病 / 血糖 > 10.0 mmol/L	1
		脑卒中 / 重症肌无力 / 严重肺部感染	2
		颅脑损伤 / 多发创伤 / 脓毒血症 / 大面积烧伤	3
	有无误吸史	无	0
		曾有过	3
进食管理	采取的体位	半卧位 ≥ 30°	0

续表

一级指标	二级指标	三级指标	风险性赋分
		15°～30°	1
		半卧位＜15°	2
		仰卧位	3
	肠内营养途径	鼻肠管	1
		鼻胃管	2
	肠内营养方式	喂养泵持续泵入	1
		重力滴注法	2
		注射器注入	3
	胃残余量（mL）	＜100	0
		100～200	1
		200～500	2
		＞500	3
	腹腔压力（mmHg）	＜12	0
		12～15	1
		16～20	2
		＞20	3
	鼻饲管固定	在位	0
		未在位	3
气道管理	通气方式	无机械通气	0
		气管切开	1
		无创通气	2
		气管插管	3
	气囊压力(cmH_2O)	25～30	0
		＜25或＞30	3
	自主咳嗽	正常	0
		弱	1
		消失	2

续表

一级指标	二级指标	三级指标	风险性赋分
	痰液情况	无	0
		量少	1
		量多但稠	2
		量多但稀	3
	口腔情况	清洁无异味	0
		口中有残留食物	1
		口腔分泌物较多	2
药物使用	镇静药 (RASS镇静评分)	0	0
		1 或 -1	1
		2～3	2
		＞3 或 ＜-2	3
	肌松药	未使用	0
		使用	3

表 7-3 误吸风险清单

1	禁食者需口服药物
2	过去 24 h 发生恶心、呕吐
3	≥80 岁
4	插管≥48 h 后拔管
5	吞咽困难
6	使用增稠剂
7	入院时已存在胃肠道问题或胃活动受限（如小肠梗阻、慢性便秘、胃出口梗阻）的情况
8	头颈部或下颌活动受限和/或使用颈托
9	家庭氧疗
10	肺部疾病
11	神经功能障碍/精神状态改变/急性亚急性卒中或短暂性脑缺血发作

续表

12	口腔结构损伤
13	临床判断
当存在上述一条以上时，护士需进行误吸的床旁筛查	

(2) 判断肠内营养误吸的标志：误吸主要表现为呕吐、心动过速、发绀，甚至进一步可发展成为肺炎。2016 年美国肠外肠内营养学会指南指出，蓝色食用色素和任何染色剂不能作为判断肠内营养误吸的标志。亚甲蓝标记法观察胃反流、误吸的敏感度为 100%，特异度为 98.26%，但亚甲蓝在胃肠道 pH 条件下可被吸收，并在组织内迅速还原为无色的还原态亚甲蓝，由尿液排出，因此肾功能不全者慎用，推广性不足。

3. 误吸的危险因素

(1) 高龄：老年人是发生误吸的高危人群，吞咽功能障碍是发生误吸的主要原因，会厌功能不全是发生误吸的根本原因。老年人不但会厌功能不全、咳嗽反射减弱而容易发生误吸，而且身体功能下降，少量误吸即可引发肺部感染。此外，肺部感染可进一步增加老年人误吸的风险，引起恶性循环。

(2) 鼻胃管的置入，人为破坏吞咽功能。

(3) 机械通气患者的微误吸：微误吸是指机械通气患者气管导管套囊上的滞留物泄漏至下呼吸道的过程，是呼吸机相关性肺炎发生最主要的原因之一。

(4) 吞咽功能障碍。

(5) 意识丧失/下降。

(6) 声门或贲门关闭功能遭到破坏。

(7) 合并神经系统疾病或精神类疾病。

(8) 使用镇静或肌松药物：患者由于治疗等目的需要给予镇静或肌松药物，其气道防御性反射会显著下降。

(9) 院内外转运等。

4. 误吸的预防措施

（1）人工气道管理

1）医务人员在建立人工气道时，由于锥形气囊更符合气管的生理形态，故建议采用带锥形或圆锥形气囊的气管导管来预防微误吸。

2）气囊压力：气管导管的囊内压应维持在 25～30 cmH$_2$O（1 cmH$_2$O = 0.098 kPa）。可采用自动充气泵维持气囊压，无该装置时每隔 4～6 h 重新手动测量气囊压，每次测量时充气压力宜高于理想值 2 cmH$_2$O，并及时清理测压管内的积水。当患者的气道压较低或自主呼吸较弱，以及吸痰时，宜适当增加气囊压；当患者体位改变后，宜重新测量气囊压。

3）推荐临床医务人员对气管插管患者常规执行声门下分泌物引流技术，以预防误吸，进而降低呼吸机相关性肺炎的发生率。

（2）体位管理：是防止误吸的重要措施。

1）对 ICU 机械通气患者和 / 或肠内营养治疗患者采取半卧位（床头抬高 30°～45°），可减少机械通气行胃喂养成人患者的口腔分泌物量、反流和误吸，45°半卧位是加速胃排空最有效的体位，因为胃内容物在这个体位更容易向十二指肠倾斜。

2）在鼻饲过程中和之后的 30～60 min，尽可能保持患者体位相对稳定，避免翻身、叩背，以减少发生反流及误吸的风险。如果必须放低床头，应提前停止喂养。

3）左侧卧位时患者胃食管反流减少，因而建议鼻饲时选取左侧卧位。

（3）肠内营养护理

1）建议改变临床误吸高风险患者肠内营养管道的位置或食物输送的方式，如幽门 / 小肠喂养或调整喂养管位置。选择幽门后喂养，但需注意的是，幽门后喂养因缺少胃储存及研磨环节，故喂养期间须严格把握好营养液温度、浓度及输注速度。

2）对于机械通气患者，推荐根据患者的胃肠耐受性动态调整肠内营养的量及速率来避免胃扩张，进而减少误吸的风险。

3）对于误吸高风险患者，推荐每 4 h 监测 1 次胃残余量，有条件的情况下，可采用床边胃超声监测评估胃残余量。

4）选择较细较软的喂养管。

（4）药物干预

1）促胃肠动力药，可以通过增加胃肠推进性运动来改善胃肠动力不足，同时还可以缩短细菌滞留时间，减少细菌和内毒素移位的机会，如甲氧氯普胺、红霉素；或止吐药，如甲氧氯普胺；或抗反流药物，如枸橼酸莫沙必利片，来防止误吸。

2）对于误吸高风险的脑卒中患者，建议使用血管紧张素转化酶抑制剂促进咳嗽和吞咽反射，进而减少误吸。

（5）镇静与镇痛：镇痛剂的使用是喂养不耐受的独立危险因素，如阿片类镇痛剂通过中枢神经系统阿片受体起作用，而此类抗体同样分布于肠道神经中，从而引起幽门、胆管括约肌张力增加，肠、胆管、胰腺分泌减少，肠道对水吸收增加，胃肠动力减弱，临床表现为腹胀、便秘等。同时，临床上常用的镇静药会导致患者喉部肌肉放松，咳嗽反射减弱甚至消失，更易发生误吸。在病情允许的情况下尽可能降低患者的镇静/镇痛水平，并尽量减少 ICU 患者外出诊断检查的程序。

（二）污染

营养液和输送营养液的管道器械在配液时和更换管道时可能被污染，主要是由操作不符合规范所致。局部管道不及时清洗、配成的营养液保存不当（如在空气中暴露时间过长、长时间阳光照射、储液器封口不严等）也是引起营养液污染的重要环节。一般来说，营养液在室温下可保持 12 h 不会有细菌生长。在营养液的配制和肠内营养支持插管时，应严格遵守操作规范，避免因不规范操作引起的污染。一般情况下，营养液应现用现配，若未用完可在室温下密封、避光保存 12 h。未开封的营养液如需长期保存，应放入 4 ℃冰箱中，在保质期内使用。配液器具要严格消毒，输注营养液的管道应每

24 h 更换 1 次，管道的接头处更应保持基本无菌状态。

三、代谢性并发症

肠内营养的代谢性并发症常与营养制剂的质量、管理、监护等相关。主要包括水、电解质及酸碱代谢异常，以及糖代谢异常、微量元素异常、维生素及必需脂肪酸缺乏、肝功能异常。其原因与防治原则详见表 7-4。

表 7-4 出现肠内营养代谢性并发症的原因与防治原则

代谢性并发症	原因	防治原则
高渗性脱水	①高渗和高蛋白质配方；②气管切开、机械通气、昏迷；③严格限水	①尽可能选择等渗配方或配制等渗溶液；②监测出入量，适当增加摄水量
水潴留	心、肾、肝功能不全	监测出入量，严格限制摄水量
高钾血症	①配方中钾含量过高；②患者肾功能不全	监护血钾水平，调整肠内营养配方
低钾血症	①心、肾、肝功能不全而限制钾摄入；②应用胰岛素时未考虑钾转移	监护血钾水平，调整肠内营养配方
高碳酸血症	慢性阻塞性肺疾病患者 CO_2 排出困难	调整碳水化合物摄入量
高血糖	①配方中糖含量过高；②糖尿病患者；③应激状态	选用糖尿病专用配方，用胰岛素控制
低血糖	突然停止肠内营养	缓慢停止肠内营养或过渡性减停
微量元素异常	配方中微量元素不足	调整肠内营养配方
维生素和必需脂肪酸缺乏	长期用低脂配方	适当补充必需脂肪氨基酸及脂溶性维生素
肝功能异常	肝代谢负荷	停药或减量后可恢复

除上述代谢性并发症外，严重营养不良患者在给予营养支持治疗后出现的机体各脏器系统异常称为再喂养综合征，临床表现为低磷血症、低镁血症、低钾血症、糖代谢异常和水代谢紊乱。

（一）再喂养综合征临床表现

再喂养综合征的电解质代谢紊乱和心血管系统并发症通常在再喂养开始1周内发生，而神经症状通常在这些变化之后出现，主要症状如下。

(1) 循环系统：心律失常、急性心力衰竭、心搏骤停、低血压及休克。

(2) 呼吸系统：呼吸肌无力、呼吸困难，甚至呼吸衰竭。

(3) 神经系统：麻痹、瘫痪、手足抽搐、震颤、深肌腱反射抑制、谵妄、幻觉及Wernicke脑病。

(4) 消化系统：腹泻、便秘及肝功能异常。

(5) 血液系统：血红蛋白氧和能力增高、脓毒症（继发于白细胞功能障碍）、有出血倾向及溶血性贫血。

(6) 代谢系统：代谢性酸中毒。

(7) 泌尿系统：急性肾小管坏死（继发于横纹肌溶解）。

(8) 运动系统：肌痛、肌无力及横纹肌溶解。

（二）再喂养综合征的诊断

再喂养综合征症状由于缺乏特异性，临床工作中常被忽视。诊断的关键在于鉴别出前述的高危人群，其营养不良应持续1周以上。当这些患者在营养治疗期间出现前述的循环系统、呼吸系统、神经系统症状时，就应行血生化检查，血磷浓度 < 0.5 mmol/L 即可做出诊断并开始补磷等治疗。此外，还应进行心电图检查、神经系统检查以评估病情、协助诊断。

（三）发生再喂养综合征的危险因素

(1) 营养物质摄入减少，如长期低热饮食、禁食、绝食、神经性畏食、异嗜症、偏食、老年抑郁。

(2) 营养物质吸收障碍，如酗酒、吸收不良综合征、吞咽障碍、炎症性肠病，以及采用十二指肠转流术治疗肥胖。

(3) 营养物质代谢障碍，如病态肥胖、难治性糖尿病。

(4) 营养物质消耗增多，如恶性肿瘤（特别是化疗阶段）、腹部手术、艾滋病、肺结核、体重下降（1个月内下降＞5%，或3个月内下降＞7.5%，或6个月内下降＞10%）。

(5) 其他，如长期呕吐、腹泻、胃肠减压、利尿剂治疗、肺部疾病如肺炎。

具有上述危险因素的患者当中，以长期饥饿患者再喂养综合征发生率最高，饥饿状态超过7 d，就有可能发生再喂养综合征。

（四）再喂养综合征的防治方法

营养治疗时期可采取相关预防措施降低再喂养综合征发生率（表7-5）。

因成人血磷的正常范围较小（0.8～1.4 mmol/L），补磷时应注意不良反应，包括低钙血症（抽搐）、低血压、高磷血症、高钾血症（使用磷酸钾时）、高钠血症（使用磷酸钠时）、转移性钙化、腹泻（口服时发生较多）等。

表7-5 再喂养综合征预防措施

营养治疗时期	预防措施
治疗前	对于有发生再喂养综合征危险因素的患者，营养治疗开始前应检查血、尿电解质，纠正水、电解质紊乱，可以因此延迟营养治疗12～24 h；经验性补充磷、钾、镁、B族维生素、复合B族维生素，适当升高能量供应中脂肪的比例
第1～3 d	液体复苏期：预防低血糖、低能量、脱水，评估补盐量和补液量的耐受情况，预防性补充维生素B_1等物质。每日监测体重、血压、脉率、心肺功能（包括肺部啰音、呼吸频率、心率、心律）、水肿程度和血钾、磷、镁、钠、钙、葡萄糖、尿素、肌酐、维生素B_1水平。饥饿时如出现心率加快，即使未达心动过速范围，也视为容量过多的前驱症状。病情严重者行心电监护
第4～6 d	代谢异常恢复期：再喂养综合征多发于此阶段，如果营养治疗期间出现再喂养综合征电解质代谢紊乱，可以按照Amanzadeh及欧洲指南提供的方案治疗严重低磷血症（＜0.3 mmo/L）或出现并发症时，每日静脉追加补磷0.08～0.16 mmol/kg，2～6 h内滴完 中度低磷血症（0.3～0.5 mmol/L）需要辅助呼吸患者，每日静脉追加补磷0.08～0.16 mmol/kg，2～6 h内滴完；无并发症患者，每日追加口服1 g磷 轻度低磷血症（0.5～0.8 mmol/L）患者，每日追加口服1 g磷

续表

营养治疗时期	预防措施
第 7 d	血镁＜ 0.5 mmol/L，24 mmol 硫酸镁静脉滴注持续 1 h 以上 血钾＜ 3.5 mmol/L，20 ～ 40 mmol 氯化钾静脉滴注，持续 4 h 以上 代谢异常恢复期：热量供给 20 ～ 30 kcal/（kg·d）。三大营养素比例同前。补磷、钾、镁和微量元素量同前，第 7 d 开始补铁。补液仍维持零平衡，30 mL/（kg·d）左右，营养治疗期间肠内营养增加时，补液量应相应减少。每日查体 1 次（肺部啰音、呼吸频率、心率、心律、水肿程度），每周测体重 2 次

四、机械性并发症

肠内营养的机械性并发症与喂养管的质地、粗细、置管方法及部位有关，主要包括鼻、咽及食管损伤，喂养管堵塞，喂养管拔除困难，造口并发症等。其原因与防治原则见表 7-6。

表 7-6 出现肠内营养机械性并发症的原因与防治原则

机械性并发症	原因	防治原则
鼻、咽及食管损伤	①喂养管粗而质硬；②长期留置；③管道压迫太紧	①改置较细、质软的喂养管；②改用胃造口或空肠造口方式；③经常检查局部，做好口鼻部护理
喂养管堵塞	①冲洗不够；②喂养管口径过小；③经常经喂养管给予不适当的药物	①每次输注后或每输注 24 h 用 20 ～ 30 mL 温开水冲洗；②选择合适口径的喂养管，使用喂养泵持续匀速输注；③尽可能应用液体药物，经管给药前后均需用约 30 mL 水冲洗以防堵管，给药时暂停肠内营养
喂养管拔除困难	①长期使用；②不适当过紧固定造瘘管；③喂养管扭结	①改用胃造口或空肠造口方式；②剪断造瘘管，使其远端由肠道排出；③移动喂养管到咽喉部在扭结处切断，管道扭结处由口腔取出或使其远端由肠道排出

续表

机械性并发症	原因	防治原则
造口并发症	①造瘘管与胃肠壁固定不紧造成出血和胃肠液外溢；②造口后肠壁和管道未与腹壁固定造成喂养管脱出；③造口旁腹壁皮肤消毒、护理不当	①妥善固定；②注意皮肤消毒及护理

第二节 并发症的监测与预防

一、IAP 监测

（一）定义

IAP 是指腹部封闭腔隙内稳定状态下的压力，主要由腹腔内脏器的静水压力产生，随着呼吸节律和腹壁阻力而改变。重症患者 IAP 升高尤为常见，文献报道 ICU 中其发生率可达 30%～40%。腹内高压可引起器官组织低灌注，甚至发展至腹腔间室综合征，导致多器官和系统功能障碍，给救治带来很大挑战。2007 年世界腹腔间室综合征协会（World Society of the Abdominal Compartment Syndrome，WSACS）发布关于腹内高压和腹腔间室综合征的诊断与治疗指南，并于 2013 年及 2017 年分别更新了指南内容，IAP 被认为是危重症患者继体温、血压、心率、呼吸及血氧饱和度之后的第六大生命体征，是评估预后的指标之一，是死亡的独立危险因素。规范的 IAP 监测不仅可以早期、准确地发现腹内高压，降低腹腔间室综合征的发生率，还能指导和评估感染性休克的液体复苏治疗，指导呼吸衰竭患者调整机械通气模式治疗腹内高压，评估和预防腹腔脏器功能损伤。

（二）IAP 的监测指征

WSACS 于 2006 年在比利时安特卫普召开了第三届国际腹腔间室综合征

专题会,基于当前医学证据和专家观点,对 IAP 及相关的病理变化给出规范范围(表 7-7)。

腹内高压是指 4～6 h 内 3 次准确地测量 IAP 最小值＞ 12 mmHg 和/或 2 次测量腹腔灌注压＜ 60 mmHg(经常导致隐匿性缺血),无器官衰竭。腹腔灌注压即腹腔内脏器的灌注压=平均动脉压 -IAP。腹腔间室综合征指持续的 IAP ＞ 20 mmHg(伴或不伴腹腔灌注压＜ 60 mmHg),并伴有新的器官功能不全/衰竭。

WSACS 推荐重症患者中存在任何腹内高压、腹腔间室综合征风险者均需监测 IAP(表 7-8)。

表 7-7 IAP 数值与疾病的关系

风险人群	IAP
正常成人	0～5 mmHg
典型 ICU 患者	5～7 mmHg
剖腹术后患者	10～15 mmHg
脓毒症休克患者	15～25 mmHg
急腹症患者	25～40 mmHg

表 7-8 腹内高压、腹腔间室综合征风险

危险因素	具体内容
腹壁顺应性降低	腹部手术、严重创伤、严重烧伤、俯卧位
脏器内容物增加	胃轻瘫、胃扩张或幽门梗阻、肠梗阻、结肠假性梗阻、肠扭转
腹腔内容物增加	急性胰腺炎、腹水/腹腔积血/气腹、腹腔感染/脓肿、腹内或腹膜后肿瘤、腹腔镜注气压力过大、肝功能障碍/肝硬化伴腹水、腹膜透析
毛细血管渗漏/液体复苏	酸中毒、损伤控制性剖腹手术、低体温、高 APACHE Ⅱ /SOFA 评分、大量液体复苏或液体正平衡、大量输血
其他因素	年龄、菌血症、凝血病、床头抬高、巨大切口疝修补、机械通气、肥胖或高 BMI、呼吸末正压＞ 10 cmH$_2$O、腹膜炎、肺炎、脓毒症、休克或低血压

（三）IAP 常用监测方法

IAP 的测量方法分为直接测压法和间接测压法。直接测压法主要是通过腹腔直接穿刺置管测压和腹腔镜测压，为有创操作，步骤较复杂，临床应用较少。由于 IAP 的升高对腹腔内脏器、血管产生机械性压迫作用，所以腹腔内脏器压力的变化可以反映 IAP 的变化水平，由此衍生出通过测量腹腔内脏器压力的方法来代替直接测压法。临床报道过的间接测量方法包括经膀胱测压法、经胃测压法、经下腔静脉或股静脉测压法、经直肠测压法、经子宫测压法等。经过反复的临床试验及论证，WSACS 将经膀胱测压法推荐为间接测量 IAP 的金标准。

目前常用的间接测量 IAP 的方法有三种。

1. 经膀胱测压法

详见实践篇第十二章。

2. 经胃测压法

由于膀胱壁不能自由活动而导致膀胱压力测量不准确时，如膀胱肿瘤、腹膜粘连、盆腔血肿或者骨折、腹壁缺损、神经源性膀胱、尿毒症透析者，经膀胱测压法可能导致过高的估测 IAP，这些情况下可以采用经胃测压法。经胃测压法的优点是价廉，不受尿液流出的影响，不存在体液感染的风险，可以较好地反映 IAP 的变化。高性价比的技术也是筛查的理想选择。因此建议对于无法行留置导尿或者存在上述膀胱壁活动受限的疾病者可以采用经胃测压法。具体操作方法是先待患者胃排空，然后向胃中缓慢注射 50～100 mL 盐水，用鼻胃管或胃造瘘管进行测压。无论是水柱法还是压力传感器法均以腋中线为零点。缺点同经膀胱测压法一样，存在液体灌注操作的不方便性；胃内压力可能受到胃排空及鼻胃管喂养的干扰，临床相关性较差，也是临床应用受限的主要原因。

3. 经下腔静脉测压法

优点是可以获得连续的趋势图，并不受尿液排出的干扰，在膀胱外伤和胃部损伤的患者中也可以使用。缺点是导管相关血流感染的风险增加。留置导管比较耗费时间，测量压力的精确性未被完全认可，仍需进一步临床研究。

二、胃残余量的监测

（一）胃残余量阈值和监测时机

监测胃残余量评估肠内营养的安全性已是许多病房的常规做法。然而，这种做法从来没有被标准化，根据何种胃残余量阈值调整肠内营养输注速度或停止肠内营养尚存在争议。迄今为止，专家学者的研究结果不尽相同，这与胃容量的可塑性太大有关。《重症病人胃肠功能障碍肠内营养专家共识（2021版）》指出，胃残余量为 150～300 mL 可作为给予胃肠动力药物治疗的临界值，胃残余量为 250 mL 可作为喂养不耐受的早期诊断标准，需要启动早期干预治疗。欧洲临床营养与代谢协会指南建议，胃残余量 > 500 mL/6 h 应推迟肠内营养。因此，在目前缺乏统一标准的情况下，重点是考虑患者的个性化，对于连续喂养的患者要注重胃残余量的变化趋势，动态评价肠内营养的耐受性，而对于间歇喂养患者在每次喂养前测量胃残余量较为可靠并且安全。

（二）胃残余量的监测方法

1. 回抽法

胃残余量过多可增加反流误吸的危险，通过回抽胃液可以确定胃残余量，该方法是目前临床常用的方法。但该方法常受多种因素的影响，包括患者的体位、鼻胃管悬浮于胃内容物液面以上或置于胃内容物中间、留置胃管的长度、导管尖端位置。回抽法包括经典测量及改良测量两种，经典测量指停止鼻饲后，脱开营养泵管，使用 50 mL 或 60 mL 规格注射器连接鼻胃管后回抽，多个注射器回抽得的胃内容物总量即为胃残余量；改良测量指停止鼻饲后，将鼻胃管的连接管接入胃残余量收集袋，并将其挂在床边或放在低位，收集 15 min 后计算总量。

2. 超声检查法

此方法操作简单，无放射性，实用性强。Perlas 等研究出利用超声测量胃窦部横截面积（cross sectional area, CSA），根据 Bouvet 回归方程

（CSA=230+4.6×胃液量）计算胃液量，并得出公式（效度 r=0.86）液体胃内容量（mL）=27.0+14.6×CSA－1.28×年龄，体位为右侧卧位，测得最大值至 500 mL。该公式适用于 18～85 岁未怀孕且 BMI 为 19～40 kg/m² 的成人。

3. γ-闪烁扫描法

γ-闪烁扫描法是将放射性核素锝-99 m（^{99m}Tc）、氧化铒等标记在药物上或加入制剂中，在 γ-闪烁仪监测下可直观观察标记制剂在胃肠道的运行情况。通常 γ-闪烁扫描法是用来监测药物制剂在胃肠道的运行，被认为是评估胃排空的金标准，后来临床上将其应用于胃残余量的监测。γ-闪烁扫描法监测胃残余量具有直观、动态、真实等优点，但该方法因需添加放射性核素，只能在预先设定的时间内检测误吸，并且对胃残余量的监测会受到营养成分、渗透性、温度的影响。此外，γ-闪烁扫描法不测量胃分泌物和唾液，而胃分泌物和唾液作为胃残余量的一部分是不可忽视的。

4. 对乙酰氨基酚吸收试验

因对乙酰氨基酚在胃内不吸收，只能在十二指肠吸收，通过计算可以确定胃排空的速度。但是，对乙酰氨基酚复合物有潜在的肝毒性，对肝功能障碍或营养不良的患者不能使用该方法。另外，该方法需要多次采血且易受小肠吸收运动的影响。

5. 白利度计监测胃残余量（折射法）

通过检测胃内容物（主要是肠内营养乳剂和胃液的混合物）的折射率相关指标——白利度（Brix 值），利用相应的公式计算胃残余量。在测量胃残余量前，设胃残余量为 V_1，白利度值为 BV_1，浓度为 C_1，当将已知的无菌水 50 mL 注入胃内后，将会形成一个新的残胃量，设其量为 V_2，白利度值为 BV_2，浓度为 C_2，就会有以下关系式：

$V_1 \times C_1 = V_2 \times V_2$

$V_1 + 50 = C_2$

$BV_1 = a \times C_1 + b$

$BV_2 = a \times C_2 + b$

$C_1 = (BV_1 - b)/a$

$C_2 = (BV_2 - b)/a$

$V_1 = 50 \times (BV_2 - b)/(BV_1 - BV_2)$

其中，a、b 可以通过基础实验得出，BV_1、BV_2 可以通过白利度计测量出，这样，将得出一个通过计算而来的精准的 V_1，即胃真实残余量。

使用白利度计相比于传统的注射器和喂食器而言，测得的胃残余量值不受护士主观意识、胃管位置、注射器本身等因素的影响，其结果更加真实、科学、可靠。但是由于使用白利度计监测胃残余量并没有一个具体的监测标准，并没有在临床上广泛开展。

6. ^{13}C- 辛酸呼气试验

^{13}C- 辛酸呼气试验是将 ^{13}C 和辛酸结合后作为标记物与食物混合，其在胃内不吸收而能在小肠快速吸收，经肝脏氧化逸出 CO_2，经血液至肺从呼吸道呼出，再测定呼出气体标记物的 CO_2 量，间接反映胃排空。该方法是一个简单、非侵入性的技术，不涉及辐射，但是对于 ICU 的患者有技术要求。

对于有胰腺和肝脏疾病的患者，由于机体的物质代谢能力下降，其结果将受到影响。对于有严重疾病的患者，^{13}C- 辛酸呼气试验和 γ- 闪烁扫描法存在相关性，前者更适合作为一项群体性研究手段测量胃排空。

7. 胃动力检测技术

胃动力检测技术是将生物阻抗技术、现代电子学和计算机技术三者结合，通过体表电极连续检测胃的运动信号，反映胃的收缩、蠕动及排空过程。胃动力阻抗检测方法因其信息量大、无损伤、操作简单、费用低等优点，已受到国内外医生的信赖，具有良好的发展与应用前景；其缺点是易受其他生理信号（如心电、呼吸）及受检者体位变化等的干扰，采集到的胃动力阻抗信号往往噪声较大。因此，胃阻抗监测作为一种发展中的新技术，胃动力阻抗信息的有效提取尚需继续深化，信号分离与处理技术也有待进一步完善，阻抗信息与胃动力功能间的生理和病理解释还需要深入研究。

实践篇

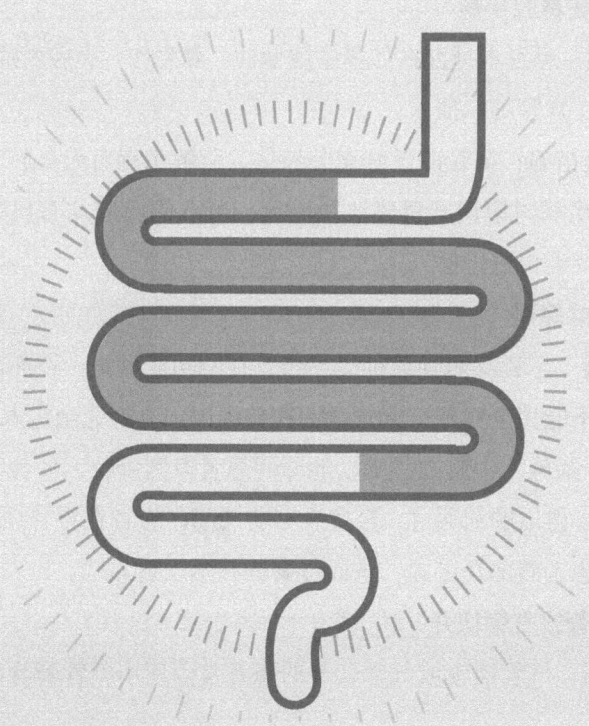

第八章　鼻胃管的置入与护理

肠内营养输注方式中以鼻胃管应用最为广泛。鼻胃管的护理是临床护士的必备技能，但护理技术需与时俱进，本章将结合近年来的临床实践，对鼻胃管常见的护理措施、鼻胃管的置入操作流程、鼻胃管置入注意事项及留置鼻胃管患者的健康宣教四部分内容展开叙述。

一、护理措施

（一）置管困难的原因及护理措施

1. 患者存在鼻腔疾病

（1）原因：患者本身存在如鼻中隔偏曲、鼻息肉、鼻腔炎症等鼻腔疾病，造成鼻腔狭窄，胃管难以插入。

（2）护理措施：插管前做好充分评估，了解患者有无鼻腔疾病、插管禁忌证，有上述疾病时应避开患侧改插健侧，若双侧鼻腔均有疾病，应选择略细型号的管路或经口进行插入。

2. 吞咽功能障碍

（1）原因：患者双侧喉返神经损伤，吞咽功能消失，不能配合护士做吞咽动作，食管不能完全打开，胃管盘曲在口腔内，不能完全进入胃内。

（2）护理措施：中重度吞咽功能障碍患者取侧卧位，使食管肌肉松弛，通道变大，胃管得以顺利通过，轻度吞咽功能障碍患者在胃管插入 10～15 cm 时用棉签刺激患者唇部及舌面，进而提高其吞咽反射。

3. 气管插管或气管切开

（1）原因：气管插管或气管切开的患者常因使用气管套管、金属导管或因反复插管、炎症造成声门水肿，使咽喉部变得狭窄，导致胃管置入时插管困难。气管切开的患者进行胃管置入时常因选择胃管型号过细，材质过软，极易误入气管，进入支气管后易发生嵌顿，且此类患者多数存在意识障碍或昏迷，喉、咽反射减弱或消失不能配合插管导致置管困难，或因为不能清楚表述自身感受，无症状的导管异位易被忽略。

（2）护理措施：患者取仰卧位，胃管插至 10～15 cm 时，抬高患者头部，使下颌靠近胸骨柄，当患者出现微弱吞咽动作时，顺势将胃管插入。对于气管插管或气管切开的患者可使用呼吸配合旋转置胃管法，将胃管置入 14～16 cm 时，将鼻胃管旋转 180°，使胃管的前端朝后并紧贴于咽后壁，患者咽喉部受到刺激后会出现屏息，接着出现呼吸动作，在吸气末迅速置入鼻胃管 10 cm 以上，然后插入至预定深度。

4. 患者不能配合

（1）原因：患者精神高度紧张、对刺激较敏感、不能理解配合操作、出现呛咳等，易导致胃管置入困难，甚至置管后又脱出。

（2）护理措施：操作前向患者介绍操作的目的及注意事项，消除患者顾虑，对于躁动不安的患者必要时在操作前 20～30 min 给予地西泮 10 mg 肌内注射。根据患者病情，选择细口径胃管，操作时动作轻柔，提高患者的耐受程度。

（二）管路固定及维护

鼻胃管是胃肠功能良好但不能经口进食患者的重要营养补充途径，但由于不舒适、约束不当、认识不足等多种原因，鼻胃管在各种导管的非计划拔管率中高居首位，为 1.54%～46.00%，因此患者鼻胃管的固定显得尤为重要。目前临床上多采用两种方式对鼻胃管进行固定，系带式和胶带式。国外多采用鼻缰绳固定，但在我国以胶带式应用更多，辅之以系带式固定。

1. 材料准备

用剪刀将胶带剪成长 7.5 cm、宽 1.5 cm 大小，上方留出长度 2.5～3 cm 的长方形，剩余部分沿胶带纹路在中间剪成均匀的两个分支，形成"人"字形鼻贴,另外需比鼻贴上部分略大的长方形及两条长短适宜的窄胶布用以固定患者外露导管。

2. 固定方法

(1) 用湿纸巾清洁患者鼻翼部及置管侧脸颊,尽可能擦尽油脂,待干。

(2) 将"人"字形鼻贴上端粘贴于鼻翼上,再将两侧分支分别沿顺时针和逆时针缠绕于胃管上,向外轻拉胃管,检查牢固度。

(3) 长方形鼻贴附着于"人"字形鼻贴上方,并将窄胶布以"高举平台法"分别固定于患者面部及耳垂部,用指腹轻轻按压鼻贴,使其与患者皮肤及鼻胃管相贴合。

胶带固定裁剪方便,便于固定,且颜色与皮肤相近,美观度较高,患者及家属相对容易接受,但是鼻部油脂分泌旺盛,会导致胶带黏稠度下降,发生导管脱落,且长时间的胶带压迫,会使患者鼻部皮肤产生牵拉感,频繁地更换胶带会对患者鼻部皮肤造成损伤,更有甚者会出现胶带过敏现象。因此,在胶带固定基础上可使用双套结法加以辅助固定,采取预防性保护患者皮肤的措施,如预先喷涂液体敷料、使用水胶体敷料等措施,使患者皮肤破损率得到有效改善。

3. 导管维护

所谓定期更换胃管,是指在规定的时间进行胃管的更换,防止堵管、导管移位、反复插管导致的不良反应和并发症,胃管更换时间应根据患者的病情、胃管使用频率进行调整。《基础护理学》中建议鼻饲橡胶胃管患者 7 d 更换 1 次,但对于硅胶胃管的更换时间目前多无明确,有学者建议间隔以每 28 d 更换 1 次为宜,聚氨酯胃管建议每月更换 1 次。

(三)并发症护理

详见本书理论篇第七章肠内营养并发症与防治。

二、操作流程

操作者个人素质准备

双人核对医嘱，携用物至患者床旁，核对患者身份信息，进行置管前评估。
①告知患者留置鼻胃管目的、方法、可能出现的不适、减轻不适的方法等；②根据病情协助患者取半卧位或者坐位，头偏向一侧，无法坐起者取右侧卧位，昏迷患者去枕平卧，头向后仰，仰头颈部自然伸直，戴眼镜或者佩戴义齿者，取下并妥善放置；③询问患者是否需要使用便器，拉起床帘；④观察患者鼻腔情况，选择通畅一侧

准备用物，再次核对，进行插管前准备
①用棉签清洁患者鼻腔，将治疗巾垫于患者颌下，将弯盘放于患者口角处，备好胶布，戴手套，取胃管，用空注射器注入少量空气，检查胃管是否通畅；②测量胃管插入长度并做好标记，一般成人置管长度为45～55 cm，方法为测量自前额发际至剑突的距离或自鼻尖经耳垂至剑突的距离；③用液状石蜡润滑胃管前端，用止血钳夹闭胃管末端

插管
①用镊子或戴上无菌手套，将胃管缠于左手，右手持胃管前端，嘱患者放松，沿选定侧鼻孔先稍向上平行再向后方缓缓插入；②插至咽喉部（10～15 cm）稍停，嘱患者做吞咽动作，顺势将胃管置入；③若患者出现剧烈恶心、呕吐，可暂停插入，嘱其深呼吸或张口呼吸；④继续插入至预定长度，如遇阻力可先回抽一小段再插入

验证胃管是否在胃内

固定胶布于患者鼻尖、面颊及耳垂部

用纱布包裹胃管末端并用橡皮圈绑好，用别针固定于枕头或床头处

脱手套，整理床单位，处理用物，贴胃管标识（操作后再次核对）

洗手、脱口罩、记录

三、注意事项

(1) 胃管插入 10～15 cm 时嘱患者做吞咽动作。

(2) 昏迷患者的吞咽和咳嗽反射消失,插管前应先取去枕平卧位,插管时将患者头后仰,避免误入气管。插至 15 cm 时,将患者的头部托起,使下颌靠近胸骨柄,增大咽喉部通道的弧度,便于胃管顺利通过会厌部。

(3) 插管过程中,若患者出现恶心、呕吐,应暂停插管,嘱患者深呼吸;若出现咳嗽、呼吸困难、发绀等现象,表明插入气管,应立即拔出。休息后,重新置管。

(4) 每次进行鼻饲前,需确定胃管在胃内方可进行鼻饲。胃管位置验证方法如下。

1) 机械通气的患者可使用 CO_2 监测法来判断胃管位置。

2) 非机械通气的患者可采用 pH 试纸对胃内容物进行测定并结合生化检测(如胆红素、胃蛋白酶、胰蛋白酶)、弹簧压力计、超声检查、磁追踪系统的方法判定胃管的位置。pH < 5.5 可判断胃管在胃内,若无胃内容物抽出,注入 10～20 mL 空气,15～30 min 后再抽吸 1 次。若仍无胃内容物抽出或 pH 超过 5.5,应报告医生并采用其他方法进行判定。

3) X 线是确认胃管位置的金标准,但不能常规使用。

4) 不推荐使用肉眼观察抽吸物、听气过水声、石蕊试纸测试酸碱度等方法判断鼻胃管是否在胃内。

(5) 长期留置胃管患者需定期更换胃管,乳胶胃管每周更换 1 次,硅胶胃管每月更换 1 次。更换胃管时,应在当日鼻饲结束后拔除胃管,次日再从另一侧鼻腔置管。

(6) 选择鼻腔通畅一侧,清洁鼻腔,滴入薄荷油滴鼻液 1～2 滴,可达到消灭细菌、滋润、清洁、护理和保护的作用,能促进鼻腔黏膜细胞的再生和修复,但鼻黏膜破溃者禁用。

(7) 置管后应注意观察患者的病情、导管固定与畅通情况及有无导管移位、脱出和其他并发症，做好记录。

四、健康教育

（1）留置胃管前做好充分的介绍工作，向患者及家属介绍操作的目的及留置胃管的重要性，大概介绍操作步骤及操作中的注意事项，指导患者进行空吞咽动作。

（2）妥善固定胃管，防止扭曲、折叠、受压、脱位，翻身活动时应避免牵拉导管。

（3）对于烦躁不安或存在意识障碍的患者，应向家属做好约束宣教，强调置管重要性及自行拔管或反复插管导致的并发症，约束带应松紧适宜，能插入两指为宜，并需每两小时放松1次约束带，防止压迫神经造成损伤。

（4）患者鼻饲时，需摇高床头30°～45°，防止胃内容物反流至气管引起呛咳或误吸。鼻饲灌注器用毕需及时清洗消毒，鼻饲液现配现用，温度控制在38～40 ℃，每次灌注量不宜超过200 mL，2次鼻饲间隔时间至少4 h。每次鼻饲前需确定胃管在胃内方可进行鼻饲，鼻饲或给药前后需用10～30 mL温开水冲洗管路，防止堵管。鼻饲结束后保留原卧位＞30 min。鼻饲胶布松脱时需及时更换，注意保护患者皮肤，防止压力性损伤。

（5）鼻饲期间观察患者有无恶心、呕吐、腹胀、腹泻、便秘等情况，若有异常，需及时通知医护人员。

第九章　鼻十二指肠管的置入与护理

鼻十二指肠管途径是对肠道有功能且因其他原因不能经口进食患者采取的一种肠内营养途径，可以是任何经过食管及幽门的鼻饲管道，同时通过这个管道的末端所在位置进行命名，如果管道的末端位于十二指肠即为鼻十二指肠管。由于食管癌、贲门癌术后易发生吻合口瘘、胃壁穿孔或坏死、胃排空障碍等并发症而需限制经口进食，患者禁食时间较长，不能及时补充术后营养，所以一般在术前或者术中会给患者留置鼻十二指肠管。鼻十二指肠管的置入是进行早期肠内营养的有效途径，也是现代肠内营养实践中常见的手段，但是如何放置鼻十二指肠管在临床应用中存在一定的困难。本章将结合近年来的临床实践，对鼻十二指肠管的护理措施、置入方法、注意事项、健康宣教等内容展开叙述。

一、护理措施

（一）置管困难的原因及护理措施

置入胃管前的操作方法及困难参考本篇第八章鼻胃管的置入与护理。

1. 幽门通过困难

（1）原因：胃腔有2个生理弯曲，即胃角部和幽门部，鼻十二指肠管由于金属导丝的作用呈伸直位，通过这2个弯曲较困难。此外，患者胃型不同可导致胃角、幽门方向各异，幽门十二指肠转角可大可小，当十二指肠球部位于幽门的左侧时，幽门球部结构出现大反转，转角变小，管道通过阻力变大。

（2）护理措施：插管前充分评估，了解患者的一般情况，也可以采取一些增加胃肠蠕动力的措施；接受外科手术的患者术后数日内会出现胃排空障碍，建议术前 1 天预先放置；对疑存在狭窄及躁动的患者勿强行置管。

2. 操作者经验不足

（1）原因：不能正确安置患者的体位，亦不会利用辅助器材，对不同疾病、不同胃型的患者在置入过程中可能会出现的困难不能充分评估。

（2）护理措施：置管前充分评估，置管有阻力时可通过改变体位、放气囊压力、提高导管硬度等提高置管的成功率。例如，指导患者取半卧位，改变十二指肠球部和幽门之间的拐角，以利于鼻十二指肠管头端的通过；亦可旋转鼻十二指肠管的头端，使头端在幽门口不断地改变位置，从而提高进入幽门的概率；在没有胃动力的情况下可借助 X 线透视或在内镜辅助下直接置入鼻十二指肠管。

（二）管路固定及维护

鼻十二指肠管固定于鼻翼和面颊部，固定方法参考本篇第八章鼻胃管的置入与护理。

鼻十二指肠管适用于肠道功能基本正常而胃功能受损的和 / 或吸入风险增高的患者，如危重患者、重症胰腺炎患者、神经系统疾病患者、老年患者、手术后早期阶段的患者等。目前临床常用的鼻十二指肠管为螺旋型鼻肠管及直头型胃肠营养管。

1. 螺旋型鼻肠管

（1）特点：材质为聚氨酯管，不透 X 线，长度一般为 145 cm，带有 4 个侧孔，外径为 3.23～3.38 mm，内径为 1.95～2.1 mm，该管路头部和引导钢丝外均包有可经水激活的特殊材料，管道前端为长 23 cm 直径约 3 cm 圆环，环绕 2.5 圈，具有记忆功能；对鼻黏膜、消化道的刺激、压迫小，行幽门后置管，能有效降低反流与误吸的风险；管径细，生物相容性和柔韧度好，使用较舒适，患者易耐受；具有独特"小尾巴"设计，方便医生术中夹取；末端有 4 个孔，其中两个是"穿线孔"，方便医生穿线，协助置管；有锚定作用，能减少移位。

（2）导管维护：妥善固定鼻十二指肠管，防止移位或滑脱；管路置入后应先通过 X 线或内镜检查，确认管路末端位置。喂养管置入过浅，靠近胃幽门部，则容易发生反流，喂养的优势不能发挥；置入过深，肠道的有效吸收面积减少，导致吸收不良，严重者会发生腹泻。因此，置管后在管道上做好位置标记，妥善固定。置管期间每班人员需观察置管长度变化，判断管道是否移位，防止营养管随肠蠕动继续下移或在外力的作用下自行脱出，并每班交接。更换肠内营养液或对管道的正常位置有疑问时，可通过内容物 pH 测定法检查其位置。鼻十二指肠管需定期更换，最长 42 d 更换 1 次，更换时应从另一侧鼻孔置入，标注置入时间及下次更换时间。

（3）导管日常护理：鼻十二指肠管管腔较鼻胃管细，容易发生管路堵塞的情况，尤其是在鼻饲药物时。此外，管道堵塞还与鼻十二指肠管打折有关，需规范使用与护理。

1）输注营养液及管饲食物、药物前后均需用温开水冲管，持续输注时用温开水脉冲式冲洗管路，每 4 h 一次。

2）不推荐通过鼻十二指肠管管饲药物，如若确需经管注入药物应尽量避免注入粉状药物，固体药物需充分研磨、稀释、溶解后再注入。注入药物前后使用 20～30 mL 温开水冲洗管路。此外，肠内营养期间还应密切观察注入速度，当滴速减慢时应及时查明原因，并适当增加冲洗次数，注意不要应用酸性的果汁，因其会使营养液中的蛋白质变性，导致喂养管堵塞。

3）喂养管堵塞时，可进行以下操作。一冲，用 20 mL 空针筒抽吸温开水冲管；二抽，用空针筒尽量抽吸出残留在管道中的营养液；三推注，利用 5% 碳酸氢钠或可乐具有溶解营养素的特性，将其推注到管道中；四等待，等待 30～60 min；五重复，如果进行以上操作步骤后管道仍然不通可继续重复以上操作。冲洗无效后应换管，不建议使用导丝再通，以免造成患者管道及肠道黏膜的损伤。

（4）拔管：拔管前先用无菌生理盐水或无菌水冲洗管道，并关闭导管连接头处的防护帽或夹住管道外段，防止撤出管道的过程中有残余液体进入气管，随后小心平稳地撤出。

2. 直头型胃肠营养管

（1）特点：头端为"子弹头"设计，在体内推进灵活，阻力小，方便插管；独特的 C-19 水活性润滑剂附着在尖端和内腔，保证营养液不粘连管壁，避免堵管；防堵塞单孔侧切出口，出液量大，具有防堵塞功能；强化聚氨酯材料柔韧有弹性，置管时不易弯曲，生物相容性好，置管最长时间可达 3 个月。

（2）导管维护：参考螺旋型鼻肠管，最长更换时间为 3 个月。

（三）并发症护理

详见本书理论篇第七章肠内营养并发症与防治。

二、操作流程

鼻十二指肠管的置管方法主要有盲插法（被动等待法、主动留置法）及 X 线、内镜、B 超引导下和手术置管法。随着电磁导航技术的发展，近些年在电磁导航引导下置管也逐步开展应用。

（一）盲插法

盲插法就是在不使用任何外界辅助工具的前提下，按照标准技术操作流程，把导管头端经过幽门置入十二指肠。尽管该方法现阶段比较常用，但存在着被动等待鼻十二指肠管通过幽门时间长、需要多次 X 线定位及调整管腔位置等缺点，故也被称为被动等待法。有研究表明，盲插法的成功率仅为 40% 左右。近几年有很多改良方法出现，如胃内注气盲插法、胃内注水盲插法等，其亦称为主动等待法。改良后的盲插法第一步大致同传统方法，不同之处在于确定在胃内后，向胃内注入等渗生理盐水或空气，使导管可以在最短的时间内到达指定部位。

1. 被动等待法

（1）材料准备：螺旋型鼻肠管或直头型胃肠营养管、无菌手套、无菌巾、治疗碗、纱布、急救药、压舌板、胶布、注射器、生理盐水、甲氧氯普胺、卷尺、听诊器。

(2) 方法

操作者个人素质准备

⬇

双人核对医嘱，携用物至患者床旁，核对患者的身份信息，进行置管前的评估（评估内容参考本篇第八章中鼻胃管置入的操作流程）

⬇

准备用物，再次核对，进行插管前准备

①指导患者取坐位或半卧位，用棉签清洁患者鼻腔，将治疗巾垫于患者颌下，将弯盘放于患者口角处，备好胶布，戴手套；②取鼻十二指肠管，将导丝完全置入导管内，使钢丝末端连接柄与鼻十二指肠管连接头固定；③测量需要插入长度并做好标记，方法为测量自前额发际至剑突的距离或自鼻尖经耳垂至剑突的距离，做第 1 个长度标记（到达胃部标记），然后在该标记后 25 cm 处再做 1 个标记；④管道头端用无菌生理盐水或灭菌水湿润，激活其表面润滑剂，以利于插管

⬇

插管

插入到胃时的步骤及操作同鼻胃管的置入，确定导管在胃内后，引导钢丝撤出管道约 25 cm

⬇

握住导管，并轻柔地推进，留置到 70 cm 时，导丝全部撤出

⬇

鼻十二指肠管悬空预留约 50 cm，固定于近耳垂部

胃动力正常时，等待 8～12 h，鼻十二指肠管管端进入十二指肠或空肠上段，待预留长度达到患者鼻部时，再次固定

⬇

定位（腹部 X 线是判断鼻十二指肠管末端位置的金标准）

⬇

记录、标识

(3) 注意事项

1) 告知操作目的及过程，征求患者及家属理解并签署知情同意书。

2) 置管前 15～30 min，给予肌内注射甲氧氯普胺 10 mg，以促进患者的胃蠕动。

3) 床头至少抬高 30°，协助患者取右侧半卧位最佳。

4) 在到达胃部后，轻柔缓慢不间断推进导管，在推进过程中，应可以感觉到轻度的摩擦力，若阻力突然消失，说明管段折返胃腔，应将导管退回胃腔内即第一刻度处，并重新进管。

5) 胃肠蠕动好的患者，可见鼻前导管随着胃肠蠕动微弱来回移动，最后固定。

6) 拍腹部 X 线片，以确定导管形态和头端位置。

7) 喂养前，确认鼻十二指肠管位置。

2. 胃内注气盲插法

胃内注入空气的技术是利用胃潴留将幽门口打开，促进胃的蠕动，从而有利于营养管顺利通过幽门进入小肠（限于无胃潴留患者）。

(1) 材料准备：参考被动等待法。

(2) 方法

核对、准备用物（具体操作步骤同被动等待法）

再次核对，进行插管前准备

①指导患者取右侧卧位，用棉签清洁患者鼻腔，将治疗巾垫于患者颌下，将弯盘放于患者口角处，备好胶布，戴手套；②取鼻十二指肠管，将导丝完全置入导管内，使导丝末端连接柄与鼻十二指肠管连接头固定；③测量需要插入长度并做好标记，方法为测量自前额发际至剑突的距离或自鼻尖经耳垂至剑突的距离，做长度标记（到达胃部标记）；④管道头端用无菌生理盐水或灭菌水湿润，激活其表面润滑剂，以利于插管

插管

①插入到胃腔时的步骤及操作同鼻胃管的置入，确定导管在胃内后，注入空气 8～10 mL/kg（患者体重），总空气量小于 500 mL；②一手捏住距离鼻孔 4 cm 处的鼻十二指肠管缓慢旋转 45°，以每次 2～4 cm 长度分次进管，直到预设进管长度（再送 50 cm，也就是发际到剑突或鼻尖至耳垂再至剑突长度加 50 cm 的长度）

↓

判断鼻十二指肠管是否在十二指肠内

↓

注入生理盐水 20 mL，缓慢拔除导丝

↓

腹部 X 线定位、固定、记录、标识

（3）注意事项：参考被动等待法。

1）置管前空腹 4～6 h。

2）置管前 10 min 静脉推注或肌内注射甲氧氯普胺 10 mg 或注射红霉素 250 mg 以促进胃动力。

3）注入空气 8～10 mL/kg（患者体重），总空气量小于 500 mL，一般为 200～300 mL，能促进胃排空及胃肠蠕动。

4）可通过测 pH 判断鼻十二指肠管是否在肠内，若 pH ＞ 7 即在肠内。

3. 胃内注水盲插法

胃内注入液体的技术是模拟食糜冲击将幽门口打开及促进胃的蠕动同时加以液体润滑，从而有利于营养管顺利通过幽门进入小肠（限于轻度到中度胃潴留患者）。

（1）材料准备：参考被动等待法。

（2）方法

插管前步骤同胃内注气盲插法

↓

插管
插入到胃腔时的步骤及操作同鼻胃管的置入，确定导管在胃内后，
导管内注入 50～100 mL 生理盐水或灭菌注射用水

↓

握住导管以不使着力点至鼻孔管体弯曲为度，保持不间断地随
呼吸运动缓慢送管，每次 2～4 cm

↓
边送管边注射生理盐水或灭菌注射用水，每次 1～2 mL（总量＜200 mL）
↓
判断鼻十二指肠管是否在肠内
↓
注入生理盐水 20 mL，缓慢拔除导丝
↓
腹部 X 线定位、固定、记录、标识

（3）注意事项：参考胃内注气盲插法。

1）确定导管在胃内后，导管内注入 50～100 mL 生理盐水或灭菌注射用水。

2）若遇阻力，放松，让导管自动回退，阻力下降或消失时继续插管至预留长度。

（二）X 线透视下鼻十二指肠管置管方法

鼻十二指肠管送至胃内后在 X 线的引导下，使导管头端通过幽门，并放至指定位置。因其操作便捷、不依赖胃肠蠕动、患者耐受性高等优点在儿科及内镜置入困难患者中更为适用。

（1）材料准备：参考被动等待法。

（2）方法

核对，准备用物
↓
按照常规方法，把螺旋型鼻十二指肠管插入胃腔，在 X 线下调整管头使之到达胃窦幽门部
↓
导丝后退 3～5 cm，管头自然弯曲呈半环状，顺时针轻轻旋转鼻十二指肠管，反复试插使其通过幽门进入十二指肠
↓
导丝回位，依据十二指肠解剖走形结合鼻十二指肠管不透X 线标记慢慢推送其到达十二指肠

↓

注入 30% 泛影葡胺，若十二指肠黏膜显影显示营养
管前端位于十二指肠处，证实置管成功

↓

缓慢拔出鼻十二指肠管导丝，透视下拉伸鼻十二指肠管减少其在胃内过多盘曲

↓

固定、记录、标识

(3) 注意事项

1) 术前进行常规的心理疏导，患者及患者家属签署知情同意书。

2) 术前 30 min 肌内注射甲氧氯普安 10 mg，鼻部、口咽部喷 1% 丁卡因 2 次，间隔 10 min，利多卡因胶浆 10 mL 口中含服 3 min 后缓慢咽下。

3) 操作者需穿铅衣、戴铅帽和铅围脖，做好自身防护。

4) 以生理盐水冲洗湿润鼻十二指肠管，插入配备导丝，以防营养管置入十二指肠后导丝无法从营养管内拔出致置管失败。

5) 导丝要求弹性好且柔软。此类患者多体质较弱，可调整 X 线床使患者在平卧位或 45°～60°斜位下置管。

6) 对置入十二指肠困难者应果断终止，改为胃镜下置入，以避免大剂量 X 线的损害。

（三）超声引导法

超声引导的鼻十二指肠管置管技术是指在超声引导下将鼻肠管经鼻腔置入十二指肠或空肠上端的一种方法。

(1) 材料准备：参考被动等待法。

(2) 方法

物品准备

↓

核对患者身份

↓

右侧卧位，有胃管者行胃肠减压

↓

超频探头置于甲状腺水平横切显示食管、气管、颈动脉三者呈倒三角形

↓

鼻十二指肠管下至 20～25 cm 时注入 10 mL 空气，食管动态超声可见充气征，静态图可见双轨征

↓

腹部探头置于剑突下正中线获取胃窦纵切面

↓

鼻十二指肠管下至 50～60 cm 时注入空气 10 mL，胃体见双轨征，注水见云雾征

↓

鼻十二指肠管下至 60～70 cm 时，判断鼻十二指肠管走向（缓慢推进鼻肠管，每推进 5 cm 可注水 10 mL）

↓

鼻十二指肠管尖端在胃窦，每次推进 1～2 cm（云雾征在患者左侧出现并向右侧扩散）

↓

鼻十二指肠管尖端通过幽门（云雾征在患者右侧出现并向左侧扩散）

↓

鼻十二指肠管下至 80～90 cm 时，云雾征出现时间比注射时间延长并逐渐减少或消失，提示进入十二指肠

↓

拔导丝，注射 20 mL 生理盐水通畅

↓

X 线摄片证实管道位置，固定、记录、标识

(3) 注意事项

1) 患者舒适感差，置管过程中，鼻十二指肠管与鼻腔的摩擦力大，由于鼻十二指肠管材料为亲水性，在置管前应充分浸泡导管。

2) 置管过程中，应使用湿纱布，保证管路湿润，减小摩擦力。

3) 多次注水易导致患者腹胀，当注入灭菌注射用水 ≥ 200 mL 时，建议给予胃肠减压。

4) 注水时，应采用温水以减少对胃肠的刺激。

5) 应熟悉操作流程，减少操作时间。

6) 气体在超声中显示高回声，注入过多空气后会使肠内积气，导致回声增强、伪影增多，影响探查效果。

7) 注入生理盐水，会增加发生高钠血症的风险。

8) 护士需注意注水的力度，若注水速度过快，可导致营养管飘动、头端移位；注水速度过慢，可影响超声探查结果。

（四）内镜引导法

内镜下鼻十二指肠管置入法是指在内镜辅助下将导管放至指定位置，具有并发症少、成功率较高、无辐射等优点，但因需要通过内镜，对食管静脉曲张、食管出血、严重肠道吸收障碍、肠梗阻、急腹症患者来说并不适用。

(1) 材料准备：参考被动等待法。

(2) 方法

物品准备
↓
核对患者身份
↓
右侧卧位或半卧位
↓
鼻十二指肠管先放置到胃内（发际到剑突或鼻尖至耳垂再至剑突长度）
↓
医生操作内镜到达胃内，视野见鼻十二指肠管
↓
护士辅钳夹住鼻十二指肠管远端
↓

（医护配合）牵引到十二指肠降部、水平部，释放辅钳，再往前送 10～20 cm

↓

缓慢退出内镜，拔出鼻肠管导丝

↓

注射 20 mL 生理盐水通畅

↓

X 线摄片证实管道位置，固定、记录、标识

(3) 注意事项

1) 置管前 6 h 以内禁止饮水；鼻十二指肠管应充分浸泡；气管切开患者放置导管前先清除呼吸道分泌物。

2) 置管过程中尽量减少注气，大量注气易致呕吐，增加操作难度。

3) 用异物钳夹取鼻十二指肠管头侧时，需注意调整异物钳与鼻十二指肠管头端垂直。

4) 胃镜至少应插入至十二指肠球部，越过十二指肠乳头后取直镜身。释放鼻肠管头端时需确认鼻十二指肠管未在胃内迂曲、反折，否则易滑出幽门。

三、健康教育

(1) 留置鼻十二指肠管前做好充分的解释工作，包括讲解留置导管的目的、作用及维护的重要性，并展示导管；告知患者导管很细，会有轻微不适，但可以耐受，术后应配合医生和护士保留好导管。

(2) 妥善固定管道，防止扭曲、折叠、受压、脱位，翻身活动时应避免牵拉导管。术后检查导管末端是否用胶布固定好，因为导管头端的"糖球"会随肠蠕动而下行，若导管末端未固定好，则体外的导管会因糖球下移进入体内而缩短，或不小心而被拔出体外。

(3) 患者术后返回病房后在导管口做好标记，记录长度，每班交接，以便及时发现管道的移位或脱落，判断脱出长度。

(4) 进行输注时患者取半坐卧位，头部抬高 30°～45°，输注完毕维

持此体位 30～60 min，预防食物反流而引起误吸，同时也防止反流引起的呛咳导致导管的脱出。

（5）告知家属每次输注后用温生理盐水清洁冲洗导管的作用，告知患者自觉症状的观察要点，如有无腹痛、腹胀、恶心、呕吐等。

（6）经鼻十二指肠管留置期间，需行全面的口腔干预，每日 2～3 次，以对口腔炎、口腔感染等并发症进行防范。保持口腔清洁湿润，增加患者舒适度。

第十章 鼻空肠管的置入与护理

鼻空肠管途径是指鼻肠管的末端位于空肠。鼻空肠管喂养能够直接作用于空肠,避免营养液对胃、十二指肠的刺激,对于胃蠕动欠佳患者也不容易引起反流和误吸,对于胃减压患者而言,营养液不经过胃直接从空肠吸收,能减轻胃的负担,降低机体炎症水平,亦能有效改善重症患者总蛋白、白蛋白、血红蛋白营养指标,减轻胃肠功能失调,降低并发症发生率,大大提高患者营养支持治疗的安全性与耐受性。鼻空肠管营养支持是建立肠内营养的主要途径之一,但在临床实际工作中,鼻空肠管的置管具有一定的难度,因此限制了临床应用中的进一步推广。本章结合近几年更新的医疗护理技术,对鼻空肠管的临床护理中的问题进行阐述。

一、适应证

(1) 吞咽和咀嚼困难。

(2) 意识障碍或昏迷。

(3) 消化道瘘。

(4) 短肠综合征。

(5) 肠道炎性疾病。

(6) 急性胰腺炎。

(7) 高代谢状态。

(8) 慢性消耗性疾病。

(9) 纠正和预防手术前、后营养不良。

(10) 特殊疾病。

二、禁忌证

(1) 肠梗阻、肠道缺血、肠坏死、肠穿孔。

(2) 严重腹胀或腹泻间歇综合征。

三、护理措施

（一）置管困难的原因及护理措施

置入空肠前的操作方法及困难参考本篇第九章鼻十二指肠管的置入与护理。

（二）管路固定及维护

参考本篇第九章鼻十二指肠管的置入与护理。

（三）并发症护理

详见本书理论篇第七章肠内营养并发症与防治。

四、操作流程

鼻空肠管的放置和鼻十二指肠管的放置大致相同，主要差别在于前者管道头端的位置位于空肠，较鼻十二指肠管的插入更深。目前比较常用的为盲插法、X线辅助法、内镜辅助法等。

（一）盲插法

1. 材料准备

参考本篇第九章鼻十二指肠管的置入与护理。

2. 方法

操作者个人素质准备
↓
双人核对医嘱，携用物至患者床旁，核对患者的床号、姓名、手腕带，进行置管前的

评估（评估内容参考本篇第八章中鼻胃管置入的操作流程）

准备用物，再次核对，进行插管前准备

①指导患者取坐位或半卧位，用棉签清洁患者鼻腔，将治疗巾垫于患者颌下，将弯盘放于患者口角处，备好胶布，戴手套取鼻空肠管，将导丝完全置入导管内，使钢丝末端连接柄与鼻空肠管连接头固定；②测量需要插入长度并做好标记，方法为测量自前额发际至剑突的距离或自鼻尖经耳垂至剑突的距离，做第 1 个长度标记，然后在该标记后 25 cm 处和 50 cm 处各做 1 个标记；③管道头端用无菌生理盐水或灭菌水湿润，激活其上润滑剂，以利于插管

插管

插入到胃腔时的步骤及操作同鼻胃管的置入，确定导管在胃内后，握住导管，并轻柔地推进

验证导管位置

当由导管尾孔回抽见金黄色十二指肠液，则表明导管已通过幽门进入十二指肠，然后继续推送导管至 105 cm 以上，插管至第 2 个记号处

管道位置确定后，向管道内注入至少 20 mL 无菌生理盐水或灭菌水，以激活引导钢丝表面润滑剂

将引导钢丝撤出管道

固定

将管道悬空约 40 cm，再将管道固定于近耳垂部

脱手套、整理床单位、处理用物，在第 3 个记号处做好标识

洗手、脱口罩

↓

固定，并做好鼻肠管标识，记录

在胃动力正常的情况下，管道会在 8～12 h 内通过幽门，当管道的第 3 个标记到达患者的鼻部后时固定管道，固定方法同鼻胃管的固定。

3. 注意事项

参考本篇第九章鼻十二指肠管的置入与护理。

（1）置管体位：有研究通过比较机械通气患者三种鼻空肠置管方法即平卧位法（平卧位床头抬高 30°）、头前屈位法（右侧卧位 45°）、头后仰位法（右侧卧位 45°）后认为，机械通气患者采用床头抬高头后仰位法时，鼻空肠管通过咽部时间最短；同时宜采用右侧卧位使鼻空肠管匀速不间断推进，置管成功率较高。

（2）在到达胃部后，轻柔缓慢不间断推进导管，在推进过程中，应可以感觉到轻度的摩擦力，若阻力突然消失，说明管段折返胃腔，应将导管退回胃腔内（即第 1 刻度处），并重新进管。导管在通过幽门时有一定阻力，通过后稍有落空感，继续置入第 2 标记处（约 80 cm），由导管尾孔回抽见金黄色十二指肠液，或抽取肠液测 pH＞7，则表明导管已通过幽门进入十二指肠。

（二）X 线辅助法

重症胰腺炎、胃瘫痪患者由于胃肠麻痹，胃肠蠕动功能减弱或基本消失，鼻空肠管自行通过胃、肠可能性较小，但在 X 线透视下，导管清晰可见，故对于此类患者，X 线辅助法能增加置管成功率，减轻患者反复置管导致的不适，提高患者舒适度。

1. 方法

导管进入十二指肠前操作同 X 线辅助下鼻十二指肠管置入法

↓

再次后退导丝 3～8 cm，反复试插进入空肠，导丝再次回位

↓

继续插管并配合逆时针按摩上腹部，使鼻空肠管头端到达十二指肠悬韧带远端 20～30 cm 空肠上段

↓

注入 30% 泛影葡胺，若空肠黏膜显影、造影剂不向十二指肠反流，证实置管成功

↓

缓慢拔出鼻肠管导丝，透视下拉伸鼻空肠管减少胃内过多盘曲

↓

固定，做好管道标识，记录

2. 注意事项

（1）插管时间长，医患双方都需接受长时间 X 线辐射，且患者易出现出血等并发症，成功率为 60%～80%。

（2）旋转营养管时，会引起患者鼻腔、咽喉部疼痛及恶心症状，如果在术前给予充分麻醉，疼痛感通常表现得不是很强烈，在停止旋转营养管后，患者的恶心症状可以减轻。

（3）对操作者的操作技术和熟练程度要求较高，尤其是通过幽门的技巧，是置管成功与否的关键。解剖结构存在异常的患者，置管有一定的困难。

（三）内镜辅助法

置管前采用电子内镜了解患者上消化道解剖情况。患者取左侧卧位，以常规置管法将螺旋型鼻空肠管先置入胃部，于鼻翼处固定；经胃镜活检通道置入鼠齿钳，夹住鼻空肠管前端，使胃镜连同鼻空肠管一起通过幽门；维持鼻空肠管钳夹状态，并固定，缓慢将胃镜退至胃腔，松开鼠齿钳，退回胃腔；再次用鼠齿钳夹住鼻空肠管腔侧，使内镜再次连同鼻空肠管一起通过幽门。反复上述操作，将鼻空肠管置入近端空肠。在胃镜下明确鼻空肠管置入深度及其在胃内无盘曲后，撤去鼻空肠管内引导钢丝，缓慢退出内镜，固定鼻空肠管于鼻侧。

1. 材料准备

参考本篇第九章鼻十二指肠管的置入与护理中的内镜引导法。

2. 方法

操作者个人素质准备，核对，进行置管前评估
(患者术前常规禁食、禁水，完成胃镜检查前的常规准备工作)

↓

准备用物，再次核对，进行插管前准备

①指导患者取侧卧位，润滑鼻空肠管，检查导管通畅性；②内镜镜身使用盐酸达克罗宁胶浆润滑

↓

插管

①内镜置入胃腔后，经活检通道置入鼠齿钳；②夹住鼻空肠管前端部，回拉鼻空肠管与鼠齿钳；③将夹住部分置于内镜前端，逐步轻柔送至十二指肠水平段以远；④内镜与鼠齿钳交替退镜，保持鼻空肠管前端不随内镜后退；⑤内镜退出至胃腔后，释放鼠齿钳，缓慢前后抖动并拔出鼠齿钳，防止营养管脱出

↓

吸气，退镜

↓

做好鼻空肠管标识，固定

3. 注意事项

（1）放置不能过早，需掌握指征。

（2）需防止鼻空肠管移位，首次肠内营养前务必确认鼻空肠管头端到达所需位置，发现有移位时要及时调整。

（3）危重患者由于应激反应，需严密监测血糖和血脂水平。

（4）成功率高，相对于 X 线辅助法，该方法对操作者要求较低，仅需熟练掌握胃镜操作技巧即可。

（四）超声引导法

传统鼻空肠管置入多采用盲插法，无法观察导管在患者胃肠内情况，反复试插会导致胃肠道黏膜充血水肿，增加并发症发生概率，而超声技术的发展使得在置管过程中通过床旁超声可准确定位幽门位置，实时监测导管前端

位置，精确了解导管头端和幽门的位置，提高幽门通过率。相比传统的鼻空肠管置入方法，超声引导法更加安全、便捷且无不良反应，还可以在置管过程中评估胃肠道功能、胃残余量等，为患者肠内营养提供更为科学的依据。

1. 方法

操作者个人素质准备，核对，进行置管前评估
(评估内容参考本篇第八章鼻胃管置入与护理中的操作流程)

准备用物，再次核对，进行插管前准备

①指导患者取坐位或半卧位，用棉签清洁患者鼻腔，将治疗巾垫于患者颌下，鼻空肠管注入无菌生理盐水，检查导管通畅性，置入导丝；②测量需要插入长度并做好标记，方法为测量剑突–鼻尖–耳垂距离，评估并标记鼻到贲门的长度

使用便携式超声仪探查胃腔，明确胃窦、胃体、幽门所处具体位置

插管

①插入到胃腔时的步骤及操作同鼻胃管的置入，鼻空肠管进入胃腔后，使用超声设备对患者的胃腔进行探查，为放置导管做好准备。当超声设备发现胃腔内有线性强回声时，表明鼻空肠管成功进入胃腔；②缓慢将鼻空肠管推送至 70～80 cm，使用超声设备对幽门管位置进行探查，观察导管通过幽门情况；③当出现阻力消失时，说明鼻空肠管成功进入十二指肠，然后继续推进 5 cm，使鼻空肠管充分进入十二指肠

将 20 mL 生理盐水从导管末端注入，然后将导丝缓慢抽出，
实施末端封闭，并做好末端固定

做好鼻肠管标识，记录

2. 注意事项

（1）患者需禁食 6～8 h，置管前先行胃肠减压约 1 h 以排除胃腔残留内容物及气体，使影像清晰显示。

（2）胃气回声造成较强干扰时，可在实施导管置入时将 200～500 mL 生

理盐水由导管末端注入，然后再行超声探查。

五、健康教育

（1）置管前需前做好充分的介绍工作，向患者及家属介绍操作的目的及留置导管的重要性和必要性，大概介绍操作步骤及操作中的注意事项。

（2）告知患者在翻身或活动时切勿造成导管的扭曲、牵拉，以免脱出，更不要自行拔出导管，对于烦躁、意识不清、不能配合的患者需加以约束。

（3）行胃肠减压，连接负压引流袋时，告知患者及家属其目的是吸引出胃肠道的积液、积气，可利于炎症局限，防止腹胀，切勿自行调节负压，以免影响治疗效果。

（4）指导并协助鼻饲及胃肠减压患者保持口腔清洁，每日给予患者2次口腔护理，可间断给予温水漱口保持口腔湿润。

（5）注意倾听患者主诉，观察患者有无腹痛、腹胀、腹泻等情况，并注意大便的量、色、质。

（6）定期监测电解质、肝肾功能、血脂与血糖、尿常规。

（7）必须使用专用肠内营养液喂养，如院内营养餐、肠内营养制剂等，禁止使用自制营养液。输注营养液、药物前后及连续输注期间需定时用20 mL左右温开水进行冲管，食物、药物均需充分碾碎，以防堵管。

（8）告知患者及家属留置导管期间常见不适及应对方法。

1）出现咽部不适等为正常情况，应避免过度活动头部，减少胃管对咽部刺激。

2）若出现恶心不适，应深呼吸可缓解症状。

3）若有胃肠道不适，及时告知医护人员给予处理。

第十一章 胃空肠造口置管及其护理

第一节 胃空肠造口置管的历史与发展

12 世纪中期，Avenzoar（1113—1162 年）将银质或锡质插管置于食管麻痹患者的食管后输注液体。1598 年，Capivaceeus 将一端系有动物膀胱的空管插入患者食管进行输注营养物质，开辟了管饲途径提供营养物质的先河。1617 年，Fabriciusab Aquapendente 采用一端套有羊肠的银质鼻管和一圆锥形银质漏斗相连后经鼻孔插入鼻咽部进行输液，用以喂养破伤风的患者。1646 年，Von Helmont 设计了一种柔软的皮管。1790 年，Hunter 经鼻胃管途径成功喂养吞咽相关肌肉麻痹的患者，肠内营养首次被应用于临床。1817 年，Physiek 首先应用柔软的口胃管给鸦片中毒的患者洗胃。1837 年，挪威的 Egeberg 提出了用外科手术方法做胃造口以解决患者进食问题的概念。1878 年，Verneuil 报道了外科胃造口术的成功实施，首次经胃造口给予营养支持治疗。1878 年，Surmay 成功实施了空肠造口术，实现了经空肠给予营养支持治疗。1901 年，Einhom 设计了一种远端附有金属小囊的十二指肠喂养管，实现了经十二指肠给予营养支持治疗。1918 年，Anderson 于胃肠造口术中经十二指肠管放入空肠管。1941 年，Thomas 报道了一种胃肠造瘘管应用于实验研究。1944 年，Cotui 等于术中将两支 Levin 胃管的一支伸入空肠，术后经该管向空肠内输注营养物质，提高了胃手术后的生存率。1971 年，Rayford Scott 将托马斯管改良后应用于犬胃肠造口。1973 年，Delany 在患者腹部手术后实施了导管针空肠造口术。自 1837 年首次阐述胃造口后 100 多年时间，外科胃造口成了直接肠内营养的主流途径，直到 1980 年，Gauderer 和 Ponsky 首次报道了经皮内镜下胃造口术，改变了胃造口的入路方法。1981 年，Preshaw 等报道了经皮影像下胃造口术。1984 年，Ponsky 又提出了经皮内镜下空肠造口术。1990 年，O'Regan 和 Scarrow 首次报道腹腔镜下空肠造口术。1991 年，开展了腹腔镜下胃造口术。1996 年，Strike M 等报道了直接经皮内镜下空肠造口术。1997 年，李彦豪等率先在国内开展了经皮穿刺胃造口术。

按照创伤性大小，管饲途径可大致分为以下两大类。

一、无创性置管法

主要为鼻胃管、鼻十二指肠管、鼻空肠管的置入，其方法包括常规盲插法、肠异物钳辅助置管法、导丝置管法、经胃镜活检孔置管法、X 线直视下置管法。

二、有创性置管法

根据创伤大小又分为以下两种方法。

（1）微创：如经皮内镜下胃造口术（percutaneous endoscopic gastrostomy, PEG）、经皮内镜下空肠造口术（percutaneous endoscopic jejunostomy, PEJ）、经皮影像下胃造口术（percutaneous radiologic gastrostomy, PRG）、经皮影像下空肠造口术（pereutaneous radiologic jejunostomy, PRJ）、直接经皮内镜下空肠造口术（direct percutaneous endoscopic jejunostomy, DPEJ）、直接经皮影像下空肠造口术（direct percutaneous radiology jejunostomy, DPRJ）、经皮腹腔镜下胃造口术（laparoscopic-assisted percutaneous endoscopic gastrostomy, LAPEG）等。

（2）外科胃肠造口术：如经腹外科手术置管法（如术中胃造口术、术中空肠造口术）、经颈部咽造口胃内置管法和经颈部食管造口胃内置管法等。

尽管喂养管饲途径的选择取决于疾病、手术方式、喂养时间的长短、患者的精神状况及胃肠功能等情况，但是，临床上最常用的途径仍以鼻胃管置管和胃造口两种途径为主。鼻胃管途径虽然具有操作简单、费用低廉、更换方便、无创等特点，但长期置管容易引发食管黏膜溃疡、反流性食管炎、营养管堵塞与打折等诸多并发症，反而增加了护理和经济成本，因而更适用于需要短期营养支持的患者。而胃造口术则无鼻胃管引起的鼻咽部不适和误吸风险，患者可长期带管。近年来，随着术式及器械的改进，胃造口术已经成为一种安全、经济、并发症发生率低、死亡率低、护理简单的置管手段。

第二节　胃造口术的概念与发展

一、胃造口术的概念

胃造口术是指在胃前壁与前腹壁之间建立一个通往体外的通道，即经腹壁穿刺后，将胃造瘘管置入胃腔并通过该造瘘管注射营养物质行肠内营养的方法，尤其适用于经口摄食障碍、胃肠功能较正常且需长期管饲营养支持的患者。

二、胃造口术的优点

胃造瘘管和鼻胃/空肠管的头端均位于胃大弯侧，能维持胃肠道的结构和功能的完整性，符合正常的生理特点。相对鼻饲法，胃造口术虽然有手术费用较高、有创、感染概率高等缺点，但其优点也非常明显，具体包括以下几点。

（1）胃造瘘管较鼻饲管更粗，通过胃造瘘管管饲的食物种类更加多样化，避免营养单一，有效补充身体所需的营养要素，同时还可以刺激胃肠蠕动和消化腺的分泌，降低便秘、小肠积气及胆囊结石等并发症的发生风险。

（2）胃造瘘管相比鼻饲管更短、更粗，可使管饲速度更快，堵管发生的比例更小，护理及给药也更方便。

（3）胃造瘘管未经鼻腔置管，可避免对鼻咽部的刺激，降低了鼻窦炎发生的概率，同时不会对食管黏膜造成压迫，避免了食管黏膜溃疡的发生，不会对鼻黏膜产生压迫，避免了管道长期压迫、摩擦引起的糜烂和不适。

（4）胃造瘘管直接放置于胃肠，不会影响贲门的闭合功能，降低了贲门失弛症、反流性食管炎、吸入性肺炎的发生概率。

（5）胃造瘘管不需定期更换，可长期留置应用。更换时可拔除原造瘘管，于原部位重新更换造瘘管。

（6）胃造瘘管可以方便地固定在腹壁，位置隐蔽，不会影响造口者正常的社交生活，维护了患者的外表尊严，让患者更易接受，有更好的依从性。

三、胃造口术的适应证、禁忌证

（一）适应证

胃造口术适用于由各种原因造成的经口进食困难引起的营养不良，而胃肠功能正常，需要长期营养支持者（一般认为需留置超过1个月者）；可以作为提供额外营养和胆汁替代的疗法；还适用于良性或恶性疾病所致的慢性肠梗阻的胃肠减压。具体包括：①各种神经系统疾病患者，如脑血管意外、脑外伤致昏迷、脑肿瘤、脑瘫、神经退行性疾病等，长期丧失吞咽功能，不能经口或鼻饲喂养；②各种疾病所致的吞咽困难及完全不能进食的神经性厌食者；③全身性疾病所致严重营养不良，需要营养支持，但不能耐受手术造口者；④口腔、颜面、咽喉大手术及需要较长时间营养支持者；⑤外伤或肿瘤造成进食困难者；⑥食管穿孔及食管气管瘘或各种良、恶性肿瘤所致食管梗阻者；⑦胃肠减压，主要应用于不可以手术的晚期癌性肠梗阻的患者，进行姑息性胃肠减压治疗；⑧胆汁回输，将外引流的胆汁回输胃肠道，减少体液的丢失，主要用于胆道癌性梗阻不能手术、经皮肝穿刺胆道外引流的患者。

（二）禁忌证

禁忌证是导致操作失败的最主要因素之一，主要包括绝对禁忌证和相对禁忌证。

(1) 绝对禁忌证：严重心肺疾病；精神失常不能合作者；食管、胃、十二指肠穿孔；急性重症咽喉部疾病内镜不能插入者；腐蚀性食管损伤的急性期；肝大覆盖胃腔前壁；胃前壁大面积病变或穿刺部位有肿瘤者；各种原因引起食管贲门狭窄的患者，如食管癌、食管狭窄患者；食管静脉曲张患者；胃前壁与腹壁不能贴近者；一般重症患者急性期或病情十分危重，估计几天内会死亡的患者等不宜行胃造口术。

(2) 相对禁忌证：肥胖、有腹部手术史、中量或大量腹水、胃次全切除术后、腹膜透析、无法纠正的凝血障碍、肝大、胃底静脉曲张、胃壁肿瘤或受肿瘤侵犯、巨大食管裂孔疝、神经性厌食、胃扭转、腹壁皮肤有感染、心肺功能衰竭、脑室分流等患者，不宜行胃造口术。

四、胃造口术的术式与发展

(一) 外科胃造口术

外科胃造口术是通过外科手术在胃壁与腹壁之间建立一个通道，以供给患者营养或引流胃内容物。1837 年，挪威学者 Egeberg 首次报道用外科手术方法做胃造口以解决患者进食问题，理论上这一方法简单，但它带来的并发症也非常明显。因为这类患者往往已很衰弱、营养不良、手术条件很差，加上手术需要全身麻醉增加了危险性，而局部麻醉手术则会导致手术视野暴露不良、患者不合作等。1876 年，法国人 Vemeui 第一次实现了传统手术方式的胃造口，让临床医生在进行肠内营养时，又多了一种选择。

1. 适应证

适应证如下：①恶性肿瘤引起食管阻塞，因晚期无法切除或其他原因不能手术切除者；②颌面部或食管严重损伤、食管良性狭窄患者；③先天性食管闭锁、食管气管瘘患者；④昏迷患者需要长期应用时；⑤老年患者或有慢性阻塞性肺疾病患者，为减少术后呼吸系统并发症，在原发病手术的同时，行暂时性胃造口术；⑥长期高代谢，对热量和蛋白质需要增加者。

2. 麻醉

凡施行胃造口术的患者，身体情况多较衰弱，以区域麻醉或局部麻醉为首选；对精神较紧张的患者，也可用全身麻醉。

3. 手术方法

胃造口术方法很多，主要分为暂时性和永久性胃造口术两类。其中，暂时性胃造口术包括荷包式和隧道式胃造口术两种，永久性胃造口术以管式胃造口术常见。具体选择哪种方法可根据患者的疾病性质和预后来选择。

（1）荷包式胃造口术（Stamm 法）：其是胃造口中最简便的一种。具体步骤为患者平卧，一般经左上腹直肌做切口，长 6～8 cm；也可用上腹正中切口，另从侧腹壁戳孔引出造瘘管。进入腹腔后，选择幽门切迹及大、小弯之间的胃前壁作为造口位置。用 4 号丝线做 2～3 层同心荷包缝合，最内层直径应为 1.5 cm，各层间距 1 cm。在荷包缝合中心切开胃壁，切口应与准备插入的导管直径相应。从胃壁切口插入 20～24F 导管（最好用蕈状管或气囊导管不易脱出），如使用普通导管，最好插入胃腔 3～5 cm。然后，由内层开始逐一收紧荷包缝线并结扎，将导管埋入胃内。导管末端经腹直肌外缘、肋缘下方戳一小口引出。造口胃壁与腹壁戳孔周围的腹膜用丝线缝合 2 针固定，最后缝合腹壁切口。

（2）隧道式胃造口术（Witzel 法）：切口同荷包式胃造口术。具体步骤为胃造口部位应选择在偏幽门侧。先在胃壁上做一层荷包缝合，在荷包缝合中心切开胃壁，插入 20～24F 普通导管，头端伸入胃腔 3～5 cm，收缩荷包缝线再沿导管缝一排顺长轴的浆肌层间断缝合，使胃壁浆肌层内翻，形成一长约 5 cm 的潜行隧道，包埋导管。于侧腹壁另戳小孔引出导管末端，并将导管上、下胃壁与戳孔上、下腹膜各缝一针，使胃壁固定于壁腹膜上然后逐层缝合腹壁切口。

（3）管式胃造口术（Janeway 法）：其是一种常用的永久性胃造口术。具体步骤为切口同荷包式胃造口术，在胃中部大、小弯之间做一长 7 cm、宽 5 cm 的长方形瓣。瓣的基底应做在近大弯侧，以保证瓣的血运并便于通向体外。

向大弯侧翻开壁瓣，从胃部缺口顶端中点开始，用 4F 丝线全层间断缝合胃壁切口。将 18F 管插入胃腔 5～7 cm，沿导管全层间断缝合胃壁瓣切缘，再做一层浆肌层间断缝合，完成胃壁带蒂"胃管"。在左侧肌外缘、肋缘下方戳一小口，其位置最好高于"胃管"的基部，以避免胃内容物外溢。通过小口引出切开胃前壁，其残端应露出皮肤 0.5 cm，最后缝合腹壁切口。

（4）活瓣式胃造口术（Spivack 法）：其是在管式胃造口术的原则上加以改进，在"胃管"的基底制造一个活瓣，以防止胃内容物外溢。具体步骤为切口同管式胃造口术，在胃前壁选择一处做瓣，瓣的基底部应在小弯侧。在瓣的预定基底部横放一把直钳，用丝线将直钳上下的胃前壁浆肌层做间断缝合，使胃壁向腔内突入成一活瓣。切开胃前壁制成切开胃前壁"U"形，以后步骤同管式胃造口术。

4. 常见并发症

包括术后胃出血、造瘘管脱落、造瘘管堵塞、腹膜炎等。

尽管外科胃造口术的应用历史已经超过180年，但由于存在需要全身麻醉、创伤大、并发症发生率高和恢复时间较长等问题，目前多是在其他胃肠手术中附带完成，不再独立作为建立 EN 通路的首选。

（二）经皮胃造口术

经皮胃造口术是指经腹壁穿刺后，将胃造瘘管置入胃腔并通过该造瘘管注射营养物质行肠内营养的方法。其作为一项微创手术，具有操作简单、费用低廉、创伤小、疗效好等优点，已成为临床建立肠内营养通道的首选方法。近 40 年来，经皮胃造口术在国外和我国沿海部分发达地区已经广泛应用于临床，随着医疗技术和治疗理念的进步，经皮胃造口术得到不断改进和推广，技术日趋成熟。

1. 经皮胃造口术式

经皮胃造口术主要包括 PEG、PRG 和 LAPEG。每种术式各有优缺点，术者应在循证医学的支持下，根据患者不同的情况合理选择不同的方法。

(1) LAPEG：1991年，Edelman等完成了第一例，自此该胃造口术逐渐在临床上得到推广。相对于外科胃造口术，该胃造口有以下优点：①切口小；②伤口疼痛轻；③伤口并发症少；④术后启动肠内营养时间更早。腹腔镜下置造瘘管主要有单孔法、两孔法、三孔法，其中三孔法最常用。

三孔法的具体步骤为常规麻醉，头高脚低约30°，术者位于患者右侧，10 mm观察孔位于脐下缘，左、右手操作孔分别位于左侧锁骨中线肋缘下2～5 cm和右侧锁骨中线肋缘下5 cm，常规建立气腹，进镜探查，选择胃体前壁中央点为造口位置，然后做双层荷包缝合，在荷包缝合中央，电凝切开胃壁，插入造瘘管，收紧荷包缝合，同时将造口胃壁内翻，行近端胃壁浆肌层缝合，"隧道式"包埋造瘘管，在出"隧道"点处间断缝合3针，作为胃壁和腹壁固定使用，拔出左侧穿刺套管，引出造瘘管，收紧上述3针，打结固定，然后行常规皮肤缝合固定造瘘管，释放气腹，完成手术。

两孔法的具体操作是首先行脐下弧形切口建立气腹，腹腔镜直视下选择穿刺孔，穿刺12 mm Trocar建立第二孔，经此孔插入抓钳牵拉胃壁，将抓钳和套管一起提出体外，直视下行荷包缝合，然后在荷包线外将胃壁缝合固定，切开胃壁，置入造瘘管，收紧荷包打结，接着释放腹腔内气体，完成手术。

单孔法的具体操作是常规麻醉，在左上腹合适位置穿刺5 mm Trocar，插入宫腔镜，然后麻醉医生向胃里注气，确认胃大弯后，用抓钳抓取造拟定瘘口位置，随Trocar一起提出体外，荷包缝合，然后在荷包线外将胃壁缝合固定，切开胃壁，置入造瘘管，收紧荷包，固定造瘘管，完成手术。

允许在可视下观察腹腔脏器，可以寻找胃的理想穿刺点并可避免潜在肠穿孔的危险，可以保证胃造瘘管固定在腹壁的最佳位置，避免缝线意外中断，因而更适用于儿童及过于肥胖患者。胃穿刺过程中需注意保护神经和血管，以防止出现胃瘫和大出血等并发症。此外，心肺功能、凝血功能差，不能耐受全身麻醉和CO_2气腹的患者亦不建议行LAPEG。与PEG相比，LAPEG在操作复杂性、时间、麻醉镇静条件、费用、康复方面均不占优势，因此，该技术主要用于不能采用PEG的患者。

（2）PEG：是指通过胃镜介导经腹部皮肤穿刺置入胃造瘘管，为无法经口正常摄入食物、吞咽障碍、不能耐受鼻饲管的患者提供胃肠内营养的一种通道。该术式自 Gauderer 等于 1980 年首次报道以来，经过不断地完善和发展，凭借准确性高、手术时间短、创伤小、并发症少等特点，逐渐取代外科造口术及腹腔镜引导下胃造口等方法。美国胃肠病学会及欧洲肠外肠内营养学会均已将 PEG 作为不能经口进食但需要长期供给营养患者的首选方法。在我国，2011 年中华医学会肠外肠内营养学分会神经疾病营养支持学组成立，在共识意见中提出：任何原因引起的不能正常进食的意识障碍患者，长期（4 周以后）推荐 PEG 喂养。适应证：①中枢神经系统损伤引起的吞咽困难患者，包括脑卒中、脑外伤、植物人状态等患者；②头颈部肿瘤放疗或手术前后；③呼吸功能障碍做气管切开者；④食管穿孔、食管吻合口瘘者；⑤腹部手术后胃瘫、胃肠郁积者；⑥重症胰腺炎、胰腺囊肿、胃排空障碍者。

与传统的外科胃造口术相比，PEG 的优点是：①无须行开腹手术和全身麻醉，仅为皮肤切口，只需要局部麻醉，创伤小，并发症较少，可以减轻患者痛苦；②操作简单、手术时间短，可在门诊完成；③安全高效、经济实惠、成功率高，危重患者可于床边行该项操作；④术后恢复肠内营养时间早，术后 24 h 无异常即可使用造瘘管。

1）常规内镜引导：是一项无须外科手术和全身麻醉的微创技术，以操作简便（5～15 min）、快捷、安全、创伤小、便于护理、成功率高为特点，仅需在胃镜室或床边局部麻醉下即可进行，患者易于接受。PEG 的基本操作方法主要包括 Ponsky-Gauderer 拖出法、Sacks-Vine 推入法及 Russell 插入法。其中应用最广的是拖出法。前两者经皮穿刺进入胃腔的操作步骤基本相同，差别在于拖出法将牵引线经腹壁置入，经内镜自口腔引出，与造瘘管系线固定后将管反向拖出体表；而推入法经腹壁置入导丝，造瘘管顺向沿导丝经口腔推入体内；插入法则是以专用套管针先将胃壁与腹壁固定后直接经体表插入造瘘管。尽管这些常规方法尚存在着一定的局限性，但 PEG 禁忌证少，操作相对简单，严重并发症的风险低，经过数十年的完善，技术已相当成熟，目前广泛应用于临床。由于术中所用的普通胃镜的镜身直径在 1 cm 左右，当患者有咽喉、食管狭窄等情况时，普通胃镜常难以直接通过，需对狭窄段进行扩张后才能协助完成胃造口，然而对狭窄段扩张有造成局部出血，甚至形成假道、穿孔的风险，此时需要超细胃镜进行辅助。

2) 超细胃镜引导：对于张口困难、咽喉部或食管重度狭窄而不能通过普通胃镜的患者来说，超细胃镜先端部最粗处仅有 5.5 mm，可在无须行食管扩张术的情况下实施 PEG。与普通胃镜相比，超细胃镜辅助插入法 PEG 的优势在于应用超细胃镜经鼻或经口插入时可减轻对咽喉部的刺激，提高了舒适性，患者可较好地耐受 PEG 过程。这一点非常重要，因为需要做 PEG 的患者大多是营养不良或罹患心、肺疾病的老年人，对他们实施镇痛或镇静具有一定风险，相对来说，超细胃镜辅助胃造口比普通胃镜更为安全。超细胃镜辅助胃造口有经鼻腔和经口腔两种进镜途径，如果胃镜不能经口进入食管，或是患者张口困难，可应用鼻胃镜经鼻、食管进入胃腔行 PEG。后者行拖出法完成胃造口术时，所用造瘘管的蘑菇头经特殊设计可以通过鼻腔，但该蘑菇头直径较小，因此固定效果差，有脱出的危险，且饲管内径较细，在管饲时易发生管腔堵塞。此外，超细胃镜镜身柔软，在鼻咽部易因反折导致鼻出血，尤其是头颈部肿瘤放疗术后的患者，放疗后组织纤维化、血管壁弹性差、脆性增加，有引起鼻腔大出血的风险。鼻咽癌放疗后患者鼻腔粘连、狭窄及鼻甲肥大、鼻中隔偏曲等鼻腔病变都是经鼻途径的禁忌证，临床应用时须多加注意。

3) 超声内镜引导：肥胖、脏器阻隔或有腹部手术史等是 PEG 的相对禁忌证，但从机制上看，PEG 置入失败的主要原因是没有足够的腹壁透照或解剖结构改变。Panzer 等在 1995 年对因病态肥胖导致腹壁透照试验失败的患者首次使用纵轴超声内镜并成功定位放置造瘘管。由于在该定位过程中需超声定位配合腹壁指压，穿刺时需及时移开按压腹壁的手指，且使用纵轴超声内镜无法做到整个穿刺过程实时可视化，因此该方法存在一定的操作困难。Sandra 等使用注满生理盐水的无菌手套替代手指压痕实现了超声探查过程的持续定位，同时配合使用环扫超声内镜，降低了操作难度。受此改良方案的启发，亦有使用其他超声内镜易于识别的物体替代手指作为超声探查靶点的方案，可实现超声探查过程的持续定位。然而，由于超声内镜穿刺针长度有限，在腹壁厚度超过 8 cm 时，经超声内镜穿刺引导的腹壁定位将受到限制。无论是超声内镜检查超声内镜还是超声内镜引导下细针穿刺，由于对操作者技术的要求较高，操作复杂，费用也更高，目前极少使用。

尽管 PEG 减少了创伤，在临床上得到普遍推广，但其仍有以下缺点：①对于咽喉及食管严重狭窄或食管裂孔疝患者，内镜不能通过时，手术不能成功；②手术过程需静脉给予镇静剂，有可能导致吸入性肺炎的发生；③不能准确判断胃与结肠的解剖关系，可引起胃结肠瘘；④存在口腔菌群污染、头颈部肿瘤种植性播散等潜在风险。而经影像途径能克服上述不足，提高穿刺成功率。

（3）PRG：是指通过影像介导，经腹部皮肤穿刺置入胃造瘘管，为无法经口正常摄入食物、吞咽障碍、不能耐受鼻饲管的患者提供胃肠内营养的一种通道。1981 年 Preshaw 首次应用 PRG，我国首次应用是 1997 年。PRG 的适应证包括：①神经源性吞咽困难，并且具有较高的吸入风险的患者，如脑血管疾病、外伤性脑损伤、脑瘫、神经退行性疾病患者等。②头颈部及食管恶性肿瘤患者，局部神经受侵或肿瘤阻塞进食通道；因放疗、化疗或颈部及口咽部手术导致不能经口进食的患者。③存在内镜引导下胃造口禁忌或者内镜引导下胃造口失败者。④胃肠减压、分流及存在胃肠道瘘时引流胃液的患者。⑤需要额外营养补充的患者，如严重烧伤、严重先天性心脏病、厌食症患者等。

PRG 的绝对禁忌证较少，包括难以纠正的凝血功能障碍、急性期腹膜炎、肠缺血、胃肠道梗阻（不包括存在减压指征的患者）、严重的门静脉高压和胃静脉曲张。相对禁忌证包括中量或者大量腹水、毕Ⅱ式胃大部切除术后、较大食管裂孔疝、胃扭转、食管切除术后胃上提、间位结肠、胃上提致胃瘫、脑室腹膜分流术、长期服用类固醇激素或免疫抑制患者、预行造口处有开放性伤口或既往切口疝修补伤口。

尽管 PRG 的适应证及禁忌证与 PEG 相似，但在技术上克服了 PEG 的不足，因而在临床上的应用越来越广泛，其优势在于：①不需静脉麻醉，肺部吸入性感染的风险较低；②不需经口操作，对咽喉部及食管明显狭窄内镜不能通过的患者来说，PRG 更具有优势，患者容易耐受，不适感较轻；③整个操作过程具有实时可视性；④可同时显示胃腔内外情况，清晰显示胃腔形态、胃与周围肠管、胃与腹壁的解剖关系，视野更广，使手术更加安全。近年来，国内多主张采用 PRG 的方法建立长期胃肠内营养的途径。

PRG 的引导方式有 X 线透视、数字减影血管造影（digital subtraction angiography，DSA）透视、C 臂 CT、全程 CT 及超声等。

1) X 线透视下引导：是较为传统的技术方法，也是目前应用最广的技术。主要优点为常规 X 线透视引导下即可进行，设备要求低，容易推广普及，同时患者辐射剂量少，临床应用中效果确切。但是该技术仅能显示胃腔的大概位置，并不能显示胃的血管分布，且对穿刺深度、角度不能精确掌控，使操作具有不确定性，需要反复造影证实，手术难度和风险较高，并发症也较严重，容易误伤结肠和肝脏左叶。

2) DSA 透视下引导：操作时间短，患者及医生所受辐射少，设备要求低，可动态监测穿刺方向与腹腔脏器，但不能准确判断腹腔各脏器的位置关系，无法准确设计穿刺角度和深度，操作过程中容易误伤肝脏、横结肠等。所以，术前应通过上腹部 CT 扫描准确了解腹腔各脏器的位置关系。

3) C 臂 CT 引导：除了具有 DSA 透视引导的优势外，还能准确定位穿刺点，精确测量和设计进针角度和深度，可通过轴位图像判断腹腔各脏器的位置关系，避免误伤周围结构。

4) 全程 CT 引导：优点是 CT 扫描速度快，图像分辨率高，能够更准确地定位穿刺点和判断腹腔脏器的位置关系，可确定穿刺安全区、确定穿刺路径、计算进针角度、评估胃腔充气程度，还可有效避免对其他脏器造成损伤，更加高效、精确、安全，因而手术成功率更高。一般情况下，经胃镜、DSA 透视、C 臂 CT 和超声引导 PRG 失败的病例，在全程 CT 引导下均能获得成功，尤其是无法经口插管至胃内行气体注入的患者首先应考虑全程 CT 引导下进行 PRG。其避免了经口途径和手术造口的创伤和风险，可以更高效、安全地实施微创胃造口术，因而特别适合食管完全梗阻的患者。该方法引导下的胃造口术最大的缺点是需行多次 CT 扫描，辐射剂量大，操作时间久，且操作过程无法动态监测，因此术中应加强对非手术部位的保护，尽可能减少射线对患者的影响。CT 引导胃造口术的常见并发症为恶心、呕吐、穿刺点疼痛、造口处周围皮肤发红等，经止吐、镇痛和换药等治疗后症状可消退。

CT 引导造口时，膨胀的胃腔会因为嗳气或蠕动而排空，导致胃腔膨胀度下降，从而增加胃壁固定和穿刺置管时误伤胃后壁甚至腹主动脉的风险。因此，选择患者时，除注意胃腔与腹壁贴合面积外，还需注意胃腔的前后径。一般选择前后径超过 3 cm 处，以保证穿刺时不损伤胃后壁，否则损伤胃后壁组织的风险极大。另外，一旦胃与腹壁瘘道建立，胃内气体释放，使其不再充盈，将增加置管难度。CT 引导穿刺充气时，由于不能实时监控穿刺针的位置，具有一定的滞后性，且极易受呼吸运动干扰，存在针尖滑脱导致误充气的风险，从而导致穿刺针滑入胃壁、胃黏膜下充气、形成黏膜下夹层等罕见并发症。

5) 超声设备引导：经皮超声引导下胃造口亦是一种微创介入性手术，因操作简单、成功率高等，多适用于食管过度狭窄或完全闭塞、胃镜或导丝无法经闭塞的食管进入胃内的患者。该操作可由超声科医生单独实施，近年来其适用范围逐渐扩大，如各种神经系统疾病所致吞咽功能失常、经口腔及鼻饲管补充营养有困难者；口咽部、食管疾病造成梗阻或瘘管形成不能进食者；上胃肠道梗阻需行胃肠减压者；胃手术后胃软瘫者等。该技术中，无论是穿刺定位评估、穿刺路径引导还是置管后管路末端位置评估，整个操作过程中均可在超声实时监控下进行，从而避免胃肠道蠕动及患者呼吸对操作的影响。其中穿刺定位评估中，超声可以扫查胃与周围脏器的位置关系，内可以避开毗邻脏器（如肝左叶、横结肠、小肠等）及重要血管，外可以避开腹壁广泛瘢痕；穿刺路径引导中可确定安全的穿刺点、穿刺路径及穿刺深度。

与其他几种常用辅助方式相比，经皮超声引导下胃造口具有以下优点。①与外科开腹行胃肠造口术的比较：外科开腹行胃肠造口术需要全身麻醉、气管插管等辅助支持，操作过程复杂，手术创伤大，患者恢复时间长，部分危重患者往往难以承受；超声引导下置管术则操作过程简单，手术成功率高，只需局部麻醉，手术创伤小，患者恢复时间短，绝大部分患者都能承受。②与 PEG 的比较：操作过程简单，成功率相对高；适用范围广，如咽喉及食管肿瘤造成严重梗阻而内镜不能通过的患者；并发症少，皮下及深部脓肿发生率少，吸入性肺炎也相对较少，是因为胃镜经口下行时可携带口腔细菌，当引导造瘘管进入胃腔时污染了穿刺点，吸入性肺炎发生较多可能与口咽部的麻醉及静脉注射镇静剂有关。此外，胃结肠瘘发生率亦较 PEG 低；费用低，可由超声科医生单独实施等。③与放射引导下经皮穿刺胃肠造口术的比较：患者及操作医生不受放射线伤害，整个操作过程可在超声实时监控下进行，避免了胃肠道蠕动及患者呼吸的影响。④与鼻胃管的比较：鼻胃管易引起医院获得性鼻窦炎、反流性食管炎、吸入性肺炎等并发症，而经皮超声引导下胃造口可避免此类并发症。

虽然超声引导方式优点颇多，但该方法可能会引起气腹，从而干扰术后的超声扫查，因此术中胃充气时应超声实时扫查穿刺点，充气后应迅速穿刺进针，避免气腹对图像的干扰和小肠充气使胃腔受压移位。尽管目前经皮超声引导下胃造口的临床应用仍较少，但国内外已陆续有研究证实该技术具有临床推广的意义。

2. 磁性设备引导

1990 年，Yamanouch 发现 1 名患者因为误咽含有磁性的器械而导致肠瘘形成。受此启发，2015 年 Tugwell 等首次提出使用磁性设备辅助内镜下消化道造口的设想，并首先证实了使用永磁体辅助胃造口技术的可操作性。该方法的原理是利用双磁环在腹壁与消化道管壁或消化道管壁间形成相互吸引，使组织缓慢受压，导致局部缺血坏死从而形成吻合口，由于过程是渐进性的，所以愈合时炎症反应较轻。目前有磁压榨技术和磁压榨吻合术两种。其中，磁压榨技术是利用 2 个或 2 个以上磁体（或数个磁体与数个顺磁性材料）之间的磁性吸引力，通过开腹（胸）手术、腔镜手术、内镜操作、介入操作等来实现脏器的连接再通、组织的压榨闭合、管腔内容物的限流等，从而实现对临床疾病进行诊断和治疗的目的。磁压榨吻合术是一种出色的吻合技术，可以在不打开腹部的情况下进行各种类型的吻合术。子母磁体持续压榨的过程中，磁体间的受压组织发生缺血→坏死→脱落，而压榨旁组织则发生粘连→修复→愈合的病理变化。

Claire 等则首次报道了在人体上进行的磁压榨法小肠吻合术，该过程可通过开放手术、腹腔镜或内镜将特殊设计的磁环放在需要吻合的肠段中，其中一侧磁环的对合边缘呈弧形内收，双磁环贴合后，对两段消化道管壁形成的压榨力在磁环内侧环周最大，并向磁环外边缘逐渐减小，形成压力梯度，导致磁环中心的肠壁较快坏死，磁环外围缓慢缺血，两段肠管外侧肠壁逐渐愈合重塑，4~5 d 后中央部位逐渐全层穿通，磁环自新形成的吻合口脱落，并随肠道蠕动排出体外，此过程可以通过 X 线进行监测。该方法显示，磁压榨消化管吻合术是安全可行的。国内有学者以大鼠为动物模型，验证磁压榨技术建立无创化胃造口的设想，动物解剖发现，所形成的吻合口结构良好，可与手工缝合的吻合口相媲美，进一步证实利用磁压榨技术实施胃造口的可行性。

然而，由于永磁体持续存在的磁性，在实际操作过程中置入第 2 个磁环时，两段消化道管壁的对合位置存在一定的随机性，在 X 线透视引导下，磁压榨消化管吻合术存在着对合磁环之间意外插入 X 线透视的非目标组织的风险，为此出现了结合荧光内镜技术的磁压榨装置引导胃肠吻合策略。Watanabe 等在猪模型和人体解剖标本中使用一对涂有近红外荧光染料的磁环，在内镜辅助下将远端磁环送入十二指肠，并用 75 cm 长的线固定，随着肠道蠕动，24 h 后使用近红外荧光腹腔镜成像系统检测磁环在空肠中的位置，并利用腹腔镜抓取器尖端的磁力作用捕获磁环，将磁环移到胃壁预定的吻合口位置。再通过内镜将近端磁环送入胃内，当 2 个磁环在适合位置靠近后释放近端磁环，与远端磁环准确对接。在胃肠或肠肠吻合中由于血供情况及消化道管壁的厚度不同，双侧管壁形成吻合口的时间不同，可根据具体情况设置磁力梯度进行优化。该技术虽简单、可行，但因样本量小，尚需进一步验证。

目前，关于探讨磁压榨术行胃造口的可行性和安全性研究，国内外陆续有不少学者先后选用猪、鼠或比格犬为实验动物模型，探讨锚定技术联合磁压榨技术、胃镜联合磁压榨技术实施胃造口术，并取得成功。尽管上述技术尚未在临床正式开展，但研究结果均证实该技术可促使胃造口从微创向超微创化发展。同时该技术具有可床旁操作、组织创伤小、磁铁材料易获取、减轻患者经济负担等优点，更适用于儿童胃造口患者。虽然磁铁固有的磁性及磁力大小会对操作的便利性、灵活性带来干扰，但是随着磁铁材料相关的医疗器械互相干扰问题的解决，相信在不久的将来，该技术会广泛用于临床超微创治疗中。

五、胃造口术的临床应用效果

（一）神经系统疾病

1. 脑血管疾病

脑血管疾病患者中普遍存在吞咽障碍，进而导致机体营养不良，免疫力低下，严重影响患者疾病康复。2021年更新的《中国卒中肠内营养护理指南》推荐脑卒中伴发吞咽困难者，发病4周后吞咽功能不改善，可采用经皮内镜下胃/空肠造口喂养。PEG行肠内营养和胃肠减压，可以有效减少反流、误吸等并发症的发生，是一种安全、经济、有效的肠内营养治疗方式，其对改善神经外科危重患者营养状况具有较好的临床效果。2019年美国心脏协会/美国卒中协会推荐脑卒中早期（最初7 d内开始）伴吞咽困难的患者，首先使用鼻胃管喂养，对于预期持续吞咽困难时间较长的患者（＞2周）使用PEG喂养。2020年英国一项回顾性研究发现，脑卒中患者进行PEG喂养3个月、6个月、1年后的死亡率均有所下降。

2. 肌萎缩侧索硬化

肌萎缩侧索硬化患者常伴有营养不足，2012年欧洲神经病学联盟推荐肌萎缩侧索硬化患者出现呼吸功能不全之前应行PEG，以改善营养和生活质量。

美国神经病学协会和欧洲神经病学学会在指南中,将 PEG 列为肌萎缩侧索硬化营养管理的标准措施。目前较多临床研究已达成 PEG 可有效改善患者呼吸功能及营养情况、提高生存质量、延长生命的共识。

3. 脑外伤

脑外伤患者常伴有面部创伤、吞咽功能障碍或者意识障碍,无法口服进食,因此需要进行营养支持。与鼻胃管喂养相比,胃造瘘管喂养能有效减少肺部感染,《中国神经外科重症患者消化与营养管理专家共识(2016)》中推荐 PEG 作为脑外伤长期昏迷患者首选的营养方式。

4. 帕金森病

帕金森病患者因中晚期吞咽困难容易出现误吸、窒息、营养不良等并发症。胃造瘘管治疗可显著提高帕金森病晚期患者的生活质量。2019 年一项回顾性研究收集了 37 例通过胃/空肠造瘘管输注左旋多巴-卡比多巴肠凝胶的患者,经 11 个月随访,其与手术和器械相关的并发症分别是 13.5% 和 35.1%,无与手术相关的死亡,表明晚期帕金森病患者行 PEG/PEJ 安全有效。

(二)头颈部肿瘤

头颈部肿瘤患者常因肿瘤本身及其手术、放化疗等出现营养不良,因此营养支持对预后至关重要。2005 年 ESPEN 指南推荐,头颈部肿瘤和上消化道肿瘤姑息性治疗或者术前、放化疗前放置胃造瘘管。鼻咽癌、口咽癌和下咽癌等头颈部恶性肿瘤患者经 PEG 行肠内营养不仅可以提高患者对放化疗的耐受性,减少不良反应,缩短放疗中断时间,有效提高同步放化疗的完成率。同时还能改善患者放化疗期间的营养状况及生存质量,缩短住院时间及减少住院费用。

(三)消化系统疾病

1. 食管癌

2006 年,ESPEN 建议食管癌患者放化疗期间营养途径首选胃造瘘管。

2019年的一项回顾性研究纳入92例术前化疗或放化疗的食管癌患者，分为PEG喂养和非PEG喂养患者，结果发现PEG喂养的食管癌患者营养管理更好，肺炎及食管反流等并发症发生率更低。

2. 胃癌

中国抗癌协会肿瘤营养与支持治疗专业委员会2015年发布的《胃癌患者营养治疗指南》提出，对于接受胃癌手术患者推荐术中常规实施经腹壁穿刺放置空肠造瘘管。

3. 恶性肠梗阻

腹腔或者盆腔恶性肿瘤晚期往往引起恶性肠梗阻，患者生活质量严重下降，死亡率增加。有研究报道，对晚期妇科和胃肠道肿瘤引起恶性肠梗阻的患者实施PEG减压，能够缓解晚期肿瘤导致的肠梗阻症状，提高生活质量。

4. 肠系膜上动脉压迫综合征

肠系膜上动脉压迫综合征常伴有营养不良。多项研究表明，PEG/PEJ辅助下营养支持治疗可以减轻症状、增加体重、改善营养状况且患者耐受性好。

5. 消化道瘘

消化道瘘治疗时间长，病死率高，治愈率较低。研究表明，胃/空肠造瘘管可用于高位肠外瘘的治疗，经胃肠减压的同时进行营养支持，治愈率高达75%。某研究收集了12例食管瘘行PEG或者PEJ的患者，根据病因分为气管插管组和肿瘤组，结果显示气管插管组治愈率为50%，肿瘤组所有患者7个月后死亡，表明在非肿瘤所致的食管瘘中PEG/PEJ可达到治愈瘘的目的，对不能耐受手术或者无法行支架置入的患者，PEG/PEJ是可行的替代治疗，而对肿瘤患者行PEG/PEJ可作为姑息治疗。

6. 克罗恩病

克罗恩病患者容易出现肠穿孔、肠狭窄、出血等各种并发症，他们往往需要至少经历1次外科手术。研究表明，放置PEG管行肠内营养是一种安全有效的营养途径，克罗恩病患者耐受性良好。2010年的一篇回顾性研究分析37例活动性克罗恩病伴不完全性肠梗阻患者，结果显示鼻胃管或胃/空肠造瘘管肠内营养这两种途径进行肠内营养治疗，可诱导克罗恩病临床缓解、减轻梗阻及炎症反应，对克罗恩病治疗有积极作用。

7. 胰腺炎

急性胰腺炎患者因胰腺肿胀甚至坏死，短期内不能进食，治疗期间需营养支持。研究表明，胰腺炎患者采用 PEG 行早期肠内营养支持治疗，操作简便、安全有效、患者耐受良好、可长期带管。2016 年一项对照研究发现 PEG 组并发症、住院时间及住院费用均明显少于对照组，表明对重症急性胰腺炎患者来说，PEG 的安全性高于鼻空肠营养管。

（四）重症患者

各类危重症患者因高代谢状态导致机体消耗增加，因此营养支持亦至关重要。多项研究表明，PEG/PEJ 能够有效改善高龄危重症患者的营养情况，并能降低患者的感染概率。

（五）孕产妇

根据费尔韦瑟标准，孕产妇在妊娠前 20 周内所出现的剧烈呕吐被称为妊娠剧吐，重症妊娠剧吐是指持续呕吐导致体重下降妊娠前体重的 5% 以上。大幅的体重减轻将会导致胎儿宫内生长迟滞、低出生体重等不良结局，因而，防止重症妊娠剧吐患者体重减轻是改善妊娠不良结局的有效方式之一。鼻十二指肠或鼻空肠管由于患者呕吐而经常堵塞，需经内镜或透视下重置，因而导致胎儿暴露于放射线中。而胃/空肠造瘘管则可以为重症妊娠剧吐患者提供长期的营养支持，能有效阻止体重减轻并促进胎儿的正常发育。2014 年一项研究收集了 3 例妊娠剧吐行 PEG 或者 PEJ 的患者，结果证实，在经验丰富的内镜中心实施内镜下放置营养管为重症妊娠剧吐患者提供肠内营养是一项安全的治疗措施，并且能预防母亲和胎儿不良事件的发生。

六、胃造口技术发展现状

据估计，日本 2002 年共应用 PEG 管约 20 万套，在美国每年有 20 万～30 万例患者行经皮内镜下胃/空肠造口术。英国一项全国调查显示，每年有超过 17 000 例患者行胃/空肠造口术。我国台湾学者昌卫国等评估了 1997—2010 年台湾胃/空肠造口肠内营养的使用情况，结果表明选择胃/空肠造口肠内营养治疗的患者数量逐年增加，且以神经系统疾病和头颈恶性肿瘤疾病的患者增加为主。据相关统计，目前国外在胃造口手术中，约 10% 是通过传统的开腹方式，其余的多是采用胃镜下经皮胃造口或影像引导下的经皮胃造口。

尽管国外选择胃造口术的患者很多，但是我国患者人群中胃造口术的应用比例较少。这种差异一方面反映了国内/外医生对 PEG 益处存在认识差异的现状；另一方面也反映了中国患者或家属对有创性的 PEG 接受程度较低。在我国长期需要肠内营养的患者中，患者及家属出于对身体完整性或宗教信仰的考虑，80%～99% 的患者或家属选择鼻胃管方式而非胃造口，患者仅在不耐受鼻胃管的情况下，才被动接受 PEG 途径，该现象在亚洲其他地区也同样存在。

我们目前还没有发现针对中国患者接受胃造瘘管的影响因素研究，但针对国外患者的研究综述认为，影响 PEG 决策的患者因素包括外观和形象对社交和亲密接触的影响、造成他人负担的担心、对技术和预后未知的恐惧及价值观和信仰的差异。66% 的老年患者认为放置胃造瘘管并不会提高生活质量。我们必须认识到，进食也是一种社交活动，是与家人和朋友互动的一种方式，部分患者因不想放弃经口进食的乐趣或担心影响与他人的交往而对 PEG 置管犹豫不决，认为接受 PEG 会在相当程度上给家人和朋友造成情绪和心理上的压力，反映了患者对出院后缺乏心理、情感和社会支持的担忧。另外，医院提供的宣教信息更多是针对放置胃造瘘管原理和技术的解释，而在使用胃造瘘管的并发症和日常生活护理方面介绍不足。与此同时，也有患者因为文化和宗教信仰的原因，对异物置入体内存在抵触心理。此外，考虑 PEG 费用是否进入医保、担心接受 PEG 后购买管饲料配方和用品所需的费用等因素都在不同程度上影响了患者的选择。由于神经系统疾病患者预期寿命往往比恶性肿瘤患者长，以上因素对他们的影响程度更大，这可能也是导致恶性肿瘤患者放置 PEG 管比例更高的重要原因。上述情况均反映了推动 PEG 置管成为长期管饲肠内营养通路所面临的问题。

今后，我们可以通过深入了解患者、家属、医护人员这三类人群对 PEG 的看法，以推进我国长期肠内营养患者对胃造口的使用。

第三节　胃造口置管条件

一、置管时机

传统上，经皮胃造口术多用于口咽部恶性肿瘤患者的晚期营养支持和消化道疾病患者的过渡性支持，即使在胃造口术开展较为广泛的美国，早年同样存在着用于终末期患者姑息营养支持及减轻护理工作量的趋势，从而导致经皮胃造口术大多属于被动性选择且执行时间大部分比较靠后。越来越多的研究发现，在多种疾病状态下应早期开展经皮胃造口术。美国一项接受 PEG 成年住院患者的大型回顾性队列分析比较了 2006 年与 2016 年数据，结果发现在治疗早期即常规接受 PEG 头颈部恶性肿瘤组患者的死亡率最低。相反，终末期肿瘤和晚期痴呆患者行 PEG 后往往会出现较高的并发症和死亡率。入院至经皮胃造口术间隔越长，发生主要并发症的可能性越大。早期预防性留置比被动接受胃造口术能更有效地改善患者的营养效果。所谓"早期"意味着在潜在疾病（无神经性或非神经性）导致严重营养不良和体重减轻并伴有分解代谢或活动受限之前接受 PEG。尽管目前学术界对胃造口的时机尚无统一意见，但是建议从患者获益最大化的角度来选择置管最佳时机。

二、置管场所

目前，胃造口术的实施仍需通过办理入院的方式完成，依操作辅助方式不同，该技术可在胃镜室、手术室、DSA 室、ICU 等场所实施。一般病情稳定者可在胃镜室进行；重症患者因监护病房设施齐全，可有效应对术中出现的误吸、呼吸抑制、低血压等紧急情况，且有利于病情观察，故多选择在 ICU 床边进行。由于 PRG 价格昂贵，操作较为复杂，因此其必须在影像科完成。腹腔镜下胃造口术则因操作中需要全身麻醉及气管插管，故多建议在手术室完成。近年来，随着超声技术在经皮胃造口置管中的逐步应用，超声科或患者床边亦逐渐成为置管场所。早期床旁行胃造口置管，不仅能降低急诊患者外出风险，还可以较好地解决胃酸反流、早期开展营养支持等问题，促进急诊患者的早期康复。未来，随着各种超微创技术的改进，胃造口术可有望通过门诊手术的方式得以实现。

三、置管人员

PEG 置管主要由临床医生或技师单独或协作完成。国外，该操作主要由耳鼻喉科和头颈外科医生实施，或由消化内镜专科护士配合完成。国内，该操作主要由放射科医生、内镜医生、外科医生或超声医生完成。有专家建议，急诊或危重症科医生也需掌握该项技术，以便为急诊或危重患者及早开展相关治疗。

然而，胃造口操作的成功实施离不开医护的分工明确和紧密配合，以 PEG 为例，胃造口术成功实施时应保证至少 5 名医护人员参与。其中医生 A 负责实施胃造口术，护士 B 负责协助医生 A 完成胃造口术中的定位标记、消毒、穿刺等，医生 C 负责术前镇静准备及术中抢救医嘱的下达，护士 D 负责清除患者呼吸道分泌物并看管好吸氧或呼吸机管路，护士 E 负责体位摆放、给药、备物、记录生命体征等。该操作中，护士主要发挥协助功能，承担着麻醉师助手、手术台下护士、重症监护护士等多个岗位职责，但关于护士是否可作为置管主导者在临床实施该置管术，至今尚未有文献报道。国外认为受过专门培训的护士可以辅助医生在 PEG 中进行胃穿刺。德国开展过一项模型模拟的非随机类实验性研究，对 7 名医生和 17 名护士进行理论准备阶段、模拟模型训练、技能反复练习、在模拟模型上进行胃部穿刺等相同的培训后，发现经过培训的医生和护士在经皮胃穿刺放置胃造瘘管的安全性方面没有差异。由于该研究是在实验室条件下进行，因此其结果的可推广性受到限制。笔者所在医院在 2021 年 7 月至 2022 年 9 月期间，经动物实验模型研究发现，由经过专业培训的专科护士主导实施该项技术，其置管成功率可达 85.7%。

尽管临床真实条件下尚未有护士独立进行此项操作，但是上述研究均为护士作为主导者为未来实施该操作的可行性和安全性提供了理论依据。近年来，超声护理技术的发展促进护士在超声护理评估和超声穿刺引导等应用方面愈加广泛。规范化的培训和操作经验的积累有助于护士应用超声的准确性，可促进护士从协助型转换成以护士为主导的临床评估与操作。相信在未来，随着临床护士对胃造口术流程的掌握愈加熟练、对超声技术的应用愈加准确和胃造瘘管产品的设计愈加优化，护士主导实施该项操作必定具备一定的可行性和安全性。

第四节　胃造口置管前的准备工作

一、患者检查准备

目前认为经皮胃造口术为二级手术，完善的术前检查有助于操作者充分了解患者病情及腹腔解剖结构的情况，从而可避免左肝大、横结肠位于胃与腹壁之间等因素造成的肝损伤、胃结肠瘘及大出血等医源性损伤。

（一）常规检查

实验室检查包括血常规、血型、血生化、电解质、凝血功能、传染病筛查等；影像学检查包括胸部 X 线、心电图、腹部超声、上腹部 CT 平扫或增强扫描等相关检查，必要时可行泛影葡胺上消化道造影或胃镜检查，以便更好地选择操作方式。

（二）常规准备

常规准备如下：①国际标准化比值 < 1.5，血小板 >50×10^9/L；②如果患者使用低分子肝素，术前应停用 24 h 以上；③建议术前 5 d 停用阿司匹林和氯吡格雷等抑制血小板聚集的药物；④使用华法林的患者应在术前 1 周将华法林改为低分子肝素，术前 24 h 停用低分子肝素；⑤术前 12 h 停止所有肠内营养，改为静脉营养支持；⑥术前 30 min 肌内注射山莨菪碱以抑制胃肠道蠕动；⑦手术开始前行心电监护；⑧准备胃造瘘套装；⑨准备血管造影导管及亲水导丝；⑩准备对比剂及局部麻醉药物。

二、患者评估

充分尊重患者选择，遵循有利和不伤害的原则。建议所有患者评估通过多学科会诊讨论，确定合理的置管方式。一旦确定患者适合进行胃镜、X线、CT或超声引导下胃造口，应当由内镜医生或介入放射医生对患者进行再次评估，并让患者或家属签署知情同意书。

三、胃造瘘套装准备

目前国际上常用的成熟胃造瘘套装包括美国的胃造瘘套装、日本的鲋田式胃造瘘套装、荷兰的胃造瘘套件。其中，美国的胃造瘘套装包括饲养管（带扩张器）、圈套器、经皮穿刺针、皮肤固定器、导丝和适配器等。鲋田式胃造瘘套装包括外径 6 mm 的 15 F 球囊造瘘导管、PS 穿刺针、T 型支撑套、鲋田式胃壁固定器、引线器和腹壁固定丝线。荷兰的胃造瘘套件包含外径 6 mm 聚氨酯管、缝线、内固定片、外固定片、管道固定安全夹、手术刀、套管针、带有襻的线圈、输注器接头及快速释放夹。

四、物品和设备准备

心电监护设备、供氧装置、吸痰设备、电子普通胃镜、超细胃镜、胃镜活检钳、圈套器、超声机、CT 机、DSA 造影机、h1 导管及与之适合的交换导丝、脚踏式气枪、液状石蜡、注射器等。

五、药物准备

2%的利多卡因、山莨菪碱、丙泊酚、碘海醇造影剂、消毒剂等。

六、环境准备

操作室宽敞明亮，房间通风，必要时紫外线消毒 30 min，避免无关人员进入及走动。

七、患者心理准备

对清醒的患者做好手术解释工作，以取得患者配合，对昏迷的患者要做好家属的解释工作，取得家属的理解。

八、患者身体准备

（一）饮食及皮肤准备

正确的术前准备有助于减少并发症的发生，因此术前需对口腔、牙齿及咽部等部位进行广泛清洁。经皮胃造口术中虽仅需局部麻醉，但为减少胃内食物造成造口处伤口感染的风险，一般术前 6～12 h 给予禁食，术前 2～3 h 给予禁饮。另外，因造口区域的毛发有可能会干扰手术，故必要时可在左上腹备皮。

（二）体位准备

术中体位可选择平卧位、左侧卧位或半卧位，但是平卧位可导致结肠处于胃与腹壁之间，手术时易发生胃结肠瘘，故建议在手术过程中使用反向特伦德伦伯卧位，即头高足低位。一般头部及上身抬 15°～30°。对于 PEG 来说，平卧位不容易使胃镜插入到食管，因而操作开始时常采用左侧卧位，然后再恢复成仰卧位。

（三）生命体征监测

调节心电监护并设置参数的上下限，打开报警状态，将血压监测设置为5 min 1次。患者使用镇静剂的过程中，注意心率、血压、血氧饱和度的变化。若出现低血压，立即遵医嘱使用升压药。

（四）保持呼吸道通畅

给予吸氧，及时清除口鼻腔分泌物，防止窒息。若血氧饱和度下降，脉搏血氧饱和度＜95%，立即停止胃造口置管，予简易呼吸气囊辅助呼吸，必要时行床边气管插管。

（五）建立静脉通道

建立静脉通路，必要时可静脉滴注葡萄糖、氨基酸等，以预防低血糖。

（六）麻醉

神志清醒患者，给予咽部利多卡因麻醉，静脉注射咪达唑仑 3～5 mg 和哌替啶，或是静脉缓慢推注丙泊酚，使患者处于朦胧状态，选用静脉麻醉时整个操作过程中应有 1 名助手监测血压、脉搏和血氧饱和度，1 名助手协助操作。腹壁穿刺处多给予利多卡因局部麻醉。

第五节　胃造口置管过程

一、胃腔充盈扩张

胃腔扩张目的是使肝左叶上移及横结肠下移，胃壁与腹壁紧贴，保证经皮胃穿刺的成功。胃腔扩张的理想状态以黏膜皱襞消失为主。胃腔内可注气体、液体、发泡剂等，注入的途径主要包括以下几种方式。①内镜法：通过按压胃镜的注气阀对胃腔进行注气，将胃前壁顶向腹壁，从而可将胃镜光源反映在前腹壁。②鼻饲管法：经鼻或口途径插入鼻饲管并经该鼻饲管注入气体。该气体可为空气或CO_2。③超细推泵延长管充气膨胀法：适用于上消化道梗阻明显、鼻胃镜无法置入但尚可置入细管者，用超细推泵延长管自上消化道置入胃腔，充气、膨胀胃腔，至患者诉有腹胀感为止。④细针穿刺法：适用于梗阻明显、上述方法实施困难者，或因瘤体较大及鼻胃镜置入存在出血、肿瘤种植风险，而胃腔体积较大，与腹壁贴合良好者。可直接用 18～22 G 千叶穿刺针在透视下经皮穿刺，当针刺入胃腔后可有落空感或有气体喷出，此时可行CT扫描确认千叶针是否位于胃腔，或在胃腔穿刺后注入少许造影剂，若能显示胃黏膜，亦可证实在胃腔内。无论是经胃管注气还是千叶针法注气，均可以达到充盈胃腔的目的，对胃造口术成功率影响不大，但是经胃管注气较千叶针法注气更能有效减短手术时间、减小辐射剂量、避免胃壁气肿的发生。⑤导丝导管法：其经鼻腔或口腔插入超滑黑泥鳅导丝后，配合 4 F/5 F 导管可通过长段严重狭窄甚至闭塞的食管到达胃腔进行充气，从而解决内镜下对严重闭塞患者难以操作的困难。

胃腔充气时需控制充气速度，使患者在耐受的情况下尽量挤开周围脏器使胃腔扩张、达到胃壁与腹部充分贴合的目的，以保证定位及穿刺过程中的安全性和稳定性。胃腔充气的量一般控制在 500～1500 mL，常随患者病情、耐受程度及胃扩张程度而调整。操作中，膨胀的胃腔会因为嗳气或蠕动而排空，导致胃腔膨胀度下降，从而增加了胃壁固定和穿刺置管时误伤胃后壁甚至腹主动脉的风险。因此，需动态注意胃腔的前后径，一般选择胃腔前后径超过 3 cm 时穿刺，以保证穿刺时不损伤胃后壁组织。

二、胃穿刺定位

胃造口置管中最具风险的操作是穿刺过程不能实时监控，若穿刺点偏上易损伤结肠，偏右易损伤肝脏，偏左易损伤脾脏，偏于大弯侧（此处胃浆膜血管丰富）则易出血。因此，选好、选准穿刺点并穿刺成功是胃造口术顺利进行的主要影响因素。定位准确是预防并发症的关键因素之一，胃造口的穿刺部位因人而异，但一般选择在左上腹。

（一）PEG 的定位方法

该方法的体表定位点常选在脐与左肋弓中点连线的中外 1/3 段交汇处或左侧肋弓与脐的连线中间附近，胃内定位则在胃体中下部或胃窦与胃体交界处的胃前壁。其原因是该位置解剖上胃体前壁距离前腹壁最近、容易固定，另外胃体前壁血管分布较少，尤其胃腔扩张后，血管分布更加稀疏，术中损伤血管出血风险较低。另外，左上腹部肋缘下中线外 3～5 cm 处亦可作为胃造口的穿刺部位，该处的胃内定位亦于胃体中下部或胃体与胃窦交界处的胃前壁。胃角前壁近大弯侧是胃造口的最佳位置，此处不仅最接近体表，且平卧位时最高，可以减轻夜间胃液外溢。为避免发生颅内感染，腹腔分流的患者穿刺点应尽量偏离腹腔分流管的位置。穿刺定位除解剖定位外，还需结合以下辅助定位方法。①叩诊法：患者左上腹叩诊为鼓音区。②透光试验：待胃腔充分膨胀后，关闭室内灯光，通过腹壁观察胃镜灯光，体表最强透光影为穿刺造口位置。若患者营养状况好，即使腹壁不透光，也可仅根据腹壁指压试验来确定造口部位。③指压试验：按压腹壁透光处有浮球感或内镜直视下可见胃前壁有压迹，此情况表明胃前壁与腹壁之间紧密相贴而无其他脏器，该方法大大提高了行 PEG 的安全性和准确性，曾被视为该操作安全性的一个里程碑。一般情况下，建议指压试验与透光试验联合应用，肥胖患者若腹壁上寻找内镜透光亮点有难度，则可采用负压针刺试验。④负压针刺试验：又称安全通路法，即用装有液体的注射器负压抽气进入腹腔，若抽到气体同时胃镜下可看到穿刺针尖，表明通路安全；若抽到气体而胃镜下未看到穿刺针尖，表明针尖可能进入小肠或结肠等空腔脏器；若进入最大刻度时仍未能抽到气体且看不见针头，表明胃在腹腔的位置有异；若抽到血液时，表明穿刺通路存在血管。上述各种异常情况均应另选穿刺位点。

（二）PRG 定位方法

PRG 操作中，常选取左肋弓与左侧腹直肌外缘交点附近为穿刺点，在该处粘贴定位栅或定位器，然后行侧位 DSA 透视或 CT 平扫。相较于 X 线和 DSA 透视，CT 技术更能清晰显示腹部组织、器官、血管等结构，因而依据扫描图像评估胃腔充气程度更快速，穿刺区、穿刺点的选择更准确，穿刺角度、距离的计算亦更精确，不会因盲穿而产生误伤。据报道，选择腹直肌中部为穿刺点的术后出血风险是选择剑突下中线或肋缘下方腹直肌外的 5.35 倍。

尽管上述方法为术者行穿刺定位提供了一定依据，但术者仍需克服思维局限、重视个体差异，充分考虑到术中可能遇到的透光试验阴性、腹腔内组织脏器粘连、腹膜有多发转移灶、穿刺点选取失败等各种意外情况，灵活选择安全的穿刺点。另外，穿刺进针时要准、迅速，一次进入，避免反复进针造成胃壁损伤。

三、胃壁与腹壁固定

胃固定术是指在造口穿刺前将胃前壁固定在腹壁上。2003—2007 年，胃固定术不断发展，令胃造口术后并发症发生率大大降低。虽然早期有部分学者认为胃造口术中不需常规使用胃固定术，但目前大部分学者普遍认为胃固定术具有操作简单、避免胃壁穿刺时大出血、不增加腹水患者的手术时间和感染机会、防止胃液漏入腹腔引起腹膜炎、促进胃前壁与腹壁粘连及窦道形成等优点，建议作为常规操作。胃固定方法有单点法、两点法和四点法，目前采用最多的是两点法固定。固定器械中最成熟的产品是鲋田式胃壁固定器，以两点法为例，其具体操作步骤为在距离预定胃造口点约 0.5 cm 处，用穿刺针垂直插入胃腔，将蓝色针推入胃腔内，拔去黄色管芯针，沿原黄色穿刺针孔插入缝合线，上提蓝色管芯针并收纳线于把持环圈内，有阻力感后将整个固定穿刺针连同丝线同时拔出，将缝合线在腹壁外打结，将胃壁与腹壁固定。同法在造口点对称位置再次行胃壁与腹壁的固定结扎。对于胃壁固定术的实施，多项临床实践均证实其在胃造口术中具有较高的安全性。若操作中未施行胃固定术，则需全程持续注入空气以保持胃的扩张。

四、瘘道建立与置管

目前，胃造口术中的基本置管方法主要包括三种，拖出法、推入法、插入法，其中拖出法因为操作简单、并发症少，临床最常用。该方法是通过1根导丝引导，胃造瘘管则通过口腔、食管、胃从腹壁拖出。具体操作是将带套管的穿刺针垂直穿入胃内后，退出钢针，将导丝沿套管送入胃内，同时用活检钳钳住导丝连同胃镜一同退出口腔。导丝与造瘘管连接后自腹壁将造瘘管往外拉出，直至造瘘管的蘑菇头紧贴胃内壁。再次插入胃镜，确认置入的导管位置是否正确并及时加以调整。

推入法类似于拖出法，区别在于胃造瘘管的置入方式不同，前者是通过导丝引导推入胃腔，该方法通常使用祥环导管或球囊导管。在国外，插入法采用率逐年升高，其主要采用塞尔丁格技术，使用套管针直接经过腹壁进入胃腔，沿着导丝进行扩张后，再将胃造瘘管置入胃腔。具体操作是局部麻醉下，先在胃造口的穿刺部位上、下各1.0~2.0 cm处用双腔胃壁固定器将胃壁和腹壁用0号或2号手术缝线进行固定，然后在造口点用手术刀做一切口，将装有穿刺针的"T"形管鞘垂直刺入至胃腔，经辅助技术确认穿刺针到达胃内后，拔除穿刺针，留下"T"形持撑套，在腹壁外用手指堵上管鞘口，防止气体过快溢出，迅速沿"T"形持撑套插入胃造瘘管，在导管前端球囊注入3.0 mL的灭菌蒸馏水或灭菌注射用水后，拔除"T"形持撑套，轻拉胃造瘘管直至稍有阻力，使球囊紧贴胃前壁。最后腹壁局部消毒并固定造瘘管。尽管在手术并发症方面，插入法与拖出法差异不大，但前者适应证更广，成功率更高，所需手术时间更短、操作更便捷，瘘道形成前换管更方便，因此临床应用价值极高，尤其适用于头颈部、食管上段肿瘤导致咽食管狭窄的患者。

由于胃造瘘套件不需要经食管置入，这不仅提高了胃造口的成功率，也提高了胃造口的安全性，可以避免来自口腔、咽喉或食管肿瘤在造口处的种植或细菌对造瘘口的感染。此外，置管方法的不同与以后的拔管方法也密切相关，使用插入法放置的胃造瘘管其胃腔一端通常为气囊固定，只要将气囊内注水抽掉即可顺利拔除；而使用拖出法放置的胃造瘘管则一般需通过胃镜拔除。无论是拖出法还是插入法，临床操作均有较高的安全性，我们可以根据患者具体情况选择适宜的操作方式。

五、胃造瘘管选择

（一）管路材料

造瘘管的材料通常有乳胶、硅胶及聚氨酯三种类别，虽然均耐酸碱腐蚀，但并不是永久性的，使用期限一般为半年或一年。对于长期进行肠内营养的患者，更换胃造瘘管是相对比较频繁的，因此造瘘管的持久性将影响患者的生活质量。近年来，随着医用材料的发展，胃造瘘管路材质逐渐以聚氨酯或硅胶为主，该类营养管耐用且与人体有很好的组织相容性，不需定期更换，如护理得当，可用 2 年甚至是 10 年。其中聚氨酯胃造瘘管较硅胶胃造瘘管使用的寿命更长，应作为长期肠道喂养的优选。

（二）管路种类

胃造瘘管饲的规格为 14～24 F，可适用于儿童或成人。早期尚未有专用的胃造瘘管，常以双腔单囊医用胶乳导尿管、普通鼻胃管或橡胶管代替。近年来，随着医用材料的发展与更新，市场上已有专用的胃造瘘管。目前国际上常用的有蕈状橡胶管、祎环型胃造瘘管、荷兰的经皮内镜引导下胃造瘘管、美国的胃造瘘管和日本的胃造瘘管。其中普通橡胶管没有内固定，一般都会在皮肤外用线固定管身，防止滑脱。按内固定设计分类，胃造瘘管有球囊型、蘑菇头型、内垫片型三种。其中蘑菇头型、内垫片型均属于非球囊型造瘘管，该类胃造瘘管的特点是易出难进，其在通过穿刺口时极易导致患者出现疼痛、出血等状况，进而导致手术失败。因而其置入时常需要辅助技术才能完成，增加了瘘道感染概率，降低了造瘘管使用寿命。对于食管上段恶性狭窄的患者来说，非球囊型造瘘管通过狭窄部位时会发生嵌顿，且有可能将肿块脱落的组织及细胞在牵拉出胃壁时带至造口处，从而造成肿瘤的种植转移，因此多适用于经内镜下置换法或外科手术置换法。

球囊型胃造瘘管可直接穿过腹壁及胃壁至胃腔，可避免拉出或推入内垫片时经过食管病灶处引起的风险及并发症，也可避免固定器植入综合征的发生。此外，球囊型胃造瘘管具有独特的球囊和双接头设计，可有效减少使用中的管周渗漏和管道移位等并发症。其置换较非球囊型胃造瘘管的操作时间更短，费用及并发症均较少，术后通过空气对比即可判断球囊位置的正确性，更加经济实用且安全，是长期胃造口患者较理想的选择。但也有研究认为，球囊型胃造瘘管的灭菌蒸馏水需定期更换、有效管径较少、耐用性较蘑菇头差、容易发生老化，其术后护理反而较非球囊式胃造瘘管复杂。笔者前期基础研究发现，球囊型胃造瘘管使用期间如果给饲的食物坚硬、温度较高或较低，均可导致球囊意外破裂或管路的变形、堵塞，因而减少了胃造瘘管寿命周期。

在球囊型胃造瘘管中，还有一种国产的纽扣式胃造瘘管，是当前世界上最高新的一种 PEG 设备，相比其他胃造瘘管有着明显治疗优势。第一，此管为硅酮材料制成，舒适耐用，能最大限度地减少患者不适感。第二，其拥有弧形外固定器，对皮肤接触面积小，便于切口快速愈合。第三，其管子更长，便于医生进行操作，透明管身也便于监控造瘘管内畅通情况。它还可搭配空肠造瘘管进行空肠造口手术。同时它比其他胃造瘘管都更便于护理，更换起来也更加便捷。第四，性价比高，一般家庭也能接受该费用。

总之，无论是球囊型还是非球囊型胃造瘘管，没有一种导管适合所有情况，临床中，我们应根据患者临床情况，合理选择瘘管种类，以避免医源性操作损伤，降低医疗费用支出。

六、胃造瘘管固定及术后处理

待胃造瘘管置入后，须立即向球囊型胃管的头端注入 3～5 mL 灭菌注射用水以充盈球囊；内垫片型或蘑菇头型胃造瘘管则须胃镜再次进入胃观察，无论是何种类型的胃造瘘管，管路置入后均应稍用力外拉，使蘑菇头或球囊与胃壁紧贴，然后移动皮肤垫盘将其锁牢在皮肤上。为避免内外固定装置间张力过大，减少皮肤黏膜缺血、坏死、感染和固定器植入综合征发生的风险，一般外固定装置需与皮肤保持间距 0.5 cm。胃造瘘管护理措施包括以下几步。

（1）定时观察造口处伤口的情况，注意有无红、肿、热、痛及胃内容物渗漏等情况，若出现伤口渗血，则应局部压迫止血，出血较多时应及时通知医生行外科结扎止血。术后 1 周每日用碘伏消毒造口处 2 次，消毒范围为导管周围直径 5 cm 皮肤及导管上方 1～2 cm，然后用无菌纱布遮盖、胶布固定，以保持胃造口处清洁干燥。每日转动胃造瘘管 180°～360°，将导管推进 1～2 cm 再拖回原位，以促进瘘道形成。

（2）经常冲洗造瘘管，常规每 8～12 h 冲洗 1 次，每次管饲前后亦冲洗以保持管路通畅。

（3）抗生素可降低造口处周围感染的发生率，常规使用抗炎药物 3 d。若发生感染，可选择第 3 代头孢及喹诺酮类联合应用并加强换药基本可短期内恢复。

七、胃造瘘管的去除或置换

（一）去除或置换原因

去除或置换原因：①造瘘管被意外拔出体外，需要进行胃造瘘管的更换；②胃造瘘管不再需要或失去功能时，需要进行胃造瘘管的去除及更换；③长时间行胃造口置管的患者会出现造瘘管滑脱、堵塞、开裂、老化变形、造口处局部渗血、切口感染、管周渗漏、瘘口扩大、肉芽生长等情况，亦需要定期置换造瘘管。

（二）置换原则

尽管目前尚未有指导胃造瘘管更换的指南或共识，但其更换的原则是：①胃造瘘置换管沿着已经形成好的瘘道进行替换；②替换过程中最重要的是使用最小的力置入替换的造瘘管；③确认造瘘管置入的准确性。

(三)置换方式

目前，胃造瘘管换管方法主要有外科手术置换法、放射介入引导下置换法、经内镜下置换法、经皮球囊管置换法及低漏斗型胃造口术器械置换法等，其中经皮球囊管置换法及低漏斗型胃造口术器械置换法均属于经皮置换法。

1. 外科手术置换法

主要应用于不同意行经皮置换法或者经内镜下置换法的患者。

将造口处周围消毒，拔除原造瘘管，对造口周围进行区域麻醉，如果患者精神极度紧张，也可行全身麻醉。使用血管钳使瘘道轻度扩张，插入新的造瘘管，将管壁与周围腹膜、皮肤使用丝线缝合固定，术后待胃肠蠕动后进行管饲，多在次日恢复。

外科手术置换法的主要并发症有造口感染、皮肤损伤及瘘道撕裂。可于行造瘘管置换术前，预防性使用抗生素，术中注意无菌操作，术后注意对造口处及其周围皮肤进行消毒。Ahmad对行造口术患者预防性使用抗生素后，发现术前使用抗生素可减少瘘口感染的概率，证明术前预防性使用抗生素是有效的。若出院后感染，局部换药及使用抗生素可收到很好的效果，如抗感染无效则要考虑是否存在真菌感染，明确诊断后则需要行抗真菌治疗或者暂时拔除造瘘管。对于皮肤损伤及瘘道撕裂则需要予缝合、换药等对症处理。

2. 经皮球囊管置换法

多应用于那些不能耐受内镜或外科手术的患者，包括头颈外科或者食管癌患者。该方法优于经内镜下置换法或外科手术置换法，尤其适用于需要多次更换的患者。

将造口处局部消毒，拔除原造瘘管，检查周围组织情况，将新的球囊型造瘘管沿原造瘘管道插入，并沿管道向球囊内注入生理盐水使其充盈，确定管道位置正确后，使用外垫片将造瘘管固定，局部消毒，瘘口予纱布覆盖。当天即可管饲。

最主要的并发症是出血。以前造成出血的主要原因是以前的造瘘管蘑菇头相对较硬，当移除造瘘管时，容易导致伤口损伤出血。然而现在使用的管子较前更加柔软，可变形性和延展性更好，从而使经皮置换法更加安全。该并发症的主要预防措施为当移除造瘘管时加一个适当的压力，可以减少出血的发生。

3. 低漏斗型胃造口术器械置换法

同经皮球囊管置换法，多应用于那些不能耐受内镜或外科手术的患者，包括头颈外科或者食管癌患者。

拔除原胃造瘘管后，消毒造口部位并检查其组织情况，确定瘘道的条件和方向，用水溶性润滑剂充分润滑造口部位和低漏斗型造瘘管的圆锥端，润滑导入器并通过低漏斗型造瘘管的顶端阀口将其插入，将导入器插入圆锥端，继续推进以使圆锥端伸长并展平，沿着瘘道轻巧地向前旋进，直至伸长的圆锥端完全插入胃腔内，取出导入器，在瘘道内小心地旋转造瘘管，如果造瘘管可旋转自如，则表示管道位置正确，当日可管饲。

造瘘管阻塞及瘘道损伤为其主要并发症。低漏斗型胃造口术器械置换管接头处管径较小而容易发生造瘘管阻塞，因此对营养剂的配制要求较高。低漏斗型胃造口术器械置换法发生瘘道损伤的概率较大，故在置换时应轻柔地取出原造瘘管。

4. 经内镜下置换法

适合行腹部手术后需要行肠内营养的患者。

将造口周围消毒，将原造瘘管剪短，自原造瘘管断端连接导丝，在内镜下使用圈套器套住造瘘管，将造瘘管随胃镜牵引出来。再将造瘘管与留置的牵引导丝套牢，牵拉造瘘管，自口中牵引至胃腔后，从原造口处拉出，在腹壁进行固定，连接三通管道，局部再次消毒覆盖。次日可管饲。

并发症主要为胃镜进出可能造成损伤，尤其是食管下段与胃交界处，因锋利的支架最容易损伤此处，愈合并不容易，在胃镜检查过程中输注空气使胃扩张时易引起干呕导致食管损伤。而对于口咽失用性萎缩患者行造口术后，要更加注意其张口受限，此操作可带入口咽菌群，导致瘘道感染或一过性菌血症，甚至肿瘤种植。此外，经内镜下置换法未使用缝合线固定胃壁和腹壁，因此容易导致腹膜炎的发生，这是导致死亡的重要原因。

当经内镜下置换法用于老年患者时，可以加用柔软的乳胶防护罩避免食管损伤，若食管狭窄，应先扩张后进镜。出现腹膜炎时，如果患者病情稳定，症状及体征较轻，可以采用鼻胃管减压、广谱抗生素静脉注射等观察病情；如果患者病情不稳定，应及时行开腹探查术或腹腔灌洗。对老年患者来说经皮置换法较经内镜下置换法更加安全，其中，经皮球囊管置换法应作为胃造瘘管置换术的首选。然而盲目地更换新的造瘘管会导致腹部位置的改变，甚至发生腹膜炎，从而增加患者的死亡率。因此，临床上仍须合理选择造瘘管的换管方式，以减少并发症发生。

第六节　胃造口置管操作流程中的并发症

尽管胃造口是一项微创技术，但因患者及医疗技术的差异，并发症的发生率有很大差异。总体来说，并发症的分类有以下几种。

按严重程度，大致可分为轻微并发症和严重并发症。轻微并发症包括切口感染、导管移位、造口旁渗漏、导管堵塞、切口血肿等；严重并发症如胃穿孔、腹膜炎、胃出血等。

按发生频次，分为常见并发症和少见并发症。常见的有造口周围组织感染和脓肿形成、造瘘管滑脱、胃肠道出血；少见并发症有腹腔内出血、腹膜炎、胃壁压迫性缺血性坏死致瘘道形成、小肠结肠穿孔、肿瘤细胞的造口种植、胃肠道梗阻、胃结肠皮肤瘘等。

按发生的时间，可分为操作相关并发症、置管术后并发症、换管和拔管后并发症。所有并发症均需高度重视并及时处理，以免产生严重后果。

一、操作相关并发症

（一）气腹

在内镜操作的充气过程及穿刺操作过程中容易发生，其发生率高达56%，随着技术的不断成熟和改进，近期报道其发生率为20%。造成气腹的原因是反复多次穿刺，气体经穿刺点漏至腹腔内或长期营养管支持治疗的患者胃收缩能力差，造瘘管插入后经周围漏气至腹腔内。尽管腹腔内气体可存留5周，但胃造口后不推荐拍摄腹部X线片观察是否有气腹。气腹一般为良性过程，通过拉紧胃造瘘管并禁食2～3d多可以自行吸收。如果患者出现气腹但不伴腹膜炎征象，可观察病情变化；若气腹严重或者已经出现腹膜炎的情况时，则须通过胃造瘘管注入水溶性造影剂进行造影检查，以评估是否有胃和腹壁分离或者存在胃瘘可能。如果存在上述情况，查明原因并行胃壁再次固定，必要时用广谱抗生素治疗甚至外科干预。在置管操作中，不要过度充气，保持穿刺针与腹壁的垂直可以减少气腹的发生。

（二）结肠损伤

多发生在结肠的脾区，比较少见。结肠损伤后会出现腹膜炎，常需要外科治疗，如果患者血流动力学稳定，没有发生败血症者也可以内科保守治疗。有的患者可形成穿过结肠的瘘管，但除了一过性的发热或肠梗阻外，通常并没有严重症状。在穿刺前采用叩诊和透视相结合的方法能很好地预防结肠损伤。但是过度肥胖的患者很难确定具体部位，可用18～20F穿刺针进入胃腔，然后缓慢地边退边抽吸造成负压，如果突然有气体或者粪便进入则提示刺入结肠。反向特伦德伦伯体位和超声内镜引导也可避免出现这种并发症。

（三）小肠损伤

正常情况下小肠被网膜保护，与腹壁分离，但是腹腔手术可能会改变解剖结构造成肠管与前腹壁粘连。网膜切除术会增加这种风险而损伤小肠。一且出现了腹膜炎，就需要使用广谱抗生素或者进行外科治疗。

（四）出血

术后局部出血多由操作损伤腹壁血管所致，轻微加压处理即可以止血。对于造瘘管内部出血，建议将外侧缓冲器拉紧腹壁，内外缓冲器共同加压止血。48 h内应该释放压力，防止伤口破裂及胃黏膜下层缺血损伤。如果操作损伤了大动脉、胃动脉而出现大量腹膜后出血，需要进行外科手术或者腹腔镜干预治疗。

二、置管术后并发症

（一）腹壁疼痛

局部疼痛可能是由局部感染或胃固定缝线固定太紧造成，但也有一些患者会出现持续性的神经性疼痛。治疗上只能移除胃造瘘管，在不同的部位重新放置，也有局部使用麻醉药者，可以暂时缓解疼痛。

（二）伤口感染

伤口感染是最常见的并发症，其发生率为30%。临床表现为患者造口处出现局部红肿、压痛及发热或白细胞升高，多是术后瘘口周围消毒不及时所致，包括细菌、真菌感染等。轻度感染者加强局部换药、经内科治疗大部分可以好转，严重感染者出现局部蜂窝织炎脓肿时，需要外科干预。术前预防性使用抗生素可以有效地预防伤口感染。抗生素的选择目前尚无统一意见，一般来说，在术前30 min使用第一代头孢菌素类抗生素或者喹诺酮类抗生素可对大部分患者产生较好的治疗效果。一旦确定有皮肤感染，可考虑换用第二或第三代头孢菌素类抗生素且局部加强换药，常短期内恢复。若抗感染治疗无效则要考虑真菌感染的可能。为预防造口感染，应每天观察造口处周围皮肤、换药清洁伤口。同时应注意胃造瘘管蘑菇头与胃壁及造瘘管固定盘片与腹壁接触的松紧度，保持轻度紧张以避免腹部皮肤及胃黏膜坏死，同时也避免胃壁与腹腔壁有空隙而发生腹腔感染。

（三）坏死性筋膜炎

虽然非常少见，但是患有糖尿病、营养不良或免疫系统功能低下者容易发病。坏死性筋膜炎多由牵拉和过度的挤压造成，尤其是外侧衬垫紧贴腹壁时更容易发生。一旦出现坏死性筋膜炎，需外科及时干预。为避免该并发症，需保持外侧衬垫距离腹壁1～3 cm，同时要加强伤口的护理，使用过氧化氢简单地清理伤口，7 d之内每天换药。

（四）包埋综合征

包埋综合征又称固定器置入综合征，指过度牵拉胃造瘘管，内固定器从胃腔移行至胃壁内或腹壁内，从而导致胃黏膜坏死，患者出现疼痛和无法注入食物，部分患者在更换胃造瘘管时才被发现。为避免包埋综合征的发生，建议在胃造瘘管外卡口和腹壁间留有0.5 cm的距离，以减少内垫片对胃黏膜的压力。每天将造瘘管向内部推入并且旋转、再放回原来的位置，这样可以确保不会嵌入胃壁黏膜。包埋综合征一经诊断应立即治疗，若没有及时处理，容易引起严重并发症，如胃穿孔、腹膜炎，甚至死亡。局部麻醉下于皮肤切一小口借助内镜取出即可，如果无法取出只能选择手术治疗。

（五）吸入性肺炎

吸入性肺炎是术后患者死亡最主要的原因，但是吸入性肺炎与诸多因素有关。口腔清洁不良，咽喉部分泌物堆积、反流，咽喉部保护气道功能下降，患者的意识状态及对术中镇静药物的反应等都会造成误吸。抬高床头30°～45°，间断输送食物，保持口腔清洁，应用促动力药物，必要时在PEG基础上行PEJ，可以减少吸入性肺炎的发生。大量临床实践发现，鼻胃管置管和胃造口置管这两种营养方式之间的误吸风险的差异并不显著。

(六)肉芽组织增生

肉芽组织增生的确切机制暂未明确,有可能是造瘘管不牢固引起的摩擦或食物渗漏至周围皮肤所导致。部分患者术后造口处肉芽组织生长过程中受到造瘘管挤压牵拉,向腹壁外翻,造成肉芽组织增生。虽然肉芽组织的存在并不是危及生命的并发症,但容易导致患者发生造口处感染、生物膜形成和出血。其治疗需要广泛应用局部抗菌药物、低剂量类固醇,严重时可以行激光治疗或者外科切除。

(七)渗漏

渗漏在年老体弱的患者中更为常见,通常发生于造瘘管放置后的最初几天内。在胃造口处部位可见肠内营养液和胃液,发生率约为14%。渗漏的危险因素包括胃造口部位感染、胃酸分泌增加、包埋综合征、胃壁固定过紧或胃造瘘管球囊没有紧贴胃壁等。如果发生渗漏,首先调整胃造瘘管的位置,同时口服促进胃肠道蠕动药物或质子泵抑制剂。如果是由于造瘘管通道扩大导致的渗漏,可考虑更换大直径造瘘管。同时可以使用泡沫敷料吸附外漏的液体,不建议使用无菌纱布覆盖,因为纱布吸附液体后反而更容易诱发感染。

(八)胃造瘘管堵塞

造瘘管堵塞最常见的原因是经管注入的药物、营养液有残渣或过于黏稠。片剂碾碎不够充分或药物成分沉积、食物和药物或者药物之间的相互作用形成的沉淀物均可导致堵管,如考来烯胺这样的膨胀剂或疏松剂不应通过胃造瘘管注入。为了最大限度地降低管腔堵塞的风险,在每次使用前后都需要用温开水冲洗导管。当管腔堵塞时,可用碳酸氢钠或可乐等冲管。如果失败,切勿用高压冲洗或导丝再通。目前还有专为管道设计的管道清洗刷,以清除凝块。当上述方法无法疏通堵塞时,则需要更换胃造瘘管。

（九）造瘘管脱出

其与球囊破裂、球囊内液体量不足、未定期更换或监测、窦道过大、患者躁动自行拔管有关。临床表现为导管不通畅、导管滑出。每周回抽、更换球囊内的灭菌蒸馏水1次，检测球囊的完整性，保证球囊处于充盈状态；避免给予坚硬、粗糙的食物以避免对球囊的摩擦致使用寿命缩短；昏迷或老年痴呆患者应保护性约束上肢，以免拔出造瘘管。胃造瘘管一旦滑出，可尝试原位送入，无法原位送入者，则立即封闭瘘口，用适当引导方法换管或重新置管。

（十）腹膜炎

X线和CT引导下胃造口术后腹膜炎发生率为1.3%，而内镜下置管后腹膜炎发生率为0.5%。多数是在胃造口通道成熟前拔出造瘘管或者造瘘管脱落，进而导致胃内容物进入腹腔所致，也有可能是结肠穿孔导致。腹膜炎发生后患者病死率增加，因此及早发现和治疗非常重要。腹膜炎常见的临床表现包括腹部压痛、腹胀、寒战、发热及排气、排便困难和呕吐等。处理措施包括抗感染和对症支持治疗，必要时行经皮穿刺引流或手术引流。

（十一）肿瘤远处转移

PEG过程中，咽部、食管的肿瘤细胞随着胃镜、造瘘管移动直接播散转移至造口处，使用1个外套管操作可避免这个问题。

（十二）胃出口梗阻

造瘘管迁移到幽门区可导致胃出口梗阻。临床表现包括腹部绞痛和恶心、呕吐。主要由外侧支撑垫固定较松、造瘘管内固定器向前滑动进入十二指肠而引起。经常检查造瘘管上的刻度、维持外部支撑垫在距离皮肤1～2 cm的位置，可防止造瘘管被拉入胃而导致的胃出口梗阻。

（十三）胃肠瘘

胃肠瘘是一种罕见并发症，常发生于胃和腹壁之间的大肠或小肠，大多为胃结肠瘘，若穿刺针同时刺入结肠和胃或造瘘管压迫结肠引起坏死，以致胃与结肠相通。临床表现为腹痛、注食后腹泻、管内排出粪便、体重减轻、肠梗阻、造瘘管更换困难及急性腹膜炎等。较小的瘘在拔除导管后可自愈，大的胃结肠瘘可出现更加严重的营养不良和中毒症状，应手术治疗。

三、造瘘管换管和拔管后并发症

（一）造瘘管渗漏

胃造瘘管老化之后可能出现渗漏和破损，因此需要更换。对于何时更换胃造瘘管，目前没有绝对的时间限制，因此可以一直放到它失效老化为止。目前有新一代直接通过腹壁窦道更换的胃造瘘管，使换管过程更加方便。

（二）造瘘管移除后瘘道长期不愈合

一般在原来疾病恢复至不再需要胃造瘘管的时候可以移除。瘘道一般在 24～72 h 可以自动闭合，但也有少数瘘道不闭合。使用硝酸银破坏瘘道的上皮组织后再使用 H_2 受体阻滞剂可以促使管道愈合。使用氩离子凝固治疗、纤维蛋白胶凝固、电凝加放置金属夹的方法也可以闭合瘘道。目前最新的方法是先使用专用的管道刷或者 APC 导管破坏瘘道内上皮层，然后再用金属夹闭合胃黏膜瘘道开口。

第七节 胃造口置管后常见并发症的处理

一、造口感染

应对：①术前预防性应用抗生素，术后应用抗生素 3 d。②术后 1 周内，每日消毒瘘口及造瘘管 1 次，每日更换穿刺处敷料 1 次。③若出现感染，加强换药，必要时给予抗生素。

二、腹膜炎

应对：①术中将胃壁与腹壁加强固定，待术后 14 d 再予以拆线。②置管后 24 h 内禁止给予肠内营养。置管 24 h 后先给予温开水，待患者无反应后再逐渐过渡到肠内营养。③术后密切观察患者的生命体征及腹部体征，若出现体温过高、腹部肌紧张，则立即通知医生，予以对症处理。

三、造瘘管球囊破裂、移位及堵塞

应对：①定期冲洗胃造瘘管，管路留置期间每 4～6 h 脉冲式冲洗 1 次，管饲前后及给药前后均需加强冲洗。若出现堵管，则给予可乐、碳酸氢钠对症处理，若无效予以拔管重新置管。②定期更换球囊内的液体，每周更换球囊内的灭菌注射用水 1 次。③避免给予坚硬、粗糙的食物，以避免其对球囊的摩擦导致球囊使用的寿命缩短。④首次置管后标记导管外露刻度或使用不可擦除的记号作为参考点。每次使用前均需评估胃造瘘管外露刻度，并用多种方法证实胃造瘘管末端在胃腔内。⑤如出现胃造瘘管移位、滑脱且经对症处理无效外，予以重新更换或再次置管。

四、疼痛

应对：①术前给予局部充分麻醉。②评估患者疼痛的性质及部位。③给予音乐、心理护理等方法缓解患者疼痛。④必要时予以药物口服或静脉注射镇痛。

五、造口处肉芽肿形成

应对：①窦道形成后予以加强固定，减少管路对瘘口的摩擦。②肉芽肿形成后，在周围涂抹隔离霜或采用抗菌敷料保护皮肤，必要时予以硝酸银烧灼。

六、非计划性拔管

应对：①置管后予以充分固定，必要时使用配套的胃造瘘固定装置予以保护。②对清醒患者加强宣教，对神志不清患者予以保护性约束。③拔管后，立即封闭瘘口，必要时采用合适的引导方法予以重新置管。

第八节　胃造口置管的护理常规

一、操作前护理

（一）常规护理

评估患者基本情况，有无禁忌证、出凝血功能异常，告知患者风险并使其签署知情同意书。

（二）心理护理

采用多种形式给予患者及家属讲解胃造口操作流程、管道使用方法、术中及术后注意事项，增加患者对操作流程及可能出现的不适的了解，操作中护士应耐心指导患者调整呼吸，并多给予鼓励、心理安慰及支持。

（三）专科护理

(1) 饮食：术前6 h内禁食、术前2～3 h禁饮。清醒患者禁食期间做好沟通，减轻患者因空腹引起的焦虑情绪。予血糖监测，必要时可静脉滴注葡萄糖、氨基酸等，以预防低血糖。

(2) 口腔护理：做好口腔护理，必要时取下活动性义齿，清除患者口腔分泌物。

(3) 皮肤准备：若造口区域皮肤有毛发，予以术前备皮。

(4) 药物应用：操作前5～7 d应根据医嘱停用抗凝剂或在术前改用低

分子肝素。预防性使用抗生素 3 d，以减少瘘口处感染。术前 30 min 肌内注射盐酸消旋山莨菪碱注射液 10 mg 以减少胃肠蠕动，从而保证手术顺利完成。躁动患者可于术前 30 min 给予适量镇静药物，如丙泊酚 2 mg/kg。精神紧张者可酌情肌内注射地西泮 10 mg。

（5）抢救用物准备：备好抢救车、呼吸机、呼吸气囊、气管插管用物、吸引器等抢救用品。

（6）其他：了解患者的血型，必要时予以备血。

二、操作中护理

（1）体位：为降低误吸和结肠穿孔的风险，患者取头高足低位。患者头偏向一侧，必要时清除呼吸道分泌物。

（2）心电监护：设置心电监护的上下限、打开报警状态、调节心电监护，并将血压监测设置为 5 min 1 次。在患者使用镇静剂的过程中，注意心率、血压、血氧饱和度的变化。若出现低血压，立即遵医嘱使用升压药。若血氧饱和度下降，脉搏血氧饱和度 < 95%，立即停止胃造口置管，予简易呼吸气囊辅助呼吸，必要时准备床边气管插管。

（3）建立静脉通路：确保输液管路通畅，予以基础液体补充能量。出现一过性血压降低时可加快补液速度。

（4）管路位置标记：置管成功后可用黑色记号笔标记导管外露刻度。

（5）其他：操作中积极配合医生进行皮肤消毒并铺巾，配合操作者进行胃镜的送入、拉出，操作结束时可在皮肤与外固定器之间放置无菌纱布以防止长期渗液对皮肤的损伤。

三、操作后护理

（一）病情观察及生命体征监测

（1）予以面罩吸氧、经鼻高流量吸氧或呼吸机辅助吸氧等呼吸支持。

（2）心电监护：建议术后 72 h 内每 15 min 监测 1 次心率、血压、体温、呼吸、血氧饱和度及评估1次疼痛、恶心和镇静等级。患者情况稳定，每30 min监测1次生命体征，持续3 h。患者持续稳定，每6 h监测1次生命体征，持续12 h。

(3) 观察造口处皮肤情况，有无出血及红、肿、热、痛等，72 h。

(4) 观察有无消化道反应，如恶心、呕吐、腹痛等，72 h。

（二）体位护理

(1) 患者术后返回病房予以平卧位，头偏向一侧。

(2) 术后在无禁忌证的情况下，管饲时予以患者坐位或半卧位，床头抬高至少30°，管饲结束后保持该体位至少30 min，防止误吸及反流。对不能耐受半卧位的患者建议采取头高足低位。

（三）肠内营养的护理

(1) 术后胃造瘘管接引流袋，观察引流液颜色、性质、量。

(2) 24 h内禁食禁水。

(3) 24 h后，患者无不适，可经胃造瘘管注入500 mL糖盐水，无腹胀、呕吐等不适反应后，可从低浓度开始，逐渐滴入营养液，按照循序渐进的原则逐渐增加肠内营养的量及速度。

(4) 使用专用的肠内营养输注器械，必要装置应每24 h更换1次。

(5) 为防止进行持续肠内营养输注的患者出现恶心、反流、腹胀和吸入性肺炎，每6 h测量患者的胃残余量。

(6) 意识清醒的患者，指导并协助其漱口，对于意识不清的患者或不能自理的患者，每日予以口腔护理3次，对于口唇干裂者外涂润唇膏或液状石蜡保护。

（四）造口护理

(1) 置管24 h后，胃造口处每日换药1次，早期为预防感染可用碘伏清除瘘口周围的污渍和分泌物，然后用纱布覆盖。

（2）待窦道形成后，可用生理盐水或无菌蒸馏水清洗瘘口。

（3）换药时要避免牵拉管道，保证固定器未移位。内垫片式胃造瘘管每日换药时旋转造瘘管180°。置管7～10 d后，每日应松开胃造瘘管外固定，将其轻插入胃内2～3 cm，然后再轻轻拉回来，直到感觉有阻力时停止。

（4）每天评估造口处周围皮肤是否有感染、瘀伤、压力性损伤和肉芽组织增生的现象，纱布若有渗血、渗液及时更换。

（5）术后1周拆除腹壁固定线。

（五）造瘘管路护理

（1）正确标记：首次置管后标记导管外露刻度或使用不可擦除的记号作为参考点，以便于及时识别导管是否发生易位，每天检查胃造瘘管末端位置是否在胃腔内。

（2）妥善固定：造瘘管外固定器与腹壁以轻度紧张为宜。过松易导致营养液通过瘘口渗出，过紧则易导致疼痛甚至可以导致瘘口处皮肤长期紧绷，引发缺血、缺氧而造成皮肤的充血及坏死。若造瘘管滑进或滑出导致刻度改变2 cm以上，应及时汇报医生，防止感染。虽然胃造瘘管的非计划性拔管率较低，为预防管路脱管目前市场上已有不同类型的造瘘管防护衣在临床中应用并获得良好的效果。

（3）保持通畅：每次注入营养液或药液前应检查是否有胃内营养液潴留，每日换药时旋转造瘘管180°。

（4）球囊护理：定期更换球囊内的液体，每周更换球囊内的灭菌注射用水1次。避免给予坚硬、粗糙的食物，以避免其对球囊的摩擦导致球囊使用的寿命缩短。如果发现有沉淀物，应更换导管。

（5）管路更换：所有导管应根据说明书规定进行更换。在计划换管前2 h内应禁止清水输注，4 h内禁止食物输注，在此期间只能输注基本药物。建议第1次换管在医院进行。在瘘口初步愈合后可以由患者在家自行完成换管操作，也可以在护士的帮助下完成。换管时，轻轻将新管插入瘘口，经 X 线、内镜或其他替代方法确认是否在胃腔内。

(6) 拔管的护理

1) 置管后 10 d 内不要拔除造瘘管，应在胃窦道形成后才能将管去除。

2) 拔管时，对于非球囊型胃造瘘管应首先消毒腹壁及腹壁皮肤附近的造瘘管，然后向胃内轻推胃造瘘管，于胃内用圈套器夹持胃造瘘管胃内蘑菇头部分，再将造瘘管管外端外拉后用消毒剪刀贴紧腹壁剪断胃造瘘管，最后于内镜下将已圈套住的造瘘管内端连同内镜一起退出患者体外。

3) 拔除胃造瘘管后，遗留的瘘口可用凡士林纱布填塞或缝合 2 针，外敷纱布及胶布固定。

4) 拔除胃造瘘管后第 1 d 最好不进食，第 2 d 可从少量清流质饮食开始，逐渐到正常饮食及逐渐增加进食的量，防止过早过量进食而影响瘘口的愈合。

四、健康宣教

通过口头、视频、宣传手册、现场演示等多种形式培训患者及家属熟练掌握管道和皮肤护理技术及鼻饲饮食的配制和注意事项，告知患者可能出现的并发症及防护措施、紧急就诊程序等，必要时借助网络平台为患者提供针对性的指导，以提高自我管理的能力。

第九节 胃造口术后的居家护理

住院期间，多数胃造口患者可接受较好的护理干预，但大部分患者出院后仍需居家管饲。患者及照顾者因缺乏相关的管饲知识，导致患者营养状况较差，不良反应发生率较高，严重影响生活质量。研究显示，居家期间胃/空肠造口并发症的发生率约为 23.1%。因此，做好家庭护理干预，加强造口喂饲护理及造瘘管、周围皮肤的观察与护理，不但可提高家庭管饲的安全性，避免相关并发症的发生，还可以提高疾病治疗效果及患者生活质量，对提高患者满意度有重要意义。

一、患者和照顾者居家护理的需求

在胃造口患者的家庭护理中会出现很多问题，而患者和照顾者的实践和经验在寻找解决这些问题的方法中起着关键的作用，因此，提供全面而实用的出院培训及家庭护理和咨询服务，对解决患者和照顾者在家庭护理中所遇到的困难和需求是十分重要的。

（一）信息需求

胃造口术后患者及照顾者渴望得到相关疾病与照护知识，主要体现在食物选择与造瘘管护理等信息需求。多项研究证实，满足患者信息需求，加强疾病相关教育可以使患者重新获得疾病控制权，减少焦虑、恐惧等负性情绪，提高患者治疗依从性，增强疾病自我管理。

（二）技能需求

患者及照顾者在出院前和出院后缺乏相关照护技能培训，期望获得更加完善的医院-社区-家庭延续护理。

（三）情感与社会支持

胃造口术后肠内营养患者需要家人、朋友给予极大的帮助和支持，良好的家庭社会支持会让患者表现出积极的心理体验，并拉近彼此之间的距离，照顾者给予患者语言、行为、物质及精神层面上的关怀，使患者从中获得情感支持，能增强应对能力和减少负性体验。

二、居家护理的组织和管理

在欧美国家，居家营养服务通常由社区医院或商业公司提供，但上述机构很少提供监测，因而仍存在安全问题。一些患者（尤其是老年人）的居家肠内营养需要更多专业小组的监测、评估、指导及必要的实验室的检查以了解机体的内环境及营养状态的改变。国外一些大的中心医院有专门的营养支持小组，他们负责对出院回家行肠内营养的患者进行管理和监测。我国目前对居家肠内营养的管理模式亦参照国外，有不少医院成立了专门的营养支持管理团队。

（一）团队组成

一般来说，该团队可由主任医师、主治医师、护士、营养师、心理治疗师、康复治疗师共同组成。另外，社会工作者、营养专业的博士及到营养支持小组轮转的受训者亦可加入其中，这些均有利于为患者提供全面而合理的营养。

（二）管理职责

医生主要负责制订和调整患者营养方案、处理病情变化、评价实施效果；护士则需取得营养专科护士资质，主要负责患者健康教育、营养监测、访视及护理。

三、居家护理指导的实施

（一）出院前指导

患者出院前3d由营养专科护士给予患者或家属心理护理，构建健康管理档案，对患者进行营养评估。例如，对患者进行体质分析和间接能量测定，医生根据监测结果制订个体化营养方案；专科护士给予个体化健康教育，讲解家庭护理的重点、常见并发症及处理，如导管护理、肠内营养护理、体位护理、功能锻炼指导。出院前再次评价患者或家属对胃造瘘管的喂养知识及喂养方法掌握情况，要求出院时患者或家属能独立完成经胃造瘘管喂养及相关并发症的观察。

（二）出院后随访

随访方式中，除了传统的上门访视、电话随访、营养护理门诊访视外，随着互联网信息技术的发展，家庭网络访视平台随访、微信随访、远程视频会议等线上咨询服务逐渐受到患者喜欢。随访的时间、频次依据访视形式而定。一般护理人员到患者居住点访视的时间为每次 1 h，每周 1 次；信息随访可每周 1 次、电话随访可每月 1 次；家庭网络访视平台可每 1～2 个月更新文字、语音、图片等相关健康教育资料和视频，必要时专家可在线坐诊，与患者进行答疑互动。

（三）效果评价

患者出院后的第 1、第 3、第 6 个月可至门诊复查并行效果评价，通过间接能量测定、体质分析进行评估，医生根据评估结果制订患者每日目标需要量，并通过管饲肠内营养逐渐过渡到口服营养补充，最终实现正常饮食。

四、居家护理指导的具体内容

（一）皮肤护理

（1）造口皮肤红、肿、热、痛：用聚维酮碘消毒，再用乙醇脱碘，然后涂苯扎溴铵溶液，待干后涂氧化锌软膏。

（2）造口表皮破溃：涂苯扎溴铵溶液，待干后涂金霉素软膏。

（3）造口有脓性分泌物：用聚维酮碘消毒，再用乙醇脱碘，然后涂莫匹罗星软膏，用油纱布覆盖。

（4）造口有肉芽组织生长：以高渗盐水局部湿敷 30 min，再用生理盐水清洗。

（二）肠内营养的护理

（1）从低浓度开始，逐渐滴入营养液，按照循序渐进的原则逐渐增加肠内营养的量及速度。

（2）使用专用的肠内营养输注器械，必要装置应每 24 h 更换 1 次。

（3）为防止患者出现恶心、反流、腹胀和吸入性肺炎，进行持续肠内营养输注的患者，每 6 h 测量患者的胃残余量。经造瘘管喂养患者的腹泻发生率较高，营养液配制及存放不当、乳酸和脂肪过多、营养匀浆渗透压高等因素均可引起腹泻。因此，配制营养液的食物要新鲜，尽量选择易消化、易吸收、荤素搭配合理的食材，而盛装食物的容器及灌注工具则应当每日灭菌或煮沸消毒后使用。喂养中及喂养后的 30～60 min 采取坐位或半卧位。

（三）造瘘管护理

（1）妥善固定造瘘管并做好标志，每天检查和记录，指导患者勿牵拉、折叠造瘘管。

（2）合并老年痴呆或其他疾病不能配合治疗的患者，要适当约束其四肢，以免导管被拔出。

（3）保持管道通畅，如推注遇阻力，营养液中可加米曲菌胰酶片 2～4 片。

（4）如长时间不喂饲，每 8 h 应至少冲洗管道 1 次。

（四）导管换药

（1）在护理前先洗手。

（2）用肥皂水或自来水每天清洁管口周围，不要用过氧化氢或其他特殊的清洁剂，也可用棉或纱布轻柔地擦拭，冲洗干净再擦干。

（3）如果需要引流，每天至少更换 1 次导管切口周围敷料，如果敷料潮湿要及时更换。

（4）在清洁切口或更换敷料时要观察切口周围皮肤有无红肿、敷料上引流物的情况、置管处有无渗漏等。

(5) 妥善固定胃造瘘管，避免管道晃动引起疼痛或皮肤破损。每次营养液滴注前或给药前检查导管进入皮肤处的刻度，导管轻微的出入是正常情况，可预防导管固定过紧引起的并发症，但如果刻度改变 2 cm 以上需及时与医生联系。

(6) 转动固定栓（导管与皮肤接触处的软塑料用于预防导管滑入胃内）和导管以预防皮肤损伤，同时轻轻地将导管推进再拉出 1～2 cm。

(7) 每天至少用 30 mL 温水冲管 1 次。

（五）洗澡

(1) 置管后 24～48 h 可淋浴。

(2) 置管 7～10 d 后经医生复查确认后可再淋浴。

(3) 洗澡前用保鲜膜将胃造瘘导管处上下多包裹几层并妥善固定。

(4) 建议淋浴，禁止盆浴。

（六）给药

(1) 在给药前先用 30 mL 的温开水脉冲式冲管。

(2) 所有的药物必须是液体状态或压成细的粉末并与水混匀。

(3) 给药前要先咨询医生或护士确定药物是否可以压碎，用注射器抽取药液推入管道。

(4) 每次用药后再要用 30 mL 的温开水脉冲式冲管。

（七）导管堵塞的处理

营养液滴注很慢或冲管时有阻力时，可能是营养液或药物沉积在管壁造成导管堵塞。

(1) 可用 30 mL 温水冲管。

(2) 用 60 mL 的注射器回抽。

(3) 反复来回抽吸注射器有助于凝块的松脱。

(4) 使用碳酸氢钠或碳酸类饮料, 如雪碧、可乐等反复冲管, 夹闭管道 30 min 后再使用温开水冲管。

（八）心理护理

访视护士应加强与患者及其家属的交流沟通, 了解患者日常生活方式及性格特征, 给予其合理的心理疏导, 鼓励患者自主表达意愿, 正确对待疾病治疗, 保持心态平和稳定, 可通过听音乐、广播或看电视等方式缓解心理压力。

总之, 专业的胃造口护理服务不应局限于医院内, 还应延伸至患者出院后的后续治疗及康复中。护理的工作内容不应局限于患者身体, 还应包括对患者心理层面的关怀。

第十节　胃造口置管应急预案

一、麻醉致过敏反应

原因: 与患者过敏体质及药物种类有关, 临床表现以一过性生命体征下降、呼吸急促或荨麻疹为主。

预防: 术前充分评估, 了解患者局部麻醉及其他药物过敏史; 术中观察患者呼吸及其他生命体征, 建立循环。

处理: ①患者出现过敏反应时, 应立即停止麻醉药物注射; ②患者麻醉反应较轻时, 予以吸氧、监测生命体征, 抬高下颚, 按摩颞下颌关节, 并静脉推注地塞米松或甲泼尼龙; ③患者出现重度麻醉反应或过敏性休克时, 立即给予抢救、皮下注射肾上腺素, 必要时应用呼吸机辅助通气及心肺复苏, 同时予羟乙基淀粉 130/0.4 氯化钠、琥珀酰明胶等胶体溶液维持循环。

二、出血

原因: 患者有出血倾向或操作不当致腹壁或脏器浅表血管及深部大动脉、

大静脉损伤，临床表现以出血、渗血为主。

预防：操作前停用抗凝剂至少1周，采用合适的方法精准定位，穿刺点尽量选择在胃体处以避开血管丰富区域。

处理：①体表出血，予以纱布加压止血，必要时予以吸收性明胶海绵止血。②胃腔出血，拉紧球囊及外侧固定器对腹壁共同加压止血。同时将胃造瘘管接胃肠减压，观察患者引流液及大便的色、质、量。③胃壁后方血管及脏器损伤致出血，若患者体征缓慢下降、出血量较少且颜色较淡，则立即通知管床医生、请 ICU 医生予以超声会诊，必要时予以腹部 CT 检查，给予止血药物、输血等对症治疗；若腹腔有大量鲜红色活动性出血且与置管相关，则立即请普外科医生予以急诊手术止血或心外科医生予以 DSA 下止血；若体征变化与置管无关、与病情有关，则立即请管床医生给予其对症治疗。

三、胃壁腹壁穿刺及置管失败

原因：进针深度不够导致进线困难或胃壁及腹壁固定器损坏、胃造瘘管球囊破裂。

预防：通过穿刺针抖动确认进针轨迹及针头所在位置，术前充分评估球囊完整性。

处理：①尼龙线进线困难，提示未在胃腔内，应拔出穿刺针重新穿刺固定；②蓝色套圈上提示有阻力感，提示套线失败，可调整蓝色套圈的方向，使套圈与进线口方向匹配；③若胃壁固定器及胃造瘘管失效，有条件下可重新更换置管装置，若无装置可在充分膨胀胃腔的情况下盲插置管及用导尿管替代。

四、胃穿孔

原因：胃壁固定器或穿刺针进针过深。临床表现以腹痛或板状腹为主。

预防：穿刺前充分评估进针的深度、密切观察患者有无腹痛及其他腹部体征，穿刺中通过穿刺针抖动确认进针轨迹及针头所在位置。

处理：①若患者无不适，则在超声引导下穿刺针头缓慢后退直至穿刺针进入胃腔中,后续按原步骤进行;②若患者主诉疼痛或腹部体征明显、腹肌紧张、板状腹,则立即给予对症处理,必要时行穿孔修补术。

五、脏器损伤(结肠、肝、肺损伤)

原因:穿刺定位不准确或胃腔充盈程度不够。

预防:用 18~20F 穿刺针进入胃腔,缓慢地边退边抽吸造成负压,如果突然粪便进入则提示结肠损伤,或操作中使用反向的特伦德伦伯体位来预防。胃腔内注水量以 1500 mL 为宜,最大不超过 2500 mL。

处理:①穿刺口较小,结肠损伤较小,拔管后可自行愈合,不予处理;②如果穿刺口较大,结肠损伤较大,应请普外科医生进行手术,以防腹腔感染;③肺损伤时,患者出现呛咳或氧饱和度下降,则立即停止操作,行气管插管辅助通气;④肝损伤时,浅表损伤患者可无明显的全身症状,予休息、抗感染、保肝等保守治疗。如果伤及部位深处及重要的血管可造成渗血、胆漏,保守治疗无效后可通过引流或介入手术治疗缓解。若肝损伤危及患者生命,应紧急外科处理。

六、腹膜炎

原因:在胃造瘘通道成熟前拔出造瘘管或者造瘘管脱落,胃内容物进入腹腔所致,也有可能是结肠穿孔导致。

预防:术中将胃壁与腹壁加强固定,术后 14 d 再予以拆线。置管后 24 h 内禁止给予肠内营养。喂养前先给予温开水,待患者无反应后再逐渐过渡到肠内营养。术后密切观察患者的生命体征及腹部体征。

处理:若出现体温过高、腹部肌紧张则立即通知医生,予以对症处理。

七、造瘘管移位或滑脱

原因:主要由球囊内灭菌注射用水未定期更换或监测、窦道过大、患者躁动自行拔管导致。

预防：每周更换球囊内的灭菌注射用水1次，每次3 mL。避免给予坚硬、粗糙的食物，以避免其对球囊的摩擦导致球囊使用的寿命缩短。昏迷或老年痴呆患者应保护性约束上肢，以免拔出造瘘管。

处理：①胃造瘘管一旦滑出，可以尝试原位送入，无法原位送入者，则立即封闭瘘口，用适当引导方法换管或重新置管；②瘘口过大或造瘘管移位可造成造瘘管漏，胃内容物及灌入营养液沿管周漏出，也可漏入腹腔内，前者可予禁食、抑酸、创口换药或更换大号造瘘管处理，后者为一种严重的并发症，应手术处理。

八、误吸

原因：与鼻饲时食物进入气管或胃潴留造成食物反流、体位不当、吸痰等有关。

预防：控制好食物的温度、输注速度，给予合适体位，将床头抬高30°，鼻饲半小时内维持该体位，必要时应用促胃肠动力的药物，管饲前应进行彻底吸痰，管饲后1 h内尽量不吸痰。

处理：①立即吸出患者气管内部与口腔中的食物；②情况严重的患者，可采用纤维支气管镜进行冲洗，并联合使用抗生素进行治疗。

九、患者病情突变（心律失常、心搏骤停或病情恶化）

原因：与患者自身疾病变化或手术应激、操作失误有关。

预防：置管前要合理慎重选择病例，做好心肺功能评估，置管时、置管后专人密切观察患者神志、瞳孔、心率、血压、呼吸等生命体征及四肢活动度的变化，充分镇静、镇痛，操作过程中避免使用暴力。

处理：①若病情恶化与病情有关，则立即请管床医生给予对症治疗，必要时立即配合医生予以实施抢救工作；②若病情恶化与操作有关，立即停止相关操作，开展对症处理或抢救工作。

第十一节 空肠造口术

一、空肠造口术的概念

空肠造口术是指将营养管由腹壁置入到空肠内，营养液由造瘘管直接进入空肠的技术，是目前最常用的早期肠内营养方式之一。该技术自1984年提出，发展至今已相当成熟。

二、空肠造口术的适应证、禁忌证

（一）适应证

空肠造口术适应证广泛，尤其适用于患有上消化道疾病导致进食困难、营养不良需要长期营养支持者；常用于食管疾病，特别是不能行手术解除的食管狭窄、食管癌术后、反流性食管炎；胃部疾病，如幽门梗阻、胃癌、胃术后吻合口瘘、胃潴留、胃动力障碍；胰十二指肠疾病，如十二指肠瘘或梗阻、急性重症胰腺炎导致短期内不能进食者、胰头或壶腹部癌且无法手术者等。对于肠道功能正常但无法经口进食的患者来说，空肠造口术的应用，提供了一种可以充分发挥肠内营养优势的途径，尤其可作为食管癌术后早期肠内营养支持和后期家庭肠内营养的首选营养通路。

（二）禁忌证

凝血功能障碍、腹膜炎、腹膜透析、无胃或胃大部分切除术后及不能行胃镜检查的疾病。其他，如肥胖（胃镜下腹壁无透光点）、腹水、肝大、腹壁广泛损伤、肝硬化食管静脉曲张等视为相对禁忌证。

三、空肠造口术的优点

空肠造瘘管可改善患者术后营养状态，促进胃肠蠕动。与鼻肠管相比，空肠造瘘管在满足肠内营养的同时，患者无鼻饲管所造成的咽部不适及异物感，特别在需要长期管饲患者，可有效避免咽喉部黏膜损伤；头部活动不受限，利于患者活动；可减少恶心呕吐、胃食管反流等并发症的发生；置入全程可见、可控，安全性高；固定相对牢固，患者自行拔管风险低；较鼻肠管美观等。与胃造瘘管相同的是，空肠造瘘管使用方便，易耐受，长期置管可达 3 个月以上；空肠造瘘管在腹部，可被衣服遮盖，不外漏，对患者形象及日常活动均无影响。

四、空肠造瘘管的种类

空肠造瘘管主要包括两类，一类为实验动物应用；另一类为临床辅助治疗应用。其中实验动物中，应用较多的是 Thomas 管和改良的 Thomas 管。近年来，国内有学者设计了一种纽扣式空肠造瘘管。其优势在于保证了营养导管始终伸向空肠远端；可防止营养液反流入十二指肠甚至胃内；营养导管在空肠内的位置可以调整等。临床辅助治疗的管路又包括两种，一种是空肠造瘘管替代品，早期国内尚无专门的空肠造瘘管，通常由脑室造瘘管、一次性使用延长管、普通胃肠营养管代替；另一种是商品套件，目前临床应用最多的是 28 号硅胶蕈状管、美国公司生产的 PGJ 套装、德国公司生产的空肠造瘘管套件。

五、操作方式

空肠造口的操作方式同胃造口一样，分为外科空肠造口术、PRT、PEJ 和腹腔镜下空肠造口术。过去为传统开腹手术行空肠造口，随着医学技术的进步及辅助工具的革新，目前已可以完全在影像及内镜下完成空肠造口术。

（一）外科空肠造口术

外科空肠造口术目的是向空肠内输注营养物质或引流肠内容物，其经腹外科手术在直视下于近段空肠适当位置进行造口置管，经腹壁合适位置引出。外科空肠造口术也分为暂时性和永久性空肠造口术两种，根据不同病情选择合适的造口方法。适应证主要包括：①因各种原因引起的十二指肠悬韧带以上消化道梗阻、严重创伤，因无法手术或手术后短期内无法经口进食且下消化道功能正常或部分功能正常者；②急性机械性肠梗阻在梗阻上端造口减压；③多发性结肠息肉病、溃疡性结肠炎、克罗恩病、癌扩散等需行全结肠切除术或粪便改道者。

1. 隧道式空肠造口术

隧道式空肠造口术是指在距离十二指肠悬韧带约 20 cm 处（毕 Ⅱ 式在胃空肠吻合口远端约 20 cm 处）空肠系膜对侧缘切开浆肌层约 6 cm，在远端戳 1 个小孔，向空肠远端置入营养管约 30 cm，浆肌层间断缝合包埋营养管形成一"隧道"，腹壁戳孔引出营养管，隧道外浆肌层与腹壁缝合 6～7 针，腹壁外将营养管缝合固定。

2. Roux-en-Y 空肠造口术

Roux-en-Y 空肠造口术是指在距十二指肠悬韧带 5～10 cm 处横断空肠，利用荷包缝合技术缝合空肠近端，在距空肠断端 3 cm 处缝合至输出空肠袢的肠系膜对侧缘，在胃底部戳 1 个 1.2 cm 小孔，送入到空肠远端，另外一端自腹壁引出，缝合固定。

3. 针导管空肠造口术

针导管空肠造口术穿刺点在距十二指肠悬韧带下 10～15 cm 的空肠肠系膜对侧缘，胃大部切除术的患者穿刺点应位于吻合口下 10 cm 的空肠输出袢。于穿刺点处用小细针先穿刺空肠浆肌层，向空肠远侧注入 10～15 mL 盐水，使空肠壁膨胀 6～8 cm。用外科小刀在导管插入的地方做 2～3 cm 浆肌层横行切开，膨胀的浆膜下组织将通过切口处突出。将 11 号针刺入浆肌层，在其下滑行向上倾斜至少 4 cm 距离至针进入空肠肠腔，13 号聚乙烯导管通过细针穿入空肠肠腔，触摸到肠腔内可游动和移动的导管时即可将针移去。在针出口处用 2-0 铬制肠线，缝合固定导管。该技术的并发症包括造口狭窄及回缩、脱垂、肠瘘、肠黏膜种植、回肠造口旁疝、出血。

（二）PEJ

其是指在内镜引导下，在经皮穿刺行 PEG 的基础上放置空肠营养管，以达到进行胃肠内营养或胃肠减压的目的，尤其适用于口咽部吞咽困难与恶性上消化道梗阻的患者。

1. 优点

其操作不需要外科全身麻醉，只需要在胃镜室或床边对患者进行局部麻醉，因而具有操作简便、快捷、安全、创伤小、护理方便、患者耐受好、留置时间长、并发症少、价格低廉、提高患者生活质量等优点，适用于长期肠内营养支持的患者，已成为临床建立肠内营养通道的首选治疗手段。

2. 适应证选择指导思想

以前 PEJ 常用于恶性疾病的晚期，现在看来并不合适。因为在难以治愈的疾病终末期（如严重痴呆、恶性肿瘤晚期），患者的生存时间、营养状况、生活质量并不能从 PEJ 获得益处。近年来，专家们对 PEJ 的治疗目的逐渐达成共识，即通过人工肠内营养，维持或提高患者的生活质量。生活质量是评价 PEJ 疗效的重要指标，实施 PEJ 只能是医疗需要，而不能是仅为节省护理的人力、时间及金钱，也不能是出于临终关怀考虑给予象征性操作。这是临床上患者是否行 PEJ 的重要指导思想。

3. 操作方法

PEJ 是在 PEG 的基础上经胃造瘘管外口置入导丝，经口插入胃镜，内镜下用异物钳夹住导丝头部后将导丝送至空肠适当位置，然后松开异物钳，退出胃镜，将空肠造瘘管在导丝引导下插入空肠。除普通胃镜外，还可利用超细内镜（直径 5~6 mm）置入空肠造瘘管。

PEJ 的具体操作方法：患者取平卧位，静脉缓慢推注丙泊酚镇静后，以左上腹肋缘下中线外 3~5 cm 处为穿刺点，用碘伏消毒中上腹部，铺无菌巾，常规胃镜检查排除幽门梗阻等病变后，退镜至胃体部，充气使胃扩张至胃黏膜无皱褶，借助腹壁上所见透腹内镜光斑确定腹部穿刺点并标记。2% 利多卡因逐层局部麻醉后，于穿刺点用手术刀做 0.5 cm 皮肤切口，在胃镜直视下，将套管穿刺针垂直刺入胃腔，拔除针芯，穿刺套管留在原处。经穿刺套管插入引导丝线，经胃镜活检孔插入圈套器套紧该丝线，连同胃镜一起退出口外。将引导丝线与造瘘管鼠尾状环形末端套紧后，缓缓拉出留在腹壁外引导丝线，至造瘘管拉入胃腔，固定好皮肤垫盘及快速夹，剪掉造瘘管末端，串联喂养管连接器，PEG 导管置入成功。接着将 PEJ 导管通过 PEG 管放入胃腔，再次入胃镜，用异物钳夹住 PEJ 导管（空肠营养管）头端，轻柔推送胃镜将空肠营养管送至十二指肠降部。相同方法将空肠营养管尖端向前送至十二指肠悬韧带以下。助手固定空肠营养管，操作者缓慢后退胃镜至胃腔后，助手轻轻松开异物钳，再次用胃镜观察空肠营养管是否从十二指肠降部滑出或在胃腔内有无盘折。情况良好后退出胃镜，剪去导管过长部分，连接 PEJ 和 PEG 导管各相应扣件。用生理盐水 50 mL 冲洗空肠造瘘管腔，确认通畅后手术成功。穿刺部位用无菌纱布覆盖，术后行腹部 X 线检查，再次确定导管位置。

（三）PRJ

PRJ 置管方法与 PEJ 类似，不同之处在于将导管经导丝插入空肠是在透视引导下进行的。

1. 优点

与传统外科空肠造口术相比，PRJ 具有以下的优点：①属微创手术，手术创伤小，并发症少；②置管简便，手术时间较短，费用较低廉；③便于实施家庭肠内营养。

2. 操作方法

术前 12 h 禁食，术前 10 min 静脉推注 1 mg 胰高血糖素以抑制胃肠运动，注入气体使胃扩张，穿刺点选择左肋弓下腹直肌鞘外侧。局部麻醉后透视下用 18G 穿刺针垂直刺向扩张的胃腔。针入胃腔后，可感到有气体喷出，随后注入少许造影剂证实。用导丝将"T"型固定器经穿刺针推入胃腔内，拔去穿刺针。轻轻外提丝线，以适当的紧张度使"T"型小棒靠紧胃前壁并使之与腹壁相贴，丝线缝合在皮肤上固定。同法用另一"T"型固定器在相距约 2 cm 处的胃的中点附近，将胃壁与腹壁固定。在两固定点之间，局部麻醉后切一小口，并钝性分离皮肤及皮下组织。穿刺腹壁和胃前壁，注入少量造影剂，透视下证实位于胃腔内，插入导丝拔去穿刺针。在导引管引导下将导丝经十二指肠送入空肠内。沿导丝置入扩张器，逐级扩张穿刺道并插入可撕脱导引鞘。通过导引鞘置入 PRJ 饲管，透视下将其头端置入空肠内，拔除导丝和可撕脱导引鞘。将饲管固定板前推，使饲管在胃腔内近胃壁处形成蘑菇状。外用丝线将固定板缝合在皮肤上。

（四）腹腔镜下空肠造口术

自 1990 年 O'Regan 和 Scarrow 首次报道腹腔镜下空肠造口术以来，各种各样的腹腔镜下空肠造口技术层出不穷。随着微创技术和材料装备的进步和普及，此手术方式在临床上已较为成熟并广泛开展，近些年国内外已有单孔造口的报道。与开腹手术相比，其切口更小，发生切口感染和切口疝的概率明显下降，对患者的创伤小，不易造成肠液的外漏，不会对周围组织或皮肤造成损害，对内脏干扰更小，术后康复更快，住院时间更短，而且护理也更加方便。

1. 分类

腹腔镜下空肠造口术大体分为两类，一类全部是在腹腔内操作完成，其优点是避免切口过大，减少肠粘连；另一类是在腹腔镜辅助下行小切口，将空肠由腹腔提至体外进行操作的方法，它可以在直视下放置营养管，避免了腹腔内的缝合。前者由于更加微创，因此在临床上应用更多，但它需要专门的经皮空肠造瘘装置，根据空肠固定的方法主要分三种，如经腹缝合、腹内缝合、"T"型固定。经腹缝合和"T"型固定常需要在腹壁垫支撑物以减少皮肤坏死的可能，而腹内缝合常需要借助特殊器械。

选择哪一种方法主要是根据术者的喜好及材料的供应情况。以前我们多采用的是手工腹内缝合，将肠壁与腹壁内侧筋膜缝合打结固定，但此方法对术者腹腔镜下操作技术要求高，对助手也要求配合熟练，手术耗时费力；后改用经腹缝合，先在造口处周围用数针穿过肠壁围成荷包，然后利用疝气钩针将肠壁上的缝线拉至体外打结进行固定，操作简便快捷。

2. 适应证

最常见的是上消化道肿瘤包括胃癌、食管癌，其他还包括食管创伤、胃瘫、食管良性狭窄等。近年来，随着全腔镜食管癌根治手术的开展，腹腔镜下空肠造口术已成为常规手术操作步骤，可以使患者早期并长期进行肠内营养，改善患者进食困难及术后早期禁食或者进食量少所引起的营养不足，并且耐受性好，一般不会发生食物反流、误吸等并发症。

3. 操作方法

患者取平卧位，术者位于患者右侧，扶镜者位于患者左侧，采用 3 孔法，10 mm 观察孔置于脐下缘，术者左手操作孔位于右侧锁骨中线肋缘下 1cm 处，右手操作孔位于两孔连线中点处。先将大网膜上推，找到十二指肠悬韧带，选取十二指肠悬韧带下 20～30 cm 空肠对系膜缘中央作为造口穿刺点，先在穿刺点一侧应用 3.0 可吸收线经空肠壁浆肌层缝 1 针，将空心穿刺针经腹壁穿入腹腔，用线钩将缝线拉至体外，再经腹壁穿刺孔进入另一套管针，斜穿入肠腔内，将造瘘管经套管插入肠腔合适深度，然后于第 1 缝线对侧再缝 1 针，将线经套管针牵至体外，形成半荷包缝合，两针缝线于腹壁外打结固定，再将造瘘管固定于皮肤。

（五）直接经皮空肠造口术

该法与经皮空肠造口术的区别在于，经皮空肠造口术是在胃造口的基础上，将空肠造口管经胃造瘘管置入空肠内，而直接经皮空肠造口术是经胃镜或在影像引导下直接穿刺置入空肠造瘘管，其置管方法与胃造口类似。该法也分为两类，一类是 DPEJ；另一类是 DPRJ。

直接经皮空肠造口术的操作成功率仅为 68%，技术难点在于穿刺部位的定位。由于该方法较难获得内镜光源的腹壁透照，即使对体表腹壁透照试验阳性患者，由于空肠的游离度高，穿刺过程中可因肠管移位导致操作失败。对腹壁透照试验阴性的患者，虽可采用安全通路法尝试穿刺，但因此做法盲目、低效，会增加损伤其他腹内脏器的风险。与采用普通胃镜或小儿肠镜进行 DPEJ 相比，采用单气囊小肠镜（single-balloon enteroscopy，SBE）或双气囊小肠镜（double-balloon enteroscopy，DBE）可以在更大范围的肠段寻找穿刺部位，成功概率相对更高，据报道 SBE-DPEJ 和 DBE-DPEJ 可将成功率提高到 90% 以上，然而受限于小肠镜的技术及设备要求，目前仅作为常规内镜 DPEJ 失败时的补救措施。另外，利用 X 线透视或超声等影像学手段辅助亦可提高 DPEJ 操作成功率，但 X 线透视确认内镜镜身位置不适合在床边进行，且操作过程往往需要血管钳等不透光器械配合按压法反复定位，增加了操作时间和 X 线辐射防护的需求。球囊辅助体表超声定位法是通过体内膨胀的球囊经内镜吸气后与前端肠管相贴，体表超声探及长条状液性暗区定位，从而获取正确穿刺点，可以有效提高定位成功率。

虽然相对于经皮空肠造口术，DPEJ 营养管阻塞发生率明显较低，但其在肠内营养中的应用不如经皮空肠造口术普遍。主要原因是：①经胃造口行肠内营养更符合生理，有利于患者对营养物质的吸收；②肠腔相比胃腔空间明显减小，且肠腔壁更薄，操作风险大，一旦出现肠穿孔等并发症，难以通过内科或介入手段治疗；③ DPEJ 有更高的技术难度和设备要求，其原理也与上述各种胃造口方式大致相同。

六、空肠造口术的相关并发症

尽管空肠造口术可发挥微创手术的优势，术后恢复快，但亦可发生多种并发症。其发生率在 1%～20%，相应引起的死亡率在 2%～9.6%。这些并发症大体可分为机械性、消化道、感染性、代谢性并发症，其他如瘘口渗漏、出血等。机械性并发症常见有瘘管梗阻、脱管、导管移位、肠梗阻、肠套叠，严重者可引起肠坏死；消化道并发症如腹泻、反流、恶心、呕吐、腹痛、腹胀、便秘等；感染性并发症如腹壁感染、局部脓肿、肠外瘘、腹膜炎、误吸、饮食污染等；代谢性并发症常见有高/低血糖、高/低钠血症、低钾血症、低磷血症、低镁血症等水电解质及酸碱平衡紊乱等，较少见的有低铜血症引起贫血。

（一）机械性并发症及防治

1. 肠瘘

早期由于技术不成熟及肠腔管径有限，隧道式空肠造口术容易造成肠腔狭窄、肠壁水肿，加之固定悬吊，易出现肠内容物通过障碍，从而出现肠瘘，现在由于技术改进，肠瘘一般较少见，采用双荷包缝合技术，于空肠造口处肠壁行浆肌层双荷包缝合，第 1 个荷包直径 0.5 cm，第 2 个荷包位于第 1 个荷包外 0.3～0.5 cm。于荷包中心切开肠壁，插入空肠造瘘管，收紧第 1 个荷包缝合线。

2. 造口旁感染或渗漏

其是空肠造口术常见的并发症，与患者的基础疾病如糖尿病、年龄大、免疫功能差、晚期癌症恶病质等或操作者技术熟练程度有关，也可能与造口处皮肤垫盘或快速夹固定不牢有关。可适当给予抗生素治疗，加强局部换药，用凡士林纱布覆盖，并涂敷氧化锌软膏，同时还要加强皮肤清洁的护理，重新调整皮肤垫盘或快速夹的松紧度。

3. 导管尖端移位及阻塞

主要是空肠造瘘管长而细，不易固定，加之手术对患者的损伤及术后恶心、呕吐等原因所致，也可能输注完未及时冲管所致，亦因输注营养液过于黏稠或自配的食物未充分混匀，药片未完全碾碎，使营养液、药物或食物附着于管壁内侧而导致，国外还有蛔虫堵塞管腔的个案报道。因此，在经空肠造瘘管行早期肠内营养时，要有专人负责，对患者或患者家属进行教育；经空肠造瘘营养管行肠内营养前后均用 30～50 mL 温开水冲洗可有效防止营养管阻塞；营养管不用时，冲洗后封堵营养管外口，若出现阻塞时可用生理盐水冲洗或用细导丝通管，使用导丝疏通时注意不能损伤肠道，不能疏通时则应及时更换；注意管口及周围皮肤的护理，防止感染。导管移位为罕见并发症，可引起肠套叠及肠坏死等严重后果，加强远端固定可降低发生营养管移位的风险。

4. 导管移位扭曲或脱出

其主要与导管固定不牢、翻身或下床活动时护理不当、患者烦躁或无意识时自行拔管有关。向患者及家属说明空肠造瘘管的重要性，嘱患者及家属翻身或下床活动时注意管道有无脱出或扭曲，在固定处和距造口置管外 5 cm 处做好标记，每天测量置管外露情况，方便查看置管有无脱出，班班交接。导管的固定方法有多种。其中，使用丝线缝扎固定，可使局部皮肤组织红肿、脆弱，缝扎过程不仅极大地增加了患者的痛苦，而且固定效果差，丝线切割组织，很快需要再次缝扎。蝶形胶布固定法因局部结构偏大，靠近引流管根部固定，各种消化液、脓液污染胶布，不仅污秽，而且粘合力也降低，护理较不方便。谭凯等发明了一种谭氏引流管固定法。其将胶布、丝线相结合，将胶布裁剪为 7.5 cm×5 cm，距边缘 0.7 cm 处打孔，穿过 7 号丝线或 10 号丝线，于皮肤贴好固定胶布后，丝线打结固定于胶布一侧，该方法固定可靠、无痛、局部结构简单、方便护理、不易出现管路脱落。用 Coban 自我粘缠外科绷带固定空肠造瘘管效果也显著。

（二）消化道并发症及防治

1. 腹泻

腹泻为肠内营养中最常见的并发症，发生率为 2.3%～30.6%。引起腹泻的原因有肠腔内渗透压升高，营养液滴速太快、放置时间过长、温度太低刺激肠道，血清蛋白的低下及肠道菌群失调等。处理原则：营养液的浓度应由低到高，输注的量从少量到半量逐步到全量，使肠道逐步适应，减少高渗性腹泻的发生；输注速度匀速滴入，第一天控制速度大约在 25 mL/h，根据患者的肠道适应情况，速度逐渐增加至 100～125 mL/h，让肠道有一个适应过程。若腹泻仍无法控制，可予止泻处理。

2. 恶心、呕吐、腹痛、腹胀

输注营养液时除注意浓度、温度、速度、剂量外，还应将患者置于半卧位，这样可防止营养液反流而致的恶心、呕吐。若患者取半卧位时仍呕吐，则予甲氧氯普胺肌内注射；腹胀和腹痛多继发于肠蠕动性改变、肠梗阻、粪便嵌塞和食物酵解。在输注时出现腹痛，则予复方颠茄合剂口服或经造瘘管滴入，症状常可缓解。出现腹胀时，可应用双歧因子调节肠道功能。

3. 便秘

便秘同样是肠内营养中的并发症，多继发于脱水和饮食中缺乏纤维。对便秘的原因做出判断，如果是脱水，应及时补充并注意水电解质平衡；如果是饮食中缺乏纤维，需应用含纤维素型的肠内营养剂。必要时以酚酞片或口服液体石蜡导泻处理。

4. 肠坏死

肠坏死患者起初可无明显症状或以腹膜炎为症状，诊断困难，是空肠造口术的一个严重并发症，非常罕见，且预后较差，确诊后应立即剖腹探查并行坏死小肠切除术。

（三）感染性并发症及防治

1. 吸入性肺炎

由于技术不够熟练，如空肠造瘘管放置位置不正确，或患者具有高危因素如大手术术后、颅脑外伤、营养不良、肝昏迷、呼吸机辅助呼吸和严重多发伤等均可导致吸入性肺炎。处理方法：一旦确诊，应立即停止肠内营养，行鼻胃管或气管抽吸（或两者合用）和行支气管镜治疗。加用抗感染治疗（抗生素需覆盖厌氧菌），幽门后置瘘管也可以一定程度地降低误吸的发病率。

2. 饮食污染

肠内营养液是一个丰富的培养皿，可适宜细菌生长，如大肠埃希菌、假单胞杆菌、肠炎沙门菌、变形杆菌、金黄色葡萄球菌和 β - 溶血性链球菌都曾从其中培养出。尽管肠内营养液工业化生产是无菌的，但在稀释、混合和添加时污染的可能性还是很高的。因此，必须要有专人负责，在实行肠内营养前向患者及家属进行教育，配制和保存营养液时必须注意无菌操作，配制好的营养液放置不宜过长。营养液的温度视季节变化而调整，人体在不同季节对食物温度的要求和耐受性不一，尽可能减少其危险性。

（四）代谢性并发症及防治

代谢性并发症常继发于肠内营养指征掌握不当、营养物质选择不当、置管经验缺乏、营养注入技术低下、临床观察或生化指标检测不足。常见的并发症是水、电解质紊乱和酸碱失衡及血糖过高或过低。处理原则：准确记录24 h出入量，密切监测电解质及血糖的变化，若有异常及时纠正处理；对于术前就有糖尿病的患者，术后应选择专门适宜糖尿病患者的肠内营养剂，可有效防止血糖升高，维持机体的稳态。

（五）精神性并发症及防治

1. 恐惧

患者不理解留置空肠造瘘管的作用及置管过程，在心理上产生恐惧、害怕等情绪。在置管之前要为患者及其家属详细解释置管的目的和注意事项，减轻他们的恐惧情绪。置管后给患者创造一个安静、舒适的环境，不断地鼓励患者积极配合治疗。

2. 焦虑、抑郁

造口患者由于术后并发症、饮食习惯的改变和自我形象的损害等，普遍存在焦虑、抑郁等不良情绪。给患者听一些舒缓的音乐来分散患者注意力，多与患者及家属沟通，认真倾听患者的诉说，疏导患者的不良情绪。改良森田疗法有助于缓解患者的不良情绪，其以顺其自然为主，通过鼓励患者将注意力从生活中的负性情绪转移到关注治疗护理上，加强其对疾病治疗的信心，进而改善患者康复过程中的负面情绪，有利于心理、生理、社会各方面质量的提高。

相比胃造口，空肠造口术后并发症更多，原因有：①缺少胃腔对食物的储存，营养输注过快或过多易导致腹胀或腹泻；②经肠造口行营养支持缺乏胃酸和胃蛋白酶的消化作用，因此对输注的营养成分有明显的限制；③瘘管及各种吸收困难的物质可导致肠麻痹或肠梗阻，继而导致腹腔感染或肠坏死等严重后果。即便如此，对于有严重的胃出口梗阻、胃动力不足或胃大部切除的晚期肿瘤患者，肠造口或许是其唯一可行的肠内营养方式，因此在临床上仍有重要价值。

六、空肠造口术的临床应用

ESPEN 指南推荐，经皮造瘘管作为头颈部、胸部梗阻性肿瘤患者放疗期间肠内营养的首选途径之一。因此，在晚期食管癌患者无法手术而选择放化疗、食管癌根治术后预防性放化疗或术前实行新辅助放化疗等情况下，患者无法经口进食或经口进食无法改善营养不良状态，可选择 PEJ 手术辅助治疗。指南建议行上消化道大手术的营养不良的患者，术后经空肠造瘘管行管饲有助于改善患者的生活质量，利于患者术后恢复。随着胸腹腔镜在食管癌外科手术的普及和应用，在处理食管及胃部问题的同时行空肠造口术，可使操作更加简便易行，为患者带来更安全且微创的肠内营养方式，加快术后康复。与胃管管饲相比，经空肠造瘘管管饲能促进颅脑损伤后免疫及内分泌功能、远期神经功能的更早恢复，提高肠内营养的耐受性，缩短机械通气及 ICU 住院时间，降低呼吸机相关性肺炎发生率，促进患者预后。

第十二节 经皮颈部穿刺食管造口置管术

在肝或结肠等脏器阻隔、大量腹水、未纠正的腹膜炎、过度肥胖、部分性胃切除、晚期胃癌累及胃前壁且有腹腔广泛转移等情况下，患者不适合常规的经皮腹壁穿刺的胃造口或空肠造口，此时可以考虑自腹壁以外的其他体表部位进行穿刺造口。

1994 年，日本学者 Oishi 等首次提出经皮颈部穿刺食管造口置管术（percutaneous transesophageal gastrostomy，PTEG），该技术以体表超声辅助，从甲状腺与颈总动脉之间入路（前入路），经皮穿刺预先置入食管的一种针刺后不破裂的实心球囊（rupture-free balloon，RFB），引入导丝完成造口置管。在日本，其较多用于恶性肿瘤所致消化道梗阻的胃肠减压或经皮胃/空肠造口存在禁忌证的情况。PTEG 最初是在透视引导下进行的，术前 CT 评估、术中超声引导及球囊辅助是成功穿刺食管的关键。颈段食管左侧邻近气管和甲状腺左叶，右侧有颈内静脉和颈总动脉通过。术前 CT 检查能够充分评估拟穿刺食管周围的解剖结构，术中彩色超声引导穿刺能够避开血管、气管及甲状腺。完全充盈的球囊在超声下显示良好，可作为穿刺目标。球囊被刺破后，对比剂外溢在透视下清晰可见，则提示穿刺针进入食管腔内。

临床研究发现，该技术成功率在 94%～100%，但总体并发症发生率可达 23.5%。Murakami 等改用内镜辅助完成了 PTEG，操作过程如下：首先经口置入 RFB，在内镜直视下将穿刺针刺入 RFB 并引入导丝，将穿入导丝的 RFB 推向食管远端并到达胃，然后沿导丝置入外鞘可撕脱的扩张器，经扩张器置管至胃内，最后撕脱扩张器外鞘完成造瘘管的放置。与透视引导下的 PTEG 技术相比，内镜辅助下的 PTEG 成功率较高、总体并发症较低，且因该操作可视化、没有辐射暴露的危害，因而被认为是一项可行、安全、有效的治疗方法。

2019 年，Mamadou 等从颈总动脉和颈内静脉的外侧入路（横入路）完成 PTEG，仅有 13 例的小样本研究显示成功率为 100%，该入路可能降低损伤甲状腺（特别是肿大甲状腺）和甲状腺下动脉的潜在风险。目前商品化的 PTEG 操作套件仅在日本上市，因未获得美国 FDA 批准，在日本以外地区的应用经验很少。商品化 PTEG 套件中所使用的 RFB 具备穿刺后不会迅速破裂、超声下能见度良好等特点，特别适合简化将导丝引入胃腔的操作，但是在无 RFB 的情况下，采用普通扩张球囊或球囊导尿管注液膨胀后，同样可以实现经皮食管穿刺的准确定位，进而在内镜直视下以活检钳辅助引入导丝，使用鲥田式胃造瘘套件的可撕脱外鞘扩张器亦可完成 PTEG。

当然，经颈部穿刺受周边复杂解剖结构的影响，此方法亦存在一定的局限性。主要禁忌证是存在食管静脉曲张、溃疡、狭窄、肿瘤等食管病变，甲状腺肿大、颈部淋巴结炎、多发性淋巴转移等颈部病变，以及喉返神经麻痹、喉咽手术或放疗病史等。尽管 PTEG 操作安全，长期留置可靠，且能使患者免除经鼻置管引起的不适，但在我国该技术鲜有应用，相应的亦未有专门用于经皮食管穿刺胃管留置术的套装上市。

第十二章 腹腔压力的监测

腹内压（IAP）的直接测量法是通过腹腔引流管或穿刺针连接传感器进行测压，测量值准确，但是有创，且大多数患者腹腔情况复杂，故临床上少用。临床常用间接测量法，即通过测量腹腔内脏器（如胃、膀胱、直肠、空肠、子宫等）内的压力间接反映腹腔内压力。《重症患者腹内高压监测与管理专家共识（2020版）》中推荐根据膀胱压力（urinary bladder pressure，UBP）测定IAP。通过UBP监测，可及时发现腹腔高压，给予干预治疗、护理，其对监测、预防腹腔间室综合征的发生与发展、降低患者病死率、提高危重患者监护水平具有重要意义。

一、传统的 UBP 测量法

（一）目的

(1) 动态监测UBP变化，了解患者IAP情况。

(2) 协助诊断，为预防、康复、治疗、护理提供依据。

（二）操作前准备

1. 评估患者并解释

（1）评估内容

1) 了解患者的病情、意识状态及是否有膀胱病史、腹部外伤史、妊娠等情况，以及患者的自理和合作程度等。

2) 评估患者尿管或膀胱造瘘管置管情况。

3) 评估有无影响UBP值测量的其他干扰因素，如烦躁不安、机械通气使用胸腹带、棉被过重等。

(2) 向患者及家属解释 UBP 测量的目的、方法及注意事项。

2. 患者准备

(1) 了解 UBP 测量的方法及注意事项。

(2) 体位舒适,情绪稳定,保持自然呼吸状态。

(3) 测量前如有情绪激动等,应休息 20~30 min 后测量或根据治疗情况予以镇静。

3. 护士准备

衣帽整洁、修剪指甲、洗手、戴口罩。

4. 用物准备

(1) 治疗盘内备导尿包、集尿袋、1 袋 35~37 ℃的 100 mL 生理盐水、无菌手套、标识、弯盘、膀胱冲洗皮条。

(2) 治疗盘外备记录本、笔。

(3) 输液架、标尺。

5. 环境准备

室温适宜、光线充足、环境安静。

(三)操作步骤

操作步骤见表 12-1。

表 12-1 传统的 UBP 测量法操作步骤

步骤	要点与说明
(1) 核对解释:携用物至患者床旁,核对患者床号、姓名	·确认患者并取得配合 ·患者未使用影响膀胱的药物
(2) 屏风遮挡	·保护患者隐私
(3) 予患者留置导尿管:连接精密集尿袋	·使用 16 Fr 型号的导尿管 ·严格执行查对制度及遵循无菌操作技术原则
(4) 导尿管连接膀胱冲洗皮条及 100 mL 生理盐水	·连接前关闭膀胱冲洗皮条上的开关及卡扣

续表

步骤	要点与说明
（5）排空膀胱	·打开导尿管与集尿袋间的卡扣，放出尿液，排空膀胱后再次关闭卡扣
（6）调整患者体位	·患者取仰卧位，安抚情绪，嘱其放松
（7）膀胱内缓慢滴入加温生理盐水	·测量 UBP 时，建议滴入 25 mL 的生理盐水 ·点滴的速度：一般为 20～30 mL/min
（8）读取数值	·以患者腋中线为零点，取下 100 mL 生理盐水，使导尿管与大气相通，读取输液管内液平面与零点的高度差，以 1 cmH$_2$O = 0.74 mmHg 进行数值换算
（9）单次测量完毕后	·取下膀胱冲洗皮条，将导尿管与集尿袋相连
（10）再次核对	·医嘱核对无误后，在执行单上签字
（11）操作后处理	·整理床单位，协助患者取舒适体位 ·清理用物 ·洗手，并记录

（四）注意事项

（1）操作中注意询问患者的感觉，如果患者出现强烈排尿感、疼痛等，立即停止测量。

（2）测量前、中、后可嘱患者咳嗽，以测试各管道是否通畅，水柱波动是否灵敏。

二、压力传感器监测 UBP

（一）操作前准备

1. 患者准备、护士准备、环境准备

同传统的 UBP 测量法。

2. 用物准备

（1）治疗盘内备导尿包、集尿袋、20 mL 注射器、50 mL 生理盐水、无菌手套、纱布、标识、弯盘，必要时准备"T"型管或三通接头。

（2）治疗盘外备记录本、笔、换能器、监护仪。

（3）使用加温生理盐水装置，将 50 mL 生理盐水置入加热，同时准备个小尿垫在床旁备用。

（二）操作步骤

操作步骤见表 12-2。

表 12-2　压力传感器监测 UBP 的操作步骤

步骤	要点与说明
（1）核对解释：携用物至患者床旁，核对患者床号、姓名	·确认患者 ·取得患者配合
（2）屏风遮挡	·保护患者隐私
（3）予患者留置导尿管：连接精密集尿袋	·使用 16 Fr 型号的导尿管 ·严格执行查对制度及遵循无菌操作技术原则 ·在尿管与尿袋连接处垫小尿垫
（4）排空膀胱后，关闭尿袋	·确保测量的准确性 ·进行快速手消毒
（5）连接压力传感器测压管路及测压装置	·保证测压系统连接正确、紧密，排气，备用
（6）膀胱内缓慢注入加温生理盐水	·生理盐水应将温度控制在 36～37 ℃，以免患者不适、紧张 ·测量 UBP 时，建议注入≤ 25 mL 的生理盐水 ·尿管与引流袋之间连接"T"型管或三通接头，接压力计进行测定
（7）连接传感器，调定零点	·使用水平尺校准压力换能器，零点在腋中线，保证测压管路通畅，无扭曲、打折 ·将传感器通外界大气，然后按调零按钮
（8）体位：取仰卧位，且不需要双下肢屈曲	·确保腹部肌肉没有收缩 ·排除干扰因素后观察监护仪上曲线变化，待稳定后读数，在呼气末读数，mmHg 为单位

续表

步骤	要点与说明
(9) 监测频次	·腹部疾病患者入 ICU 后即测量 UBP 1 次,以后每 12 h 测量 UBP 1 次,病情危重时每小时测量 1 次
(10) 连续测量及数值换算	·如使用尿动力监控仪及配套的一次性使用压力传感器进行连续性无创 UBP 监测,单位为 cmH_2O,根据 $1\ cmH_2O = 0.74\ mmHg$ 进行数值换算
(11) 如非连续测量,单次测量完毕后	·分离测压管路与测压尿管装置,用压力传感器包装内的备用接头密封分离后的两侧接头,保证压力传感器测压管路和测压尿管装置的密闭性 ·用纱布包裹测压尿管装置的三通,并采用高举平台法固定于患者腿上,避免拖曳及受压
(12) 再次核对	·医嘱核对无误后,在执行单上签字
(13) 操作后处理	·整理床单位,协助患者取舒适体位 ·清理用物 ·洗手,并记录

(三) 注意事项

1. UBP 监测的标准方法

监测时,患者为完全平卧位,腹肌无收缩情况下,以腋中线为零点,膀胱内注入最多 25 mL 生理盐水,在呼气末读数,并以 mmHg 为单位。

2. UBP 测量影响因素

(1) 患者本身因素:IAP 受多种因素影响,在腹腔施加任何外力都会使 IAP 增高,影响对病情的判断。

1) 患者应处于安静状态,必要时予以镇静治疗。因烦躁不安、频繁咳嗽咳痰、呼吸困难、屏气等因素均可导致 IAP 增高。

2) 膀胱本身因素:如膀胱手术史、膀胱肿瘤、膀胱炎、神经性膀胱等,均为禁忌证;膀胱外伤是 UBP 监测的绝对禁忌证。

3）腹部手术史：若腹膜粘连会引起腹腔局限性高压，此类患者即使 UBP 正常，也不能排除腹内高压的存在，应结合临床来判断。

(2) 外界因素

1）使用胸腹带、棉被过重压迫腹部、未采取平卧位等可影响 UBP 测量。当床头抬高 30°时 IAP 将增加 1.5～5.2 mmHg，临床应重视床头抬高引起 IAP 升高所带来的潜在影响，建议Ⅳ级腹内高压患者尽量避免床头抬高。

2）机械通气：患者应脱机 5 min，无法脱机者 IAP = UBP - PFEP。

3）注入生理盐水温度与时间：生理盐水过热、过冷及灌注速度过快均会刺激膀胱，使 UBP 增高。

3. 操作注意事项

(1) 减少人为误差，应进行相关知识培训考核，规范操作流程，准确掌握测量方法，最好由专人动态监测，测量结果与病情不符时，应排除影响因素重复测量 2～3 次取平均值。专家建议，IAP < 12 mmHg 时，每 8 小时监测 1 次；IAP > 12 mmHg 时每 4 小时监测 1 次，一旦发现 IAP 增高的征象，如患者出现腹胀、腹痛、腹部膨隆等肠道损伤征象，应及时通知医生处理。

(2) 注意保持引流通畅，避免因导尿管受压、扭曲、堵塞等导致 UBP 测量失误或数值有误。

(3) 严格执行无菌技术操作，做好导尿管护理等相关工作，防止尿路感染。

（四）健康教育

(1) 向患者及家属解释 UBP 测量的重要性，并鼓励其主动配合。

(2) 介绍相关疾病知识。

第十三章 肠内营养置管的辅助技术

早期肠内营养置管大多使用盲插法。盲插法是指不借助任何辅助工具，经鼻腔或口腔将营养管头端送至胃、十二指肠或空肠内。尽管医护人员使用盲插法可以直接操作，比较方便，但是此操作对医护人员技术要求较高，插管过程中很容易损伤患者鼻腔、食管黏膜。随着多学科的结合、发展，我们目前还可以借助 B 超、X 线、内镜、数字减影血管造影（DSA）等技术进行肠内营养置管，提高置管速度及成功率的同时，减少对患者的损伤。

一、超声技术

（一）置管用法

在置管过程中，置管者可以随时使用超声机检查胃管头端的具体位置，也可以扫描患者腹部查看胃内情况。待胃管插入后使用超声机检查上腹部，若胃管成功进入胃内，则出现线性强回声。

（二）技术进步

床旁即时超声（point-of-care ultrasound，POCUS）被定义为超声成像的采集、解释和即时临床整合，临床医生可以在床边使用各种尺寸的手持式机器进行超声检查。POCUS 的使用不限制任何专业、任何器官，即使是非放射影像专业的医护人员经过培训后也可以使用。特别是 ICU 患者，他们病情复杂危重且身上管路众多，或长期昏迷无法配合检查，随着 POCUS 的出现及发展，临床医生可借助 POCUS 在床边使用超声探头判断胃管位置，患者不用移动，方便快捷。

二、X 线

(一) 置管用法

以鼻空肠管为例,使用常规方法将胃管推送到幽门附近后在 X 线透视的辅助下将导丝继续深入,直至既定位置。美国重症护理协会推荐患者置入营养管后鼻饲前使用 X 线确定位置, X 线是确定胃管位置的金标准。但由于 X 线费用较高、技术水平要求高、存在辐射、操作不便等因素,临床上并未将其列为首选置管方法。但在一些复杂置管难以定位的情况下,临床医务人员还是需要 X 线协助置管定位。

(二) 技术进步

和床旁超声类似,由于大型检查设备的移动不方便,随着科技的发展,各种便携式检查机器应运而生。移动式床旁 X 线摄影方便快捷,成片清晰度也在不断提升。为了进一步提高影像质量和工作效率,有的医院还引进了无线平板探测器,它使用无线数字 X 射线摄影系统,融合了数字 X 射线摄影和计算机 X 射线的优点,重量比常规数字 X 射线摄影平板探测器轻,成像速度比计算机 X 射线摄影快。无线计算机 X 射线摄影系统可在 5 秒之内生成高质量预览影像,不用考虑电缆线对平板探测器的牵制,可满足患者不能随意移动时各个部位摄影的特殊需求。

三、内镜

(一) 胃镜

1. 置管用法

以鼻空肠管为例,通过鼻腔将胃管插至胃内后,经口置入胃镜,发现营养管后,使用异物钳夹住导管前段,使胃镜连同导管一起通过幽门,然后松开异物钳退回胃内,再次夹住营养管管体,再次使胃镜和导管通过幽门,多次操作后,营养管可到达空肠附近。最后通过胃镜确认营养管深度达标,确认管路在胃内无弯折后即可将胃镜退出。

2. 技术进步

（1）超细鼻胃镜

一般情况下胃镜检查是经口检查的，经口胃镜直径较粗，约 9.4 mm，且插入过程中会触碰到患者舌根，容易引起咽喉反射，导致患者呕吐不适。超细鼻胃镜又叫舒适内镜，直径只有 5.9 mm，操作者在镜身涂抹麻醉药物，插入时在患者鼻腔表面进行浸润麻醉，无须全身麻醉，在提高患者舒适度的同时，也提高了安全性。

（2）胃镜联合 C 臂 CT 机

当遇到一些特殊情况，如毕 II 式胃空肠吻合术后，常规胃镜检查时难以区别空肠输入袢和输出袢，或在胃镜下置入营养管异物钳撤出时可能连带拉出营养管，使其脱离预定位置，这时就需要借助 X 线摄影判断导管位置来做最后的确认。若置管失败再次置管则会增加患者痛苦，增加黏膜损伤风险，而且长时间暴露在 X 线下也会有放射性损害，因此有学者提出胃镜联合 C 臂 CT 机置入营养管。此法操作简单，成功率高，对胃瘫综合征患者来说还能缩短胃瘫恢复时间，降低医疗费用。

（二）喉镜

遇到一些吞咽困难或肿瘤压迫食道，如咽、喉、食管肿瘤或瘢痕狭窄的患者，使用常规方法置管成功率较低。纤维喉镜自带吸引功能，可以在置管时及时吸取咽喉分泌物，保证视野清楚；可以直观地观察咽喉内部情况，在狭窄处小心通过，避免盲目插管带来的损伤；表面麻醉，对咽喉刺激小，患者更舒适安全。

四、DSA

在多学科结合的条件下，DSA 在临床上也被用于肠内营养置管中。DSA 操作便捷，可根据实际需要不断变化 C 臂位置，充分显示导丝位置及胃肠形态，便于术中操作。置管时，操作者在 DSA 的帮助下使用导丝胃管，通过不断旋转导丝，借助胃肠蠕动波，一步步将营养管置入空肠。此法可以减少患者和医务人员接受放射线的剂量，也降低了幽门梗阻等困难病例的置管难度，且不易损伤消化道，并发症较少。此法还可以为患者进行鼻咽部表面麻醉，减少鼻咽部黏膜损伤及咽喉部神经反射，降低误吸概率，提高患者舒适感。

五、磁驱动技术

对于重症患者来说，鼻肠管比鼻胃管更能降低胃潴留及呼吸机相关肺炎的发生率。但是床旁盲插鼻肠管的成功率较低，主要原因是当鼻肠管头端到达胃内后不好控制前进方向，继续送管可能会使营养管在胃内打折，不一定会通过幽门。尽管市场上推出螺旋型鼻肠管、子弹头鼻肠管等提高了盲插鼻肠管的成功率，但仍不能满足临床需求。因此有学者设计出一种磁性空肠营养管，利用磁驱动技术，在体外通过磁场带动营养管快速达到空肠。

患者取坐位或半卧位，采取常规方法将营养管置入胃内，可根据营养管上的刻度判断磁性头端是否已进入胃内。进入胃部后，将体外驱动装置置于患者左上腹，使磁性头端和体外驱动装置相靠近。然后沿着胃、十二指肠、空肠起始端在体表的投影走行缓慢移动，使空肠营养管的磁性头端在胃肠道内螺旋式前进。当向外轻拉空肠营养管末端感受到较大阻力时，则说明空肠营养管头端已进入十二指肠。继续推送空肠营养管至既定刻度后，最后通过X线等方式判定是否到达空肠。

使用磁驱动力置管，有利于营养管的快速置入；其操作简单，可在床旁操作；但留置该管期间应避免行磁共振检查。

第十四章 肠内营养操作的辅助用具

一、鼻饲注射器

（一）注射器直推

1. 简介

注射器直推是使用鼻饲注射器抽吸糊状食物或水后连接胃管，手动加压向胃管内注入食物或水。

2. 优、缺点

（1）优点：①简单方便，间断喂食，符合正常进食的生理特点；②可随病情变化而改变注入食物的性状，流质、半流质、糊状食物及匀浆膳食均可使用注射器直推方式喂食；③不需额外配置设备、管道等，营养液的质、量可根据病情需要在计算后由医务人员、家属自行配制，成本低，经济实惠。

（2）缺点：①经常重复开放性的手工操作，容易发生细菌污染，造成细菌性腹泻；②分次推注不易掌握推注速度和推注力量，短时间内向胃内快速注入大剂量营养液，容易增加胃负担，导致消化不良，出现胃潴留的情况；③可能增加患者误吸的风险；④推注时食物的温度容易降低、糊状食物推注时较为费力、单次喂食量有限等情况，增加了喂食者的劳动时间与劳动强度。

3. 技术进步

（1）鼻饲用具固定架：临床上鼻饲注射器使用后大多是温水冲洗干净后放入包布或者治疗碗中，此举可能会导致注射器因放置不稳掉落或暴露于空气中被污染导致细菌滋生。有研究者设计了一种鼻饲用具固定架，能够放置鼻饲注射器及鼻饲管导丝。经临床使用后，发现使用该产品的安全性更高，不易掉落，减少了非计划更换鼻饲注射器的次数，减少了额外工作量，提高了工作效率。

(2) 带碾磨功能鼻饲注射器：临床上鼻饲给药需先在碾药碗里将药品磨碎，再加清水溶解打入鼻饲管内。使用碾药碗可能存在浪费与不洁的问题，且磨药过程耗时费力，也可能存在碾碎的药片颗粒大小不均，无法完全溶解，导致注射头堵塞的问题。有研究者设计出一种带有研磨功能的固体药物鼻饲注射器，可将药片碾压至粉末状，既方便又省力。另外，也有研究者设计出新型助力式注食器以解决普通推注器推注食物时费力、流速不均、糊状食物易堵塞等问题。

通过推力弹簧控制推食的速度和力量，在省力的同时，还具有匀速输注食物的效果。其极大地减轻了医护人员和鼻饲患者家属的劳动时间和劳动强度。其成本低廉，减轻了患者的经济压力，适合各类鼻饲患者使用。

（二）肠内营养输注器

1. 简介

持续重力滴注肠内营养输注器，即用静脉输液的一次性输液器，插入营养液瓶中，剪去输液器的过滤部分，将输液器的末端与鼻饲管紧密连接，凭借重力持续滴注营养液。

2. 优、缺点

(1) 优点：凭借重力持续滴注，节省人力；经济实惠，成本较低。

(2) 缺点：此法滴入速度不恒定，需要额外加温，且只能滴注液体营养，不适合长期肠内营养和居家患者。

3. 技术进步

(1) 可调节的肠内营养输注器：为解决导致普通肠内营养输注器滴入速度不恒定的问题，如输液管较细、鼻饲液黏稠度较高、患者体位的改变、输注管的扭曲受压等，研究者发明了一种可调节的肠内营养输注器。该肠内营养输注器可控制输注速度，可定时输入定量的液体，又可以预加热营养液，并有流速异常时的报警功能，满足了肠内营养输注的需要。

（2）分隔过滤式的肠内营养输注器：其用以解决现有肠内营养输注器无法对流质食物进行过滤，容易造成堵管的问题，该输注器结构简单，使用方便，能长时间为患者提供多样化的营养，并保证管喂过程的清洁和安全。

（3）智能肠内营养输注器：其是通过采用智能控制装置对电动机转速和加热温度进行控制，同时设置营养液搅拌装置，保证适宜温度和适宜速度，均匀混合营养物质，提高肠内输注时患者的舒适度。

（三）肠内营养输注泵

1. 简介

肠内营养输注泵是一种由电脑控制输液的装置，以精确控制肠内营养液的输注。

输液泵的发展经历了由单纯机械泵到机械电脑泵，直至目前具有人工智能的输液泵的演进过程，其功能也由单纯的控制输液速度附加到多种故障自动识别报警，如空气、堵管、液体输完及机器故障报警等。此外，其还可设置计划输入的液体量，显示输液速度、已输入的量等。

2. 优、缺点

（1）优点：①自动识别报警功能；②泵入速度恒定，能量供应精确，可设置计划输入的液体量；③减少肠内营养的胃肠道不良反应，利于血糖控制，并发症发生率低。

（2）缺点：①经济开销大，不适合长期肠内营养和居家患者。此类患者因为经济问题，很少能够或愿意购买鼻饲泵居家使用。而且，鼻饲泵只能注入规定的液体营养，以及其配套的管道开销较大，一般家庭难以承受长期此法喂养。②机器笨重，不方便转运。

3. 技术进步

近年来，肠内营养泵的技术得到不断发展，各种不同功能的营养泵相继问世，如便携式肠内营养泵、无线功能的肠内营养泵、输注管路阻塞和气泡检测功能的肠内营养泵及可穿戴的肠内营养泵智能马甲等。其中，便携式可移动电池驱动的肠内营养泵的出现，使肠内营养输注实现了电子化，可以精确地控制肠内营养液的输注，并具有恒温、持续自动输注、调节流量、输液完成后自动报警等优点。肠内营养泵可固定于移动输液架上随患者下地，不影响患者活动，利于患者的疾病恢复、功能锻炼，而且使得生活和工作十分便利。

集成式可穿戴肠内营养泵的智能马甲设置有营养液储存包、冲洗液储存包、驱动包、加热包、投喂装置和电源包，他们之间相互关联，共同作用于患者营养液的自动化投喂。其中，营养液储存包用于营养液的存储，冲洗液储存包用于清洗液的存储，驱动包用于辅助营养液及清洗液的驱动，加热包用于营养液的加热，投喂装置用于辅助喂食，电源包用于整体的供电。该设计主要用于行动不便患者的喂食，其操作简单，自动化程度高，并以马甲为媒介穿戴于身，极大方便了患者的使用。

二、营养液保温装置

（一）医用流质袋保温装置

1. 结构

医用流质袋的专用保温装置包括袋体、收紧绳、挂带、绑带。袋体内设有3个依次连接的口袋，口袋2、口袋8和口袋3，其中中间的口袋8形状与医用流质袋的形状相匹配并用于装纳医用流质袋，口袋8的顶部设有供流质袋投入的开口，底部有供流质管路伸出的出口，并在出口处连接一段有保温层的保温管，以用于流质管路的保温；在外侧的口袋2和口袋3为装纳液体保温袋的口袋，并由保温材料制成，顶部均设有投入口，底部封闭。在袋体的顶部设有用于锁紧投入口的收紧绳及挂带，并在袋体的中部设有绑带。收紧绳的设计便于锁放液体保温袋，绑带便于固定两侧的液体保温袋，挂带便于将医用流质袋保温装置挂在输液架或挂钩上。

2. 使用方法

将热水袋装入医用流质袋保温装置口袋 2 及口袋 3 中，再将流质袋装入口袋 8 中，将袋口收紧并悬挂输液架上，将保温管包裹肠内营养泵管。

（二）输液恒温器

1. 结构

恒温器分四部分。

（1）瓶体部分：由吊钩、内外套筒和底座外壳焊接组成。吊钩由直径 2 mm 不锈钢管制作；外套筒由厚 0.5～1 mm 不锈钢板制作，上口直径 80 mm，高 130 mm，从上至下于 100 mm 处直径逐渐缩小，下口直径 20 mm，似输液瓶倒立状；内筒由厚 0.5～1 mm 的铝板制作（上口直径 65 mm，下口直径 15 mm，高 130 mm）；底座由 0.5～1 mm 厚的不锈钢板制成（150 mm×70 mm×40 mm 的长方体），底部正中有 1 个直径 30 mm 出孔（输液管从此孔穿出）。

（2）电热部分：由封胶、带绝缘的电热丝组成。

（3）温控部分：由 2 个传感器和相应的气体膨胀式感温器组成。

（4）附件部分：由温度显示仪表、设定旋钮、液面观察窗口、照明灯、用电安全保护装置、电线插头等组成。

2. 工作原理

恒温器接通电源后，电热丝加热，当达到设定温度后，气体膨胀式感温器推动控制触点，使具断开，停止供电；当温度低于设定温度时，触点自动闭合，通电加热。如此反复调节，使温度恒定在设定范围内。所需温度可随意设置和调整，温度指示由温度显示仪表显示。

（三）加温营养泵

一种带自动加温功能的便携式肠内营养泵，旨在解决现有技术中肠内营养泵在长时间的使用时，需要人员进行看管，增加了医护人员的工作强度的技术问题。

该具有自动加温功能的便携式肠内营养泵包括外壳体、存储仓、加热仓、蠕动泵、恒温加热器和监测组件。

三、基于无线传感网的自动肠内营养系统

该系统主要由加热/制冷装置、光电传感器、温度传感器、步进电机、计算机微处理器、触控屏、无线节点模块 7 部分构成。护士可在中央监护站对多个床边患者肠内营养液输液管内的温度、滴速进行全程监控，从而提高患者肠内营养液输注的精确性及科学性，降低并发症的发生率。

管理篇

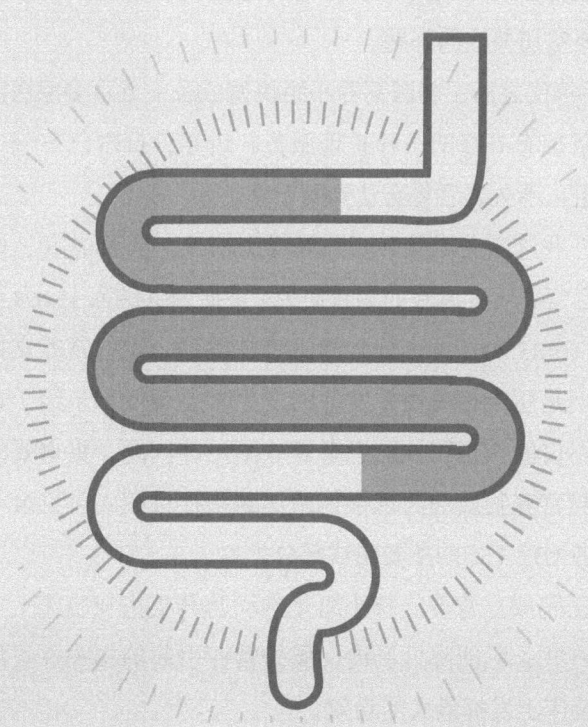

第十五章　肠内营养专科团队的组建

临床营养支持是目前治疗危重患者的重要环节之一，主要包括肠内及肠外营养支持，然而目前临床落实的营养支持其实存在着一定的问题，护士大多凭借一些临床经验来实施营养支持，这给患者带来诸多的安全隐患。

随着营养支持理论和方法的不断发展，临床营养支持更要求专业化。营养支持过程包括营养状况的评估、制订营养支持计划、监测营养支持耐受性及并发症、评估结束营养支持或改变营养支持方式的时间或状态，这些都需要经过专业培训、精通理论和操作技能的专业人员来实施。因此，如何有效且准确地实施临床营养支持，以及如何为患者提供专业、规范的营养支持是临床工作中需要密切关注的问题。

20 世纪 70 年代之后，美国营养小组快速成长，五百多家医院均已成立营养支持小组，且拥有高级的医疗护理服务。近年，日本已有一千多家医院成立临床营养小组，不久之后将会达到两千家。

相比国外，我国营养风险筛查开展得比较晚，至 2008 年，国内才有首个大规模住院患者营养不良风险的调查研究。该研究共纳入 15 098 例住院患者。存在营养风险（NRS 2002 ≥ 3 分）的患者在得到一定的营养支持后，其疾病相关并发症特别是感染相关性并发症的发生率显著低于未给予营养支持的患者。营养支持不仅能纠正和预防患者营养不足的问题，更重要的是它可以通过其中某些特异营养物质的药理学作用达到治疗目的。可见给予合理的营养支持是重症患者治疗工作的重要组成部分。

在综合性医院成立营养支持小组是推动营养支持在临床上安全、合理应用的一种有效方式，它能降低肠内、肠外营养引起的相关并发症的发生率，使营养支持在临床上发挥最大的功效。

肠内营养专科团队建立的特点在于加强护士对患者个体化情况的关注，更加了解患者的病情，并反馈给医生，以便及时调整患者的治疗措施；还在于调动护士工作的积极性，肠内营养专科团队的建立强调了医护之间的沟通协作，护理人员进一步参与到临床治疗工作中，感受到自己被信任、被重视，进而增强团队协作意识，提高护理人员的工作热情，促进科室的发展。有研究数据表明，建立肠内营养专科团队，患者及其家属对护理工作的满意度显著提高，在一定程度上提高了临床护理管理质量。

第一节　团队成员的架构与管理、培训与培养

一、团队成员的架构与管理

标准的营养支持小组成员应该是多学科的，主要由医生、护士、营养师和药剂师组成，以协同完成对患者营养支持的管理和护理。成员包括 2~3 名组长，以及若干名承担不同任务分工的组员。

建立肠内营养小组，要求有一定的临床营养知识基础的人或临床经验丰富的高年资临床护理骨干（工作年限大于 3 年）担任组长，以临床医生为督导，营养师、药剂师为评定，其他小组成员即来自各科室对营养支持工作感兴趣的护士为辅助，共同推动营养支持工作在各疗区之间的传播与巩固，促进营养支持工作落实，提高护理质量。

医生：指导肠内营养小组的运作，是患者营养支持的决策者，接受营养咨询，完善营养支持流程和评价，对营养支持的计划及实施承担最终责任。

护士：实施营养支持的标准护理程序，包括筛查、评估、护理、营养液配制、耐受性和并发症的观察等。

营养师：评定患者营养状况，决定患者输注配方及输注量，监测耐受性和并发症，接受咨询。

药剂师：配制营养液，提供相关配伍禁忌，接受咨询。

肠内营养小组的工作目标：掌握营养支持适应证；制订合理的营养支持方案；进行科学的营养评价；监测并发症和病死率。

肠内营养小组的工作职责和范围：规范肠内营养支持流程；对医护人员进行营养支持的教育和培训；负责危重患者的营养会诊；对营养支持进行质量控制；承担对患者及家属的健康宣教；开展营养支持的科研工作。

二、团队成员的培训与培养

知信行模式（knowledge, attitude, belief and practice model, KABP model）是一种行为干预理论，将人类行为的转变过程分为获取知识、产生信念及形成行为，"知"为知识、学习，"信"为信念、态度，"行"为行为、行动。目前该模式已广泛应用于护理领域。护士作为肠内营养的主要执行者，其实施肠内营养的认知水平、态度及行为直接影响治疗效果。为科学管理，提高肠内营养护理水平，将知信行模式应用于营养小组成员肠内营养护理的培训中，拟为肠内营养护理培训模式的建立提供参考。

（一）理论知识的培训

理论知识的培训以《临床诊疗指南肠外肠内营养学分册》和《临床肠内营养及置管新进展》为教材，科学、系统地对研究对象进行规范化理论培训。肠内营养理论知识如下。

(1) 基本概念与肠内营养的原则。

(2) 住院患者营养风险筛查。

(3) 肠内营养支持的适应证与禁忌证。

(4) 肠内营养制剂的选择、输注途径。

(5) 不同疾病的营养支持。

(6) 肠内营养液的配制与保存等。

（二）态度信念的培训

以问题为基础的教学（problem-based learning，PBL）与叙事教学结合，通过分析临床患者实例，对护士进行肠内营养护理的态度信念培训。

PBL法针对疾病护理中的某个护理问题进行肠内营养护理查房，让护士针对1个问题的多个不同护理措施展开讨论。肠内营养护理小组每月进行1次不定时临床教学督导，临床教学督导老师至病房随机对营养小组护理人员进行提问，了解营养小组护理人员肠内营养培训效果。

叙事教学是叙述护理工作中真实情境的过程和感受，每周由患者满意度最高的1名中级及以上职称的责任护士分享自己关于临床肠内营养的护理感受，或探讨护理工作中遇到的相关问题及解决措施，以增强护士肠内营养的信念。通过客观、真实地阐释展开对问题的研究，在叙述、讨论中分析问题，以达到教育目的，引导营养小组护理人员在临床营养护理中积极实施标准化、规范化的营养护理。

（三）行为能力的培训

肠内营养行为能力培训包括规范无菌操作，精确管道深度、固定刻度、冲管时间，动态监测血糖及异常情况处理，及时听诊肠鸣音、关注排便情况，安全管理管道，使用标识及特殊患者适当约束等。通过情景模拟、临床操作、质控督导等方式进行培训。

肠内营养小组成员定期培训，不断学习，提升专科护理知识和技能，掌握肠内营养相关护理操作，及时发现并处理肠内营养相关并发症。可开展品管圈活动，针对患者的营养问题研究解决策略。成立循证护理小组，查阅营养支持的相关文献，把握学科前沿，不断完善与改进，在工作过程中自我总结，不断进步，形成标准化的流程与检测体系。

第二节　医院档案建立与管理

医院档案管理是医院管理向制度化、规范化、科学化方向发展的重要标志，是不断提高医院基础管理水平的基础，并在医院建设和医疗事业发展中发挥着越来越重要的作用。档案管理工作质量的高低，直接影响医院自身的形象和荣誉。

在现代社会信息化快节奏的今天，为适应发展迅速的形势，应切实提高档案管理水平。领导重视是档案管理工作的关键；硬件建设是档案管理工作的基础；人才建设是档案管理工作的保证；制度建设是档案管理工作的根本；开发利用是档案管理工作的目的。为使医院档案管理工作能更好地为医疗卫生改革和医院事业发展服务，必须重视医院档案管理人员的培养，力争实现医院档案管理规范化、标准化、科学化、现代化。

档案管理工作是为了强化医药卫生科技事业单位的档案管理，促进档案信息资源的开发利用，使医药卫生科技事业单位档案工作跟上卫生改革工作的步伐，更好地为卫生事业各项工作服务。

针对肠内营养患者建立的相关档案袋，包括以下内容。

（1）档案卡：登记有档案编号、患者姓名、每次预约随访时间。需精心设计，与名片尺寸一致，由患者保存。

（2）门诊病历：包括患者基本情况，如姓名、年龄、住址、联系电话、籍贯、文化程度、婚姻状况、职业等；相关危险因素，如饮食情况、配偶情况、主诉及现病史、吸烟史、饮酒史、既往史与家族史等；临床检查情况，如身高、体重、皮褶厚度、臂围等；辅助检查，如血常规、白蛋白、肌酐、肝肾功能等结果。

（3）病历续页：代替门诊病历，医生用于记录每次随访就诊情况。

（4）各项报告粘贴单：按照不同类型，以时间先后顺序排列。

（5）出院小结：归于患者随诊档案，记录患者入院情况、住院情况、治疗情况、各类检查情况及检查结果、出院诊断、出院注意事项及随访情况。

（6）档案袋：档案袋外标有编号、患者姓名、建档时间、随访次数与随诊时间，外形设计美观。

在医院档案管理工作中，想要做好对患者隐私权的保护工作，必须要对病历档案管理制度进行完善，完善的病历档案管理制度是相关管理工作落实的基础保障。首先，要对病历档案管理制度中的内部管理制度进行完善，如病历档案的书写制度、病历档案的存档制度及病历档案的借阅制度等。通过完善内部管理制度能够有效提升病历档案管理水平，保证病历档案的完整性。其次，对床头卡制度进行完善，保护患者隐私，根据实际情况制订和实施其他医务人员识别患者的身份卡制度，从而防止患者信息泄漏。最后，还要建立远程医疗信息管理制度，落实远程医疗中患者的信息保护工作，并且要不断提升远程医疗系统的安全性，降低患者信息泄露风险。

医院档案管理必须在管理思想、管理方法、管理人才和管理手段等方面紧跟时代的步伐。我们只有从提高档案管理人员的综合素质做起，培养更多的新时代合格档案人，才能担负起发展档案事业的历史重任，使其以扎实的业务功底、过硬的业务技能为医院的医学研究事业和管理水平的发展做出更大的贡献。这也要求医院档案工作者不断学习、不断进取，以满足社会进步和医院发展对档案管理不断提高的要求，为建设有中国特色的社会主义医院档案事业做出贡献。

第三节　互联网医院

互联网医院是互联网、信息技术和医疗服务的深度融合，在移动互联网、云计算、大数据、物联网等新技术的推动下，"互联网＋医疗"时代正在兴起。2015年12月，首个互联网医院落地，突发公共卫生事件更是推动了"互联网＋医疗"的发展。互联网医院的出现是医疗改革进程中的一个巨大进步，是从网络化医院到智慧医院的一次重要跃迁。互联网医院如何发挥其价值，分担"看病难"的民生问题，已成为备受关注的社会热点。

一、我国互联网医院发展背景

（一）医疗改革需求增加

我国医疗资源有着明显的区域分布不平衡的特点，常见病、慢性病复诊患者占据了医院门诊绝大部分的医疗资源。开展互联网医院，可以解决传统就诊流程给患者造成的诸多不便，可以推进分级诊疗、实现优质资源下沉、简化就医流程。

（二）宏观政策不断利好

2015年中华人民共和国国务院印发了《关于积极推进"互联网+"行动的指导意见》，将发展"互联网医疗"作为下一阶段的重点任务，鼓励各地积极探索互联网延伸医嘱、电子处方、网络配药等互联网医疗健康服务应用。

2018年中华人民共和国国务院又发布了《关于促进"互联网+医疗健康"发展的意见》《互联网医院管理办法（试行）》等一系列政策文件，鼓励互联网医院的建立和发展。面对突发公共卫生事件，国家卫生健康委员会多次发文强调，要充分发挥"互联网+医疗"所具备的"远距离、非接触"优势，利用多渠道、多形式宣传并拓展线上服务内容，缓解线下门诊压力，降低线下交叉感染风险，这些积极的措施都是推进互联网医院发展的至关重要的因素。

（三）"互联网+"技术进步

近年来，互联网、物联网、信息技术、大数据分析、人工智能等信息技术飞速发展，真正实现了"让百姓少跑腿、数据多跑路"，"互联网+"技术在医疗健康领域的应用越来越成熟。智能手机、云诊室及互联互通信息平台等的应用、推广，都是促进互联网医院发展的必备条件。

二、我国互联网医院发展现状

（一）互联网医院服务范畴扩大

互联网医院更准确的表述是"医院＋互联网"，其本质还是医院，通过互联网提供医疗服务，实现线上＋线下服务的融合。以前互联网医疗只能在线咨询不能做诊疗服务，现在互联网医院可以开展互联网诊疗活动，可以提供部分常见病、慢性病复诊和家庭医生的签约服务，可以在线开具处方。

（二）互联网医院规模逐渐扩大

2015 年我国首个互联网医院成立。此后受益于政府的支持及鼓励性政策的陆续出台，以银川为代表的多个省市纷纷成为互联网医院建设较为活跃的区域，互联网医院数量增加至 269 家。随着突发公共卫生事件的催化及近期政策的推动，互联网医院建设达到高峰，以公立医院主导型骤增为主，截至 2021 年 3 月，互联网医院总数已逾上千家。互联网医院在多个平台先后发起的线上义诊服务，流量暴增近 20 倍，在满足人民群众就医需求方面起到了积极作用。

（三）互联网医院模式逐渐改变

《2019 互联网医院发展研究报告》中显示，在互联网医院建设早期，互联网医疗企业中主导型互联网医院居多，占比 58.57%，它们利用企业平台连接全国患者和医生，在广度上做得更好。近年来随着政策的推行，越来越多的实体医疗机构加入互联网医院的建设中，实体医疗机构拥有自己优质的医疗资源，更有利于线上、线下闭环，大型三甲医院迎来了互联网医院建设大潮。未来互联网医院的模式，会从以互联网企业为主要发起方的形式过渡到以实体医疗机构为主要发起方的形式。另外，也有报道更看好医疗机构与互联网企业合建型的模式，因为各方利益冲突不大，可以实现双赢。

（四）互联网医院质量不断上升

1. 成熟度不断提升

在《2016中国互联网医院白皮书》中，研究者从医疗服务（是否提供线上、线下闭环服务）、医疗资质（是否具备医疗资质）、连接广度（医生资源可供应范围）、连接深度（可连接的资源内容）、连接维度（是否连接整合医疗、医药、保险全要素）五大指标入手，对当时的互联网医院成熟度进行了评比，乌镇互联网医院是唯一一家综合评分5颗星的互联网医院。经过多年的发展，我国互联网医院总体水平逐渐上升，但发展水平仍参差不齐，互联网企业独立设置的互联网医院各维度成熟度相对较高，医院自建模式的互联网医院在连接广度上有所限制。

互联网医疗最关键、最核心的资源是医生，目前大部分互联网医院倾向于"全科+专科"模式，医生队伍组建相对完善。例如，乌镇互联网医院除了各专科的建设，还申请专项资金进行全科医生培养；浙江大学医学院附属第一医院互联网医院在全科的基础上还设有十余个专科门诊。除了"全科+专科"模式的综合性互联网医院外，目前也有不少从专科入手成立的专科互联网医院，如2019年国内出现了首家医美互联网医院。

2. 服务内容不断拓展

互联网医院发展至今，已不仅有预约挂号、在线咨询的功能，根据2018年《互联网诊疗管理办法（试行）》的规定，互联网医院可以开展部分常见病、慢性病复诊和"互联网+"家庭医生签约服务，医生可以在线开具处方。另外，远程诊疗、在线处方、药品配送、健康管理、"互联网+"护理等功能逐渐丰富了互联网医院的服务内容。

3. 监管平台纷纷建立

各省市也纷纷建立起各自的互联网数据接口及监管平台，2019年4月初已有山东省、浙江省、广东省、四川省、云南省、宁夏回族自治区建成了省级互联网医疗服务监管平台。此后海南省、上海市、辽宁省、黑龙江省、江苏省、福建省等省市的监管平台也逐渐成立，互联网医院规范化建设又向前迈了一大步。

（五）医保通道逐渐开放

医保支付的限制是互联网医院发展道路上的一个阻碍，患者在线上就医产生的费用存在后续报销困难的问题。早期有银川、乌镇等试点地区将互联网医院列入医保定点医院，电子处方与医保系统中的药店全面接入，患者可用医保个人账户支付网上诊费，但起付线低、报销比例低，且真正打通医保的互联网医院少之又少。2019年8月《国家医疗保障局关于完善"互联网+"医疗服务价格和医保支付政策的指导意见》发布，对"互联网+"医疗服务能否及如何纳入医保体系做出明确规定，对符合条件的"互联网+"医疗服务，按照线上、线下公平的原则配套医保支付政策。政策上的明朗加速了互联网"医疗、医药、医保"闭环的实现。

（六）互联网医院助力电子处方流转

随着"医药分家、处方外流"等政策的推进，多地在电子处方流转上的探索愈加成熟，互联网医院将成为药品流通的重要渠道。互联网医院针对常见病、慢性病患者开具处方，通过处方流转平台，在真正意义上打破了"因药就医"的难题，尤其是长期服药的慢性病患者，从中受益匪浅。目前甘肃省、广西壮族自治区梧州市、福建省福州市和莆田市等地均已建立较为成熟的处方流转平台，改变了过去患者只能在医院药房窗口排队的取药方式，患者可以根据实际情况选择使用"网订店取、网订店送"等新型配送方式，大大提升就医体验。

（七）互联网医院助力应对突发公共卫生事件

突发公共卫生事件会给实体医疗机构的传统诊疗带来巨大挑战。"互联网+医疗"具备"远距离、非接触"的优势，拓展线上服务内容在一定程度上可以缓解线下门诊压力,降低线下交叉感染风险。

三、上海互联网医院发展现状

2018年9月国家卫生健康委员会发布《互联网诊疗管理办法(试行)》《互联网医院管理办法(试行)》等文件,2019年7月16日上海市卫生健康委员会制定并颁布实施《上海市互联网医院管理办法》,对互联网医院的设置、执业、人员、监管等统一作出规定,这促进了上海互联网医院的发展。根据上海医疗服务信息便民查询系统数据,上海互联网医院共有50家,其依托的实体医疗机构中,三级医院22家、二级医院6家、社区卫生服务中心10家、社会办医疗机构12家。全国三级医院取得互联网医院牌照比例最高,达50.0%,社区卫生服务中心最低,为3.0%。

根据《上海市互联网医院管理办法》,上海互联网医院共分为两类,第1类是指实体医疗机构设置作为第二名称的互联网医院;第2类是指第三方机构依托实体医疗机构独立设置的互联网医院。上海50家互联网医院中,依托公立医疗机构建设的占比76.0%,第1类占比88.0%。具体来看,有6家互联网医院属于第2类,其依托的实体医疗机构全部为社会办医疗机构;另外6家社会办医疗机构开设的互联网医院为第1类;38家公办医疗机构开设的互联网医院均为第1类。公立医疗机构第二名称互联网医院是上海互联网医院建设的主力和主流。上海申康医院发展中心作为市级医院办医主体,其开发的"上海市级医院互联网总平台"入口处的"在线复诊、在线开方、在线支付、配送到家",凝练出了目前上海公立医疗机构第二名称互联网医院的服务特色。

四、上海互联网医院服务模式特色

《上海市互联网医院管理办法》颁布后,上海互联网医院服务模式形成了三级医院互联网医院诊前、诊中、诊后线上和线下一体化在线服务模式,医联体上下联动二级医院远程诊疗服务模式,社区卫生服务中心互联网医院签约居民慢性病复诊配药、处方延伸服务模式,社会办独立设置互联网医院个性化、品质化、智能化健康医疗服务模式。上海申康医院发展中心作为市级医院办医主体，开发的"上海市级医院互联网总平台"，为患者统一平台直接接入所有市级互联网医院，整合形成应用平台，减少了软件如微信和支付宝绑定注册的烦琐流程，也是上海互联网医院服务模式的一大特色。

五、互联网医院面临的挑战

（一）互联网医院缺乏顶层设计，信息共享不畅

由于互联网医院的信息填报存在很大的困难，互联网的医疗数据并不能完全满足填报要求，造成了信息反馈的滞后。医院间、不同层级的医疗机构间、医疗机构与卫生管理部门间的信息无法共享，造成医院内部管理、整体病情研判无法获得及时的数据支撑，不能及时制订合适的防控措施。另外，由于某些特殊情况与国家对于患者的特殊支付政策要求，互联网平台必须有组合的支付方式支撑，如基本医疗保险支付、大病保险支付、医疗救助支付、中央财政补助支付，就地财政补助支付等方式，而目前现有的医院信息系统尚不能完全支撑医院和支付部门之间的结算。

（二）互联网医院缺乏监管

互联网医院是将"在线、云端"等作为服务平台，具有一定的虚拟性，不可避免地会产生诸多医患矛盾、医疗纠纷，甚至是法律问题。因此，要进一步完善监管制度，提升服务效果。目前，互联网医院缺乏标准和规范，准入与准出制度需要进一步细化，网络监控也必须跟上互联网医院的发展。

（三）信息安全存在隐患

互联网医疗带来的益处颇多，然而同时也存在着安全危机。在现如今的网络信息时代，网络攻击、恶意访问、黑客攻击等威胁患者的信息安全、医院的数据机密等，因此信息安全是接下来需要重点关注的工作。

互联网把卫生行业带入了一个新的时代，在扛起社会责任的过程中，缓

解了实体医院的压力,最大限度地减少了疾病传播和感染风险,充分发挥了其优势,构筑了网上防线。之后,互联网医院的建设应走向一个新的阶段。

第四节 开业护士及护士处方权

处方权是传统护理执业范畴扩展的标志,也是高级实践护士(advanced practice nurse,APN)有别于一般注册护士的特征性权限,目前全球已有70余个国家及地区发展APN角色,44个国家或地区立法规定护士处方权。

随着人口老龄化和人们生活水平的提高,医疗保健需求显著增加,而全球医疗资源严重短缺。20世纪60年代以来,世界各国通过授予护士不同范畴的处方权来拓宽护士的执业范畴,成为解决医生短缺问题的有效路径。实践表明,护士执业范畴的扩展不仅可以为患者提供更加便利、及时的医疗服务,改善患者的临床结局,还可以更好地利用护士的专业技能和知识,提高护士的工作积极性和工作满意度,促进护理学科的发展。

北京大学医学部护理学院首先开启和培养开业护士(nurse practitioner,NP),在美国、澳大利亚、加拿大,作为APN的分支和代表,具有独立诊断、决策、转诊患者、开具药物处方和诊断性检查及实施某些特殊操作的权利。2017年9月,北京大学医学部护理学院迎来了第一批"高级执业护师"方向的专业硕士,他们的长期培养目标即成为拥有有限处方权的高级执业护师,逐渐对标国际上拥有处方权的NP。自此开始了基于中国国情的本土化NP的研究生教育和培养。

一、我国护士处方权实施的内部优势

(一)具备处方权能力的护理人才已有储备

在国外一些国家的APN享有一定权限的护士处方权。我国APN的培养仍然在探索中,但是随着我国护理专业学位硕士和博士研究生培养模式的设

立和推进，将为我国培养大量具有处方权的 APN。自 2010 年国务院学位委员会批准设立护理硕士专业学位以来，目前国内有 86 所院校可以招收护理专业硕士。护理实践博士（doctor of nursing practice，DNP）即护理专业学位博士，是美国护士处方权主要授予群体，截至 2018 年，美国的 DNP 已达 32 678 名。我国中山大学、中南大学于 2004 年已经开展护理专业学位博士的培养。这些专业学位硕士和博士的培养都为护士处方权的落实和发展储备了人才。

（二）国内护士处方权专家共识已形成

国内护士处方权专家共识形成于 2018 年 1 月，山西医科大学第一医院、山西医科大学护理学院及山西省护理学会等共同制定了《新时代护士处方权内容专家共识》，共涵盖 8 个方面：分级护理决策主体护士资格和护士处方权申请资格、临床护理工作决策主体内容、特定情况下非专科临床护士药物处方权内容及糖尿病专科护士、肿瘤专科护士、急诊科护士、社区护士、助产士处方权内容，为我国护士处方权相关法律法规的制定和规范实施打下了基础。

二、我国护士处方权实施的内部劣势

（一）传统处方权利益相关者受到冲击

传统处方权利益主要相关者，如临床医生和药师，大多对护士处方权的实行并不认同。传统医疗体制下，护士的主要职责是执行医嘱，一旦护士拥有了开具处方等自主决策的权利，临床医生的职业优势将会受到冲击。Darvish-Pour 等通过访谈发现卫生系统当前的文化更为重视医生，医生的优越感在卫生系统的各个层面都有呈现，包括健康、治疗管理及政策制定，护士处方权在这些优势面前显得较为弱势，访谈结果也显示医生和药师不同意实行护士处方权的原因之一是护士在承担相关权利时可能会使医生优势受到冲突，威胁其专业地位。

（二）现有的护理人员相对缺乏处方权相关知识和能力

药物相关知识是护士开具处方所必须具备的。国外研究者针对护士处方权培训发现，药理学是培训的难点。护士需要对药理学有一个良好的了解，才能实施处方权，因此，要充分重视护士培训和处方者角色的排练。进行培训需要明确是为何种类型的专科患者开具处方，才能有侧重地培训。护士如果对药物，如阿片类药物缺乏足够的了解，可能会影响他们向患者提供有效药物指导的能力。

《2019 中国卫生健康统计年鉴》指出，我国目前约 70% 的临床护士是本科以下学历，相关处方药物知识的学习较为欠缺。决策能力是护士独立开具处方所需要具备的重要能力，其中循证护理能力是决策的关键。循证能力越强的护士越能发现患者在临床护理中存在的问题，进而更快做出临床决策。循证护理能力要求护理人员在计划护理活动的过程中，审慎、明确、明智地将科研结论与临床经验、患者需求相结合，获取实证，并将其作为临床护理的决策依据。护理人员循证护理能力整体水平较低，其中循证护理知识技能维度得分最低，说明护理队伍的决策能力有待进一步提高。

三、关于开放护士处方权的建议

（一）制定护士处方权的相关法律法规与政策

开放护士处方权一方面可以提高护士工作的自主性和灵活性，促进护理学科的发展；另一方面可能会增加医疗纠纷，增加护士工作的风险，因此亟须出台相关法律法规和保障政策。建议国家在广泛调研、专家反复论证的基础上借鉴英、美等发达国家的先进经验，结合我国国情制定我国护士处方权的相关法律法规和政策。这些政策、法规应该包括处方权护士的资质要求、培训要求、考核要求等。资质要求中应明确规定护士的学历、职称、工作年限作为基本准入条件，并对综合能力如人际沟通能力、健康评估能力、评判性思维能力进行考评，培训要求应包括完成多少学时、哪些课程的培训，以及最终要通过哪些考试等具体内容。

除了处方权护士的准入资格以外，还需明确规定护士的权利、义务与法律责任，明确处方护士的合法地位，并给予护士行使处方权相应的劳动价值补偿，并将此收费项目纳入医保，使收益与风险并存，以鞭策与激励护士的处方行为。

（二）从小范围做起，由点带面循序渐进，逐步开放处方权

纵观英、美等国的护士处方权历史可以发现，处方权的获得经历了漫长的过程。英国从1986年Cum-Berlege报告提议社区护士应该拥有有限的处方权开始，到1992年正式立法《护士处方法》规定社区注册护士可以拥有护士处方权但仅限于敷料、器械和少量的处方药物，这中间经历了6年，随后不断修正和拓宽护士处方权范围。美国从1971年爱达荷州成为第一个正式批准NP处方权的自治州开始，直到2016年美国最后一个州佛罗里达州也给了护士处方权，并允许护士开具一些过去严格管制的药品，但仅限于NP，这中间经历了45年，不但护士处方权被承认，而且处方权内容也在不断扩大。另外，在美国，护士处方权的主要执业地点为初级卫生保健诊所及专科门诊。

在我国，专科护士被认为具备此专科领域最新的护理知识和技能。因此，建议我国也可从小范围做起，先给予护士一定范围的有限的处方权，然后由点带面循序渐进逐步开放处方权：从社区护士和专科护士开始逐步开放处方权；从慢性病稳定期患者、姑息照护（如疼痛管理）患者、健康促进者（如免疫接种）、需要急救的患者开始逐步开放处方对象；从常规检查、慢性病健康教育、常规器械与敷料、急救时的抢救措施等非药物处方开始逐步开放处方内容；从协议处方、补充处方、延续处方开始逐步开放处方形式。最后从小范围试点开始逐步推广到全国。

（三）学历教育长期培养与继续教育短期培训双管齐下

在美国、澳大利亚、加拿大、波兰等国家只有具有硕士或博士学历的高

级实践护士方可成为处方护士。汪苗等的研究也指出硕士学历的护士申请处方权的意愿更强。可见能进行长期、系统的学历教育的学校是处方护士的稳定、可靠来源。然而我国目前的护理硕士、博士研究生的培养方案中并未涉及处方权的相关课程，因此建议今后的高等护理教育增加处方权相关课程的学习，如处方权相关法律法规、高级药理学、体格检查、诊断学、病理生理学等课程；另外，对于目前在职的高年资、高学历的临床护士，国家可以开展关于护士处方权的短期培训项目，护士通过资格考试后可获得处方权。这样学历教育与继续教育双管齐下，共同为国家培养处方护士人才。

实施护士处方权对我国护理专科门诊的设立和护理队伍的建设有着积极意义。从国外护士处方权的发展来看，这需要经历漫长和艰辛的过程，我国推广护士处方权还面临诸多挑战，如护士缺乏处方权相关知识和能力及我国还未有护士处方权相关政策出台等，但目前护士专业人才已有所储备，我国专家共识已形成，以及各级医院专科门诊的开设都为实施护士处方权提供了支持。各地可根据自身的条件采取S-O策略、W-O策略、S-T策略和W-T策略，以推进我国护士处方权的实施。

第十六章 肠内营养的管理

第一节 肠内营养的质量控制

质量控制是指为达到质量要求所采取的作业技术和行动。这就是说，质量控制是为了通过监视质量形成过程，消除质量环上所有阶段引起不合格或不满意效果的因素，以达到质量要求，获取经济效益，而采用的各种质量作业技术和行动。质量控制也是为使产品或服务达到质量要求而采取的技术措施和管理措施方面的行动。质量控制的目标在于确保产品或服务质量能满足要求（包括明示的、习惯上隐含的或必须履行的规定）。护理质量是医院质量的重要组成部分，护理质量管理是护理管理的核心，构建护理质量控制体系是护理质量管理的中心环节。科学的护理质量控制指标能促进护理质量的不断提高。

机体免疫功能与营养状态关系密切，若机体营养不良，可抑制免疫应答，进而增加术后并发症发生风险。由于肠内营养可通过改善机体营养状态、促进术后肠蠕动功能恢复、增加胃肠道激素分泌，调节机体免疫功能，抑制机体炎性反应，加快术后康复，提高预后效果，近年来普遍得到临床专家的认可。

在临床工作中，肠内营养虽有相应的运用指南，但护理人员对肠内营养护理措施缺乏针对性和规范性，在评估内容的完整性、评估方法的准确性、并发症的预防及管理等方面仍没有统一的质量控制标准，造成肠内营养不耐受和术后感染性并发症的发生率较高。近年来不少学者对构建肠内营养护理质量敏感指标评价体系进行了探讨，但呈现出我国护理人员对肠内营养具体实施过程仍存在误区的现象，故建立并完善患者肠内营养护理质量控制体系，统一规范肠内营养干预手段，实施肠内营养支持并持续评估患者营养状况及喂养不耐受等并发症，并对护理人员进行规范化教育等工作迫在眉睫。本书以"结直肠癌术后肠为营养护理质量控制体系建构"为例，阐述肠内营养护理质量体系的建立过程及临床开展的必要性。

一、组建质控小组

由胃肠外科医护人员组建规范化肠内营养质量控制管理研究团队，共10名成员，包括肠内营养医疗专家1名、护士长1名、主治医师2名、肠内营养专科主管护师2名和护师4名。其中护士长任组长，统筹安排肠内营养支持护理质量控制体系建立工作的规划及具体工作，通过召开会议、头脑风暴等方式，以相关资料为依据，结合以往病例，建立肠内营养质控体系，由肠内营养医疗专家、主治医师及肠内营养专科主管护师对体系可行性进行评估，持续修改直至完善，护师主要负责质量控制体系的实施。

二、构建肠内营养支持护理质量控制体系

参考国内外肠内营养支持临床实践指南、《恶性肿瘤患者康复期营养管理专家共识》《恶性肿瘤放射治疗患者肠内营养专家共识》《美国肠外肠内营养学会肠内营养治疗的安全实践（2017）》等相关资料，结合既往病历资料分析，采用肠内营养支持、胃肠功能、并发症等关键词在数据库中进行搜索，查阅经循证医学论证支持的肠内营养支持相关问题及解决方案，后经小组成员集体讨论，制订肠内营养支持护理质量控制体系初稿，然后由来自5个研究合作单位的相关临床专家共同探讨其可行性，修改完善后确定终稿。其中包含健康状态评估、肠内营养规范化输注、科学辅助护理、不良反应应对策略、日常监测与记录5项规范化流程。制订过程中针对临床凭直觉、感觉使用肠内营养等不规范现象，以易于操作、确保精准执行为原则，对各项操作进行了量化处理，针对喂养不耐受、处理策略欠科学等一系列问题，进行了分类规范和流程强化。

三、培训护理人员

由护士长负责、营养师协助,对团队人员进行规范化培训,包括预后营养指数评估工具的原理及使用、肠内营养支持护理质量控制体系的相关概念、操作流程及注意事项等,每周培训2次,每次1h,连续培训4周。通过测试以确保团队人员熟练掌握操作流程及规范,并制作肠内营养相关知识手册及视频、规范化肠内营养流程管理表格。

四、肠内营养支持护理质量控制体系的实施

(一)术前健康评估

(1)营养评估:术前1周内,采用预后营养指数(prognostic nutritional index,PNI)对患者营养状态进行评估,PNI = 血清白蛋白值(g/L)+ 5×外周血淋巴细胞计数(10^9/L),PNI < 45 为中重度营养不良,PNI ≥ 45 为轻度营养不良或营养状况正常。

(2)血流动力学稳定性评估:血乳酸< 4 mmol/L、平均动脉压> 60 mmHg、去甲肾上腺素< 0.2 μg/(kg·min)判断为血流动力学稳定。在血流动力学稳定状态下行肠内营养支持治疗。

(3)误吸风险评估:患者年龄> 70 岁、需使用机械通气治疗、存在神经功能缺损、意识水平降低、仰卧体位、存在胃食管反流、护士/患者比例不足中满足3项及以上即可判定为误吸风险较高,需采用经鼻肠管行肠内营养支持;反之则判定为误吸风险较低,采用经鼻胃管行肠内营养支持。本研究均选取符合鼻胃管进行肠内营养支持要求者,以便对比评价疗效。

(二)肠内营养规范化输注

(1)导管管理:导管固定牢固并标识明确,营养泵注前确保导管位置正常;患者翻身时由护理人员或家属协助,动作轻稳,以免造成导管脱落;咳嗽、呕吐、搬动后及营养泵注前,吸净呼吸道分泌物,以降低误吸风险;输注前

回抽鼻胃管查看无食物潴留后，用 20 mL 温开水冲管后泵注。

(2) 体位管理：营养泵注前，确保床头抬高 30°～45°，且泵注结束后仍保持该体位 30 min 以上，避免营养液反流而发生误吸。

(3) 灌输方式：术后 12 h 开始以少量、低流速、匀速为原则使用肠内营养输注系统，经鼻胃管行持续加温密闭式肠内营养制剂泵注，初期速度控制在 20～30 mL/h。术后 24～48 h 患者无腹胀、腹泻等消化道症状，肠道适应后，PNI < 45 者采用加入谷氨酰胺、精氨酸、ω-3 多不饱和脂肪酸的免疫增强型肠内营养制剂。PNI ≥ 45 者采用常规肠内营养制剂，速度控制逐渐由 30 mL/h 过渡至 60 mL/h，泵注总量由 500 mL/d 逐渐增加至 2000 mL/d。停止使用肠内营养制剂时，根据患者有无心悸、乏力等症状及体重采用逐步减量的方式。

(4) 温度控制：将电子加温器固定于鼻胃管近患者端，保证营养液温度保持在 37～40 ℃。

(5) 无菌操作：严格控制手卫生，营养制剂制备前需确保无菌衣物穿戴完整；每 24 h 更换 1 套肠内营养泵管；根据患者具体情况尽量做到营养制剂现用现配，避免剩余，若存在剩余，置于 4 ℃冰箱内保存，且保存时间不得超过 24 h，避免细菌污染，下次使用前加热至 37～40 ℃。

（三）强化专项护理

(1) 心理辅导：术前结合肠内营养相关知识手册及视频，向患者介绍肠内营养的意义，以及可能出现的腹胀、腹泻、恶心、呕吐等不适症状，以消除患者可能出现的不良情绪。肠内营养护理期间，为患者讲解防止导管脱落、半卧位饮食等肠内营养注意事项，出现恶心、呕吐、腹胀等症状，及时与患者沟通交流、给患者讲解，消除其因此产生的焦虑、抑郁等不良情绪。可引导患者通过正念呼吸、正念冥想等方式正视病情，或观看正能量影视作品，以培养患者积极乐观的心态。

(2) 运动指导：肠内营养支持护理质量控制体系中增加了运动与营养结合的内容，患者术后卧床期间，责任护士按照质量控制体系细则，指导患者行膝关节屈伸、股四头肌等长收缩及踝泵运动等主、被动运动,每 2 h 更换 1 次体位,指导有效咳嗽(取坐位,身体稍前倾,双手环抱枕头,行数次深而缓慢的腹式呼吸后,深吸气并缩唇,缓慢呼气;继续深吸气后屏气 3～5s,自胸腔进行 2～3 次短促有力的咳嗽,可用手按压上腹部,予以辅助)。

(3) 强化口腔及鼻腔护理:嘱患者积极漱口,每 12 h 进行 1 次口腔、鼻腔护理,防止导管感染及机械性压迫导致鼻黏膜损伤等现象出现,可预防性使用润滑剂或抗生素软膏。

(四)不良反应应对策略

出现胃残余量增加或腹泻、腹胀等肠内营养不耐受等症状,排除肠梗阻后,应先遵医嘱调整营养泵注速度、应用促动力药物,以保证营养泵注的顺利进行,动态调整营养泵注方案、对症用药后均无法改善者方可选择停止肠内营养支持。

(1) 恶心、呕吐、腹痛、腹胀:首先考虑为手术影响胃肠道功能,胃肠蠕动减慢,排空延迟所致,可遵医嘱更换为幽门后喂养管进行营养支持。

(2) 腹泻:多为肠内营养相关性腹泻、肠道感染性腹泻、抗生素相关性腹泻,或由胃肠动力药物引起,应注意及时给予患者皮肤保护剂,保持肛周皮肤清洁干燥,遵医嘱减少机械刺激。

(3) 便秘:肠内营养制剂多为少纤维、少渣、易消化、易吸收的物质。如果混合稀释的水量不足很容易导致便秘,久之还可引发腹胀、腹痛,故出现便秘时应增加混合稀释水分及可溶性纤维的摄入,嘱患者适度运动,以促进肠蠕动。

(五)日常监测与记录

(1) 血糖监测:肠内营养初期每 30～60 min 监测 1 次血糖;待营养方案及血糖稳定后改为常规每 4 h 监测 1 次;待血糖水平正常后,每周监测 1～3 次,糖尿病患者应将空腹血糖控制在 7.8 mmol/L 以下,餐后 2 h 血糖控制在 10.0 mmol/L 以下。

(2) 胃潴留监测：动态观察患者是否存在恶心、呕吐、腹痛、腹胀等症状，每 6 h 监测 1 次胃内残留量，若胃内残留量大于 150 mL，应降低营养液泵注速度，及时汇报医生调整方案，可酌情给予胃肠动力药物。

(3) 腹泻：排稀便或水样便、肠鸣音亢进、排便次数每日＞3 次。

(4) 腹胀：操作者手触患者腹部较硬，局部膨隆，或者清醒患者主诉腹胀。

(5) 基本健康监测：每周监测血脂、血清白蛋白、血红蛋白等指标变化情况，以观察患者基本健康状态。

(6) 日常记录：由责任护士每班认真填写规范化肠内营养流程管理表格，并统一收集整理。

五、督查评价

（一）观察指标

患者方面，包括术后肛门排气时间、首次排便时间、住院时间及术后并发症。记录胃肠道代谢性、感染性及机械性并发症发生情况。胃肠道并发症包括腹泻、腹痛、恶心、呕吐及腹胀等；代谢性并发症包括低血糖、高血糖等；感染性并发症包括切口感染、消化道感染、吻合口漏及肺部感染等；机械性并发症包括非计划性拔管、鼻胃管堵塞及鼻部损伤等。护士方面，根据肠内营养相关知识的掌握情况及肠内营养操作情况，可自行编制"患者肠内营养调查问卷"，内容涉及肠内营养流程管理、营养评估、启动时机、胃肠道耐受性评估方法、并发症原因及处理等维度，得分越高说明知识掌握程度越好。

（二）观察频率

对于进行肠内营养的患者，当班护士每班观察患者情况，若有不适，及时遵医嘱进行相应的处理。科室质控护士根据质控表单每月进行 2 次抽查，科级部门每月进行 1 次抽查。

（三）反馈分析

由护士长汇总存在问题，进行持续质量改进，质控小组讨论后给出改进方案及相关措施，小组成员实施，收集反馈信息进行分析，直至数据平稳。

肠内营养不仅可为患者提供营养物质，还可促进肠道蠕动，加强血液循环，减轻机体炎症反应，减少并发症。首先，肠内营养质量控制体系建立，通过全面评估患者营养状况，全程给予患者规范化护理措施，动态监测患者营养耐受性，减少或避免喂养不耐受、不达标等情况，促进机体胃肠道蠕动，加速胃肠道功能恢复。同时，肠内营养质控体系建立后，可通过规范化的管理措施，实时评估肠内营养安全性，指导临床干预时严格遵循肠内营养原则，并强化对患者体位、并发症等的监测，可确保肠内营养顺利进行，以提高肠内营养效果，促进患者早恢复，并减少并发症。其次，消化道感染是肠内营养患者常见并发症之一，可对患者预后产生不利影响，而肠内营养质控体系通过加强口腔护理、严格执行无菌操作原则，可最大限度地降低感染风险。此外，在肠内营养过程中易出现胃肠道并发症如腹泻、恶心、呕吐等，肠内营养质控体系通过降低输液速度、对营养液加温等，可降低胃肠道并发症风险。

第二节　肠内营养的安全管理

肠内营养能真实地模拟进食过程，有利于胃肠微生态系统的稳定。2016年美国重症医学会与美国肠外肠内营养学会《成人重症患者营养支持疗法提供与评定指南》、2017年欧洲危重病学会《重症患者早期肠内营养：ESICM临床实践指南》和2018年《ESPEN重症临床营养指南》均提出：若危重患者消化系统无特殊异常，首选经肠内营养途径给予一定的营养支持。肠内营养作为重症患者营养支持的重要方式，对其进行科学管理十分必要。

随着医学技术及社会经济的飞速发展，肠内营养支持的方法也发生了变化，由传统的依靠重力法和注射器推注方法行肠内营养逐渐过渡到科学使用输液泵或肠内营养泵，传统方法不但操作烦琐，而且输注速度不易控制，患者的满意度比较低，且肠内营养相关并发症发生率较高，治疗效果也远逊于使用输液泵较高，肠内营养泵进行肠内营养的方式。

一、营养风险筛查管理

（一）营养风险筛查工具

（1）营养风险筛查2002（NRS 2002）：2002年由欧洲肠外肠内营养学会研制。2006年中华医学会肠外肠内营养学分会将其列为肠外肠内营养支持适应证的评估工具，并给予A级推荐。NRS 2002主要包括年龄、营养状态、疾病状态3个方面的内容，总分为7分，≥3分则提示患者存在营养风险，是目前临床上较常用的营养风险筛查工具。

（2）主观全面评定（subjective global assessment，SGA）：1987年由德国Detsky首次提出，主要包括患者病史（过去6个月或近2周的体重变化、饮食变化、持续＞2周的胃肠道症状、活动能力、应激反应、疾病营养需求）和体征（皮下脂肪厚度、肌肉萎缩、踝部水肿程度）。根据这8项指标的结果分为A、B、C 3个等级，≥5项属于B或C级，提示患者存在中度或重度营养不良。

（3）微型营养评定（mini-nutritional assessment，MNA）：由瑞士的Guigoz等提出，主要包括人体测量、整体评定、膳食问卷和主观评定4个方面的内容。总分30，17～24分提示患者有高营养风险。

（4）营养不良通用筛查工具（malnutrition universal screening tool，MUST）：由英国肠外肠内营养学会开发，包括患者BMI、近期体重下降情况和疾病所致进食量减少三方面，三项内容相加，0分为低等风险，1分为中等风险，≥2分为高等风险。中等营养风险和高营养风险均判定为有营养风险。

（5）危重症营养风险评分表：由加拿大Heyland等提出，主要包括年龄、病情严重程度评分（APACHE Ⅱ）、脓毒症相关性器官功能衰竭评价（SOFA）、并发症数量、入住ICU前住院时间、白细胞介素-6（IL-6）这6项指标。

6～10 分为高营养风险组；无 IL-6 指标时，5～9 分为高营养风险组。

（二）营养风险筛查工具应用进展

目前，国外多项研究推荐 SGA 作为危重患者营养评估工具，其被认为是危重患者最有价值的筛查工具，因为 SGA 操作相对简单，在床旁即可进行，并且评估结果可较好地预测患者结局。但有研究者提出，SGA 工具对评估者要求较高，护理评估者应加强对 SGA 工具的相关培训，才能保证 SGA 的准确性和有效性。国内针对危重患者营养风险筛查工具的研究与国外相比起步较晚，目前国内应用较多的营养风险筛查工具为 NRS 2002。有研究结果显示，NRS 2002 与 APACHE 评分相结合才能更好地预测患者结局。

二、肠内营养干预的管理

（一）肠内营养的优点

肠内营养可以更好地维持患者胃肠道黏膜结构与屏障功能，降低肠道黏膜通透性，减少肠道菌群易位，促进胃肠道蠕动，增加胃肠道血液供应，提高局部和全身的免疫功能，降低继发感染风险，缩短住院时间，降低医疗费用，明显改善预后。因此，目前推荐实施"以肠内营养为核心，肠外营养为补充"的营养治疗策略。

（二）肠内营养开始时间及速度、温度控制

美国肠外肠内营养学会提出，对于危重患者，若其血流动力学相对稳定、无肠内营养禁忌证，肠内营养于 24～48 h 即可开启，若患者处于休克或使用大剂量升压药等急性复苏早期阶段，可暂缓肠内营养，48～72 h 可达到目标水平。对危重患者尽早开启肠内营养，可有效降低患者的病死率、缩短住院时间等。

肠内营养支持均遵循营养液浓度从低到高、液体量逐渐增多、速度由慢到快的原则。由于肠内营养液的浓度较大，液体较为黏稠，如果输入速度较

慢很容易造成堵管，而输入速度较快，则会对患者胃肠道刺激较重，将会引起腹泻、腹胀等不适反应，而且容易发生胃肠内液体潴留，造成反流、误吸，严重的话可危及患者的安全。因此，平稳的肠内营养液输入速度显得尤为重要，有利于减少肠内营养并发症的发生。常规输入量由开始的 200 mL 逐渐增加至 1500～2000 mL。输入速度起始为 20 mL/h，根据患者的耐受情况逐渐增加，最大速度可达 150～200 mL/h。

正常情况下胃肠道的温度约 37 ℃，肠内营养液温度过高或过低均会对胃肠道产生不良刺激，胰十二指肠切除术后患者身体较为虚弱，胃肠道处于应激状态，任何不良刺激都可能导致腹泻、腹胀等一系列不适反应。适宜的液体温度有助于提高患者满意度，一定程度上减少并发症的发生。

（三）肠内营养途径的选择

肠内营养分口服和肠内管饲两种途径，后者包括鼻胃管、鼻肠管及各种造瘘管。目前，临床多采用鼻胃管管饲或鼻肠管管饲作为重症患者肠内营养的主要方式。鼻胃管喂养即鼻饲，是指将导管从患者的一侧鼻腔插入胃内，经鼻胃管灌注流质饮食和药物。鼻肠管是指任何经过食管及幽门的鼻饲管道，若末端位于十二指肠，称为鼻十二指肠管，若末端位于空肠，称为鼻空肠管。鼻肠管营养摄入率较高，而胃潴留、误吸、反流、吸入性肺炎等并发症的发生率较低。因此，在管理重症患者的过程中，可首先考虑置入鼻肠管，以减少危重患者肠内营养并发症的发生。

（四）肠内营养输注方式的选择

目前，关于重症患者肠内营养输注方式主要有营养泵持续性输注和间歇性输注两种，但哪种输注方式更适用于重症患者，研究结果不一。有研究认为，营养泵持续性输注较间歇性输注能降低反流、误吸、胃潴留等并发症的发生率。也有研究发现，两种不同输注方式在反流、误吸、腹泻等并发症的发生率上无显著性差异。但也有研究发现，间歇性重力滴注与持续性泵入输注相比可减少患者胃残余量,有效降低反流、误吸发生率,且间歇性泵入输注方案可使患者存在空腹状态,这更符合人体消化系统的生理特点,并且此种方式可减轻护士每班的工作量。两种输注方式的优劣还需更进一步进行验证。

(五)营养需要量的计算

如果有条件,可使用间接能量测定即间接测热法确定重症患者能量需求。没有条件时,可应用基于体重的简化公式[25～30 kcal/(kg·d)]确定能量需求,蛋白质供给量为1.2～2.0 g/(kg·d)。在危重病早期阶段,最适宜的能量和蛋白质摄入目标并不清楚。超过实际能量消耗的肠内营养是有害的,应该避免。严重应激状态、全身性感染早期的患者可给予滋养型喂养策略,如果耐受良好,则24～48 h后开始增加喂养量,第1周内达到80%目标量,蛋白质供给量为1.2～2.0 g/(kg·d)。

(六)肠内营养耐受性评估

有调查发现,超过60%的ICU患者会发生喂养不耐受情况,可能导致患者肠内营养被迫中断。国内外目前还没有统一的评估肠内营养耐受性的工具,临床工作中,通常将呕吐、腹胀(IAP测量)、腹泻、胃潴留、误吸作为观察指标,每6 h评估1次,根据评估结果选择相应的处理方案。

三、肠内营养并发症的管理

(一)堵管管理

堵管是鼻肠管肠内营养机械性并发症之一,引起堵管的原因主要有营养液黏稠、喂养管管径较小、输注速度缓慢、管道扭曲打折、药物与营养液混合凝结成块等。因此,在重症患者持续泵入营养液的过程中,应每隔2～4 h用20～40 mL温开水脉冲式冲洗管路。鼻饲药物时,应将药物研碎成粉末经温水溶解后注入,前后均应用温开水冲洗,严禁将药物加入营养液中鼻饲。若营养液的泵速较慢,可以适当增加冲管的次数。若管饲过程中发生堵管,可增加温开水冲洗管道的次数和用量，使用 20 mL 的注射器交替反复抽取温开水和 5% 碳酸氢钠溶液进行管道冲洗，或将 10 mL 胰酶溶液注入肠内营养管内保留 30 min，等到堵塞物溶解再反复用温开水冲洗管道。

（二）腹泻管理

腹泻可导致患者出现电解质紊乱、压力性损伤、失禁性皮炎等问题，严重时可能会中断患者的肠内营养支持。关于肠内营养导致患者腹泻的原因，一项关于 ICU 患者肠内营养腹泻的护理综述中提到，肠内营养相关性腹泻的风险因素主要与患者、药物、营养液三方面有关。

（1）患者方面：住院时间、高龄、高血糖、肠内营养持续时间、低蛋白血症、APACHE Ⅱ是重症患者肠内营养发生腹泻的风险因素。

（2）药物方面：抗生素、质子泵抑制剂、钾制剂、山梨糖醇等药物是肠内营养患者发生腹泻的主要因素，其中广谱抗生素的作用尤为明显。

（3）营养液方面

1）成分方面：单糖、双糖、寡聚糖及多聚醇是患者发生肠内营养相关性腹泻的风险因素。

2）喂养方面：营养液输注速度越快、剂量越大（营养液输注量 > 1000 mL/d），患者腹泻的发生率越高。

3）储存方面：营养液污染会增加患者肠内营养相关性腹泻的发生率。

护士在对危重患者进行肠内营养管理时，应对高龄、高血糖或低蛋白血症、病情严重、住院时间或肠内营养持续时间长的患者进行重点关注，加强观察，尽早纠正低蛋白血症，减少腹泻的发生；此外，应合理应用抗生素，对易引起患者腹泻的相关药物，与医生积极沟通，尽量避免使用。在选择营养液配方时，医务人员应注意评估患者的糖耐受情况，避免患者在短时间内输注大量的营养液。关于营养液，应现用现配，已开封的低温储存，保存不得超过 24 h；在进行肠内营养相关操作时，护士应严格执行无菌操作，营养泵的管路、注射器等避免长时间使用。

(三)误吸管理

误吸是肠内营养常见的严重并发症之一,包括显性误吸和隐性误吸。预防患者误吸的措施,具体如下。

(1)体位:患者宜采取左侧卧位,抬高床头30°~40°,并在喂养结束后30~60 min内,尽可能保持患者体位的相对稳定,可降低患者误吸的发生率。

(2)置管因素:置管前评估患者情况,若误吸可能性较大,可选择鼻肠管置入。鼻肠管末端位于幽门或十二指肠悬韧带后,有利于营养液顺利到达十二指肠降部及空、结肠,可达到减少患者误吸的目的。

(3)营养液输注温度、方式:当输注的营养液温度过低或营养液输注速度过快时,均有可能导致患者胃部痉挛,从而导致误吸,当营养液温度接近或略高于人体温度时,可能会减少对胃肠道的刺激,减少反流、误吸等并发症的发生。

(4)胃残余量:每隔4 h或8 h监测1次胃残余量,若残余量较多,应适当减慢营养液泵入速度或中断营养液的泵入,但也有研究指出,监测胃残余量时会中断营养供给,可能会给患者造成不良影响。2018年《ESPEN重症临床营养指南》建议,不应当把胃残余量作为接受肠内营养的ICU患者常规监测的指标。对仍然选择监测胃残余量的ICU,应当避免在胃残余量<500 mL且无其他不耐受表现时中断肠内营养。

四、肠内营养流程管理

有研究发现,喂养流程的不规范占患者营养中断原因的55.9%,规范的喂养流程将减少患者并发症的发生、缩短患者住院时间、提高患者生命质量等。肠内营养流程主要包括对患者营养状况及胃肠功能的评估,肠内营养实施时机、途径等的选择,患者胃肠道耐受性评估及不良反应的处理等。

(一)严格落实肠内"六专"

醒目的识别标志能在视觉上起到警示和无声告知的作用。为此,必须严格落实肠内"六专"。

1. 专用标签

肠内营养液必须统一粘贴肠内营养专用贴；在肠内营养输注管的茂菲氏滴管上方贴"肠内营养输注"字样的红色标签；所有引流管末端上方 5 cm 处均贴有管道名称及置管日期。

2. 专用输注管

使用一次性肠内营养供应管路袋式泵管，以便区分一次性使用静脉输液器。

3. 专用警示牌

肠内营养放置框内和正在使用的肠内营养液均需悬挂"肠内营养"警示牌。

4. 专用营养泵

所有肠内营养液均用肠内营养泵泵入，以便匀速、恒温输注。

5. 专用输注架

所有肠内营养液必须挂于专用输注架上，同一输注架上禁止悬挂其他任何途径使用的药液，防止护理差错的发生。

6. 专用巡视卡

制订肠内营养巡视卡，挂于肠内营养输注架上，每位患者 24 h 更换一次，护士每 1 h 巡视一次。巡视卡内容包括科室、床号、姓名、日期、时间、药名、剂量、速度、温度、通畅情况、有无不良反应、执行者/核对者。

（二）严格落实护理交接班制度

护理交接班制度的落实对保证连续性的护理工作质量和患者的安全起到举足轻重的作用。对于风险评估中提到的护士交接不清，易造成治疗漏项，可以制订肠内营养治疗交接表，根据各科室情况选择记录内容，包括但不限于日期、班次、床号、姓名、药名、剂量、途径、执行时间、执行情况、执行者/核对者等。将其应用于各班间的交接工作，由各班责任护士认真仔细填写各项内容，下一班护士在执行前再次核对医嘱后方可执行，表格每天更换并保存3个月,便于肠内营养治疗落实情况的查证。

(三)健康教育贯穿全程

对于行肠内营养治疗的患者,应根据患者的病情、营养状况和胃肠道耐受情况等制订符合个体情况的个性化肠内营养支持计划。

告知患者肠内营养的优势和重要性,让患者及家属接受并认可;实施治疗时对患者及家属进行安全教育,不要自行加快输注速度,避免其他食物混入营养液,口服时减少进食量、增加进食频率;对于便秘患者可以选用含膳食纤维的营养配方,可以使用大便软化剂,同时也可以增加液体入量;输注期间鼓励患者多活动,促进肠蠕动,利于营养液的吸收和能量转换及储存,可以在床上做适当的功能锻炼;指导患者及其家属观察肠内营养相关并发症,及时发现,及时治疗;出院前指导带喂养管出院的患者及其家属进行居家喂养和肠内营养自我管理,于输注营养液前、后,应用温开水冲洗喂养管,以避免喂养管阻塞,为患者带管出院做准备。

健康宣教不是独立的,需要与肠内营养相关知识相结合,包括肠内营养制剂的种类、成分、用法、剂量及患者使用后的并发症等,将这些知识融汇入健康宣教中效果会明显提高。

(四)将PDCA循环应用到肠内营养管理

PDCA是一种通过对过程和结果进行持续性研究的管理模式,从而探索出更有效的管理方法。PDCA循环由四部分构成:P(plan),计划,建立一个与期望结果一致的目标或流程计划;D(do),执行,施行新的流程或对策;C(check),确认,检查新的程序和达到的成效与预期目标的差距;A(action),处置,分析达成目标与预计目标不同的原因。

1. P(plan),计划

成立科室质控小组,安排护理骨干作为小组成员,每个质控小组在工作中既有分工又有合作,留置管路护理的具体工作由安全质控小组负责,其他质控小组成员协助,制订计划,细化管理流程,建立持续性的质量管理体系。

2. D (do),执行

由护士长负责,组织护理骨干及临床经验丰富的高年资护士,总结多年来本科留置胃管患者常出现的各种问题,对发生率高的(如胃管滑脱、腹胀、腹泻)、危险性大的(如误吸)和易被忽视的(如拔管困难、胃潴留)等问题加以明确,发生率越高,有效降低的潜能越大,效果会越明显,对于危险性大的问题,预期目标不是降低而是杜绝。

预防胃管滑脱的措施:针对患者不同状况施行相应的流程和对策,对意识模糊、谵妄、躁动的患者,做到24 h有人看护,妥善固定营养管,使用黏性、弹性及透气性好的胶布来固定,勤检查,勤更换,根据病情适当约束。

预防腹胀、腹泻的措施:首先评估患者胃内残留量,适当调整鼻饲食谱,灌注速度不宜过快,出现胃排空延迟或小肠运动减弱可根据医嘱给予促进胃动力药物,保证食物新鲜,现用现配,当日配制的鼻饲液当日用完,且温度适宜,调整好"三度",即鼻饲液的浓度、温度及输注速度。若发生腹胀、腹泻应及时调整"三度"直至患者适应耐受。餐具及时清洗干净并进行消毒,避免污染。

预防误吸的措施:误吸是最严重的并发症,在鼻饲患者中,误吸的发生率为30%～40%,每次鼻饲或经胃管给药前必须检查胃管是否在胃内。痰多的患者应先吸尽痰液,病情许可的情况下,应先抬高床头30°～45°,借重力作用防止反流、误吸,推注速度不宜过快,注意观察患者反应,注食后30 min内不可翻身。

预防胃潴留:每次注食前抽吸胃内容物,计算胃内潴留量,如鼻饲前抽出100 mL胃内容物,应适当延长间隔时间。

预防拔管困难:对自带胃管的入院患者,应及时询问并记录置管时间,对住院期间置管的患者,置管人员应注明置管时间,按时予以更换,硅胶胃管留置适宜时间是21～30 d。

3. C（Check），确认

通过床边交接班对留置胃管的患者每天进行检查，安全质控小组定期对留置胃管患者进行观察和询问，通过胃管的固定及不良反应的发生情况，检查改进措施的落实情况，针对存在的问题，进行讨论、分析和整改。

4. A（Action），处置

经过对流程计划、实施方案、评价效果与预期目标的汇总分析，利用头脑风暴和鱼骨图分析法，找出达成的目标与预期目标不同的原因，根据不同原因修改相关护理流程，优化留置胃管护理流程，制订出一整套鼻胃管肠内营养的管理方法。

随着护理管理质量的不断提升，持续质量改进、提升全员管理意识是护理质量管理不可或缺的部分，是一个不断的、渐进的、长期的管理过程。PDCA循环是持续改进的过程，在鼻胃管肠内营养的管理中得到广泛应用，常见的并发症得到了有效控制，收到良好的效果，同时提高了护士的安全管理意识，落实了质量追踪体系，从而提高了护理质量，减少了护理安全隐患。

第十七章　肠内营养支持的供给情况及特点

第一节　肠内营养支持现状

营养不良被定义为摄入或摄取营养物质不足而导致身体成分和身体细胞数量发生变化，从而导致身体和精神功能下降，并影响疾病的临床结果。在医院环境中，因各种慢性和急性疾病住院的老年患者经常存在营养不良的情况。营养状况差与几种不良临床结果相关，如发病率增加、残疾、短期和长期死亡率增加、住院时间延长及护理费用增加。

管饲喂养是一种安全有效的途径，营养液通过管道或气孔进入口腔远端肠道，为吞咽困难或口服食物和液体摄入量低于既定目标的患者提供营养支持。有证据表明，管饲喂养有助于改善伤口愈合，促进营养状况改善，提高患者与健康相关的生活质量。

在一些西方和亚洲国家，无论是在医院还是在家里，管饲喂养的应用越来越普遍。管饲喂养可通过天然口喂养管（如鼻胃管和鼻肠管）和手术喂养造口术（如 PEG、PEJ）实现。

目前，大多数由欧洲临床营养与代谢协会制订的国际肠内营养指南和重症监护室的肠内营养专家共识建议，对于预计接受肠内营养治疗少于 4 周的患者，使用通过天然孔喂养管（如鼻胃管和鼻肠管）的临时喂食管；如果预计营养支持超过 4 周，则应考虑经皮途径，包括 PEG 和 PEJ。文献报道了长期使用鼻胃管的一些缺点，包括鼻腔和食管溃疡，对喉咙的持续刺激可能降低患者的吞咽功能，吸入性肺炎和胃食管反流病。相比之下，PEG 绕过口腔和食管直接进入胃，治疗失败率低，并发症少，外观更美观，是长期肠内营养治疗的首选途径。

然而，临床中仍有大量长期使用鼻胃管的情况出现。因此，我们进行了住院患者管饲喂养现状的小范围调查，旨在了解住院患者管饲喂养的现状，为管饲喂养的选择提供依据。

一、方法

（一）研究设计

这项描述性、横断面和多中心研究于 2022 年 7 月至 2022 年 11 月在上海市松江区的 2 家三级医院和 3 家康复医院进行。数据收集通过网络问卷的方式进行。问卷在医院中发放，由研究前期接受集中培训的护士根据病历和患者实际情况负责填写问卷。

（二）研究对象

研究对象为住院接受肠内营养管饲喂养的患者。纳入标准：①患者年龄 ≥ 18 岁；②管饲喂养的时间超过 3 天。排除标准：①孕妇或哺乳期妇女；②患者估计生存时间 < 1 个月；③调查数据不完整。

（三）调查内容

获得年龄、性别等人口学特征。从患者电子病历中收集患者入院信息，包括入院诊断、有无慢性合并症、是否使用机械通气等。此外，还要求主管护士对患者的意识和功能情况进行现场评估。

获得管饲喂养的基本情况，包括管饲喂养的原因、途径、时间及肠内营养输注方式和饮食类型。管饲喂养的途径分为鼻胃管、鼻肠管（包括鼻空肠管和鼻十二指肠管）、胃造瘘管和空肠造瘘管。饮食类型分为自制肠制剂、混合肠制剂和商业肠制剂。自制肠制剂是指仅用新鲜食物配制的饮食，混合肠制剂是指由食物和商业肠制剂配制的饮食。商业肠制剂指的是经过化学定义的、可以食用或用水冲泡后食用的饮食。

NRS 2002 是由 ESPEN 推荐用于医院环境中由护士评估患者的营养状况的

量表。NRS 2002 包括初步筛查和二次筛查。初步筛查主要包括四方面的评估：BMI、体重下降、饮食摄入量减少和危重症。如果在初次筛查中任何问题的答案都是"是"，则进行二次筛查，总分为 0~7 分，由三部分组成：①营养状态评分，包括 BMI、近期体重下降、近期食物摄入量下降（0~3 分）；②疾病状态评分，包括疾病诊断、共病、病史（0~3 分）；③年龄评分，年龄是否≥70 岁（0~1 分）。得分越高，说明营养状况越差。得分≥3 表示存在营养不良风险。NRS 2002 显示出令人满意的心理测量特性，对住院时间具有良好的预测效度，与 BMI 和住院成人患者体重减轻相比，具有更高的特异性和敏感性（敏感性：92%，特异性：85%）。

（四）统计分析

所有数据均使用 IBM SPSS 统计软件进行分析。分类数据以频率和百分比表示。连续数据用正态分布变量的均值和标准差表示，非正态分布变量的中位数和四分位间距（IQR）表示。分类变量比较采用 Pearson 卡方检验（χ^2）。连续变量比较采用独立样本 t 检验。$P < 0.05$ 为差异有统计学意义。

二、结果

（一）患者特征

本研究共纳入 121 例住院肠内管饲喂养患者，其中 4 例患者因资料不完整被排除在外。最后，117 例患者纳入分析。

根据 ESPEN 发布的肠内营养指南和重症监护室肠内营养专家共识，将患者根据管饲喂养时间分为两组。一组为短期管饲喂养（< 4 周）（$n = 53$, 45.3%），另一组为长期管饲喂养（≥ 4 周）（$n = 64$, 54.7%）。对于接受长期管饲喂养（≥ 4 周）的患者，中位持续时间为 258 天。

在 117 例患者中，男性 79 例（67.5%），女性 38 例（32.5%）（表 17-1）。年龄 20 岁及以上，平均值为（67.7±14.8）岁。长期管饲喂养（≥ 4 周）的患者年龄平均值（72.1±13.9）岁，明显大于短期管饲喂养（< 4 周）的患者。

管饲喂养≥4周的患者[平均值（62.4±14.4岁）]，主要集中在65岁以上年龄组（71.9%）。

在117例患者中，大多有高水平的合并症，包括高血压（53.8%）、糖尿病（26.5%）和高脂血症（19.7%）等。长期管饲喂养的患者更容易发生高血压、糖尿病、冠状动脉疾病和慢性肾脏疾病，而短期管饲喂养患者高血压、高脂血症的发生率较高。

30例患者（25.6%）行气管切开术，18例患者（15.4%）使用机械通气。总体而言，两组患者在意识方面有显著差异。长期管饲喂养组患者更容易出现意识模糊状态，而短期管饲喂养组患者更容易出现意识清楚和昏迷状态。约90.6%的患者报告功能障碍，其中57.3%的患者卧床不起，33.3%的患者活动受限。短期管饲喂养患者的功能状态比长期管饲喂养患者更正常。

（二）营养状况

整体患者NRS 2002的平均评分为（3.46±1.45）分，长期接受管饲喂养（≥4周）的患者得分[（3.63±1.44）分]高于短期管饲喂养（＜4周）患者得分[（3.26±1.44）分]。采用NRS 2002评分确定营养风险，74例患者（63.2%）存在营养风险，接受短期管饲喂养的患者中31例患者（58.5%）存在营养风险，接受长期管饲喂养的患者中43例患者（67.2%）存在营养风险。

（三）主要诊断

入院时最常见的诊断是神经系统疾病（46.2%），其次是癌症（12.8%）、头部损伤（10.3%）、呼吸系统疾病（8.5%）和消化系统疾病（6.8%）（表17-2）。在神经系统疾病中，最常见的是脑出血（占所有疾病的26.5%，占神经系统疾病的57.4%）和脑梗死（占所有疾病的12.8%，占神经系统疾病的27.8%）。癌症：上消化道癌（占癌症的46.7%）、头颈癌（占癌症的33.3%）和结直肠癌（占癌症的20.0%）。在接受长期管饲喂养（≥4周）的患者中，主要诊断为神经系统疾病（42.2%）、呼吸系统疾病（12.5%）和头部损伤（9.4%）。

吞咽功能障碍是管饲喂养的最常见原因（$n=42$，35.9%），其次是气管切开或机械通气（$n=34$，29.1%）、意识障碍（$n=26$，22.2%）、通道阻塞（$n=8$，6.8%）和补充口服摄入不足（$n=7$，6.0%）（表17-2）。短期管饲喂养的患者比长期管饲喂养的患者更易发生通道阻塞。

（四）管饲喂养特征

在肠内营养途径中，鼻胃管是提供肠内营养的主要方式（$n=107$，91.4%），其次是鼻肠管（$n=8$，6.8%）。仅2例患者使用胃造瘘管（$n=1$，0.9%）和空肠造瘘管（$n=1$，0.9%），其管饲喂养时间≥4周。

肠内营养输注方式以连续输注为主（$n=77$，65.8%），其次为定时推注（$n=38$，32.5%）和重力滴注（$n=2$，1.7%）。长期管饲患者多采用定时推注的方式，短期管饲患者多采用连续输注的方式。

在饮食类型中，商业肠制剂最多（$n=92$，78.6%），其次是自制肠制剂（$n=15$，12.8%）和混合肠制剂（$n=10$，8.5%）。长期管饲患者多使用自制肠制剂，短期管饲患者多使用混合肠制剂（表17-3）。

表 17-1 研究参与者的临床和人口学特征 [n（%）]

变量	总体（$n=117$）	管饲时间＜4周（$n=53$）	管饲时间≥4周（$n=64$）
年龄			
20～30岁	2（1.7）	2（3.8）	0（0）
31～40岁	4（3.4）	2（3.8）	2（3.1）
41～50岁	8（6.8）	5（9.4）	3（4.7）
51～65岁	35（29.9）	22（41.5）	13（20.3）
＞65岁	68（58.1）	22（41.5）	46（71.9）
性别			
男	79（67.5）	38（71.7）	41（64.1）
女	38（32.5）	15（28.3）	23（35.9）

续表

变量	总体 ($n=117$)	管饲时间<4周 ($n=53$)	管饲时间≥4周 ($n=64$)
医院类型			
三级医院	68（58.1）	49（92.5）	19（29.7）
康复医院	49（41.9）	4（7.5）	45（70.3）
营养状况			
有风险	74（63.2）	31（58.5）	43（67.2）
无风险	43（36.8）	22（41.5）	21（32.8）
共病情况			
糖尿病	31（26.5）	9（17.0）	22（34.4）
高血压	63（53.8）	27（50.9）	36（56.3）
高脂血症	23（19.7）	15（28.3）	8（12.5）
冠状动脉疾病	15（12.8）	1（1.9）	14（21.9）
慢性肾脏疾病	17（14.5）	2（3.8）	15（23.4）
气管切开			
是	30（25.6）	15（28.3）	15（23.4）
否	87（74.4）	38（71.7）	49（76.6）
机械通气			
是	18（15.4）	10（18.9）	8（12.5）
否	99（84.6）	43（81.1）	56（87.5）
意识			
清楚	18（15.4）	16（30.2）	2（3.1）
模糊	52（44.4）	9（17.0）	43（67.2）
嗜睡	17（14.5）	7（13.2）	10（15.6）
昏迷	30（25.6）	21（39.6）	9（14.1）
功能状态			
正常	11（9.4）	9（17.0）	2（3.1）
移动限制	39（33.3）	18（34.0）	21（32.8）
卧床不起	67（57.3）	26（49.1）	41（64.1）

表 17-2 疾病诊断 [n（%）]

变量	总体 （n=117）	管饲时间 < 4 周 （n=53）	管饲时间 ≥ 4 周 （n=64）
神经系统疾病	54（46.2）	27（50.9）	27（42.2）
脑出血	31（57.4）	17（63.0）	14（51.9）
脑梗死	15（27.8）	8（29.6）	7（25.9）
其他脑病及神经系统疾病[1]	8（14.8）	2（7.4）	6（22.2）
癌症	15（12.8）	10（18.9）	5（7.8）
头颈癌	5（33.3）	2（20.0）	3（60.0）
上消化道癌	7（46.7）	6（60.0）	1（20.0）
结直肠癌	3（20.0）	2（20.0）	1（20.0）
头部损伤	12（10.3）	6（11.3）	6（9.4）
老年痴呆	4（3.4）	0（0）	4（6.3）
消化系统疾病[2]	8（6.8）	4（7.5）	4（6.3）
呼吸系统疾病[3]	10（8.5）	2（3.8）	8（12.5）
心脏相关疾病[4]	6（5.1）	2（3.8）	4（6.3）
其他[5]	8（6.8）	2（3.8）	6（9.4）

注：[1] 其他脑病及神经系统疾病如帕金森病、肌萎缩侧索硬化、脑积水、重症肌无力；

[2] 消化系统疾病如非癌性胃食管狭窄、上消化道出血、慢性胰腺炎；

[3] 呼吸系统疾病如肺部感染、肺炎；

[4] 心脏相关疾病如心功能不全；

[5] 其他如恶性贫血、骨质疏松、脊髓损伤、糖尿病。

表 17-3 管饲喂养特征 [n（%）]

变量	总体 （n=117）	管饲时间＜4周 （n=53）	管饲时间≥4周 （n=64）
管饲喂养原因			
吞咽功能障碍	42（35.9）	15（28.3）	27（42.2）
意识障碍	26（22.2）	9（17.0）	17（26.6）
气管切开或机械通气	34（29.1）	17（32.1）	17（26.6）
通道阻塞	8（6.8）	7（13.2）	1（1.6）
补充口服摄入不足	7（6.0）	5（9.4）	2（3.1）
肠内营养途径			
鼻胃管	107（91.4）	48（90.6）	59（92.1）
鼻肠管	8（6.8）	5（9.4）	3（4.7）
胃造瘘管	1（0.9）	0（0.0）	1（1.6）
空肠造瘘管	1（0.9）	0（0.0）	1（1.6）
输注方式			
定时推注	38（32.5）	3（5.7）	35（54.7）
重力滴注	2（1.7）	2（3.8）	0（0.0）
连续输注	77（65.8）	48（90.6）	29（45.3）
饮食类型			
自制肠制剂	15（12.8）	2（3.8）	13（20.3）
混合肠制剂	10（8.5）	3（5.7）	7（10.9）
商业肠制剂	92（78.6）	48（90.6）	44（68.8）

本次调查结果显示，尽管超过半数的患者符合指南中经皮内镜下胃造瘘管放置的时间标准，但在接受短期或长期肠内营养管饲的患者中，鼻胃管是最常见的导管。在我们的调查中，仅有2名管饲喂养时间超过4周的患者使用了胃造瘘管和空肠造瘘管，这表明胃造瘘管在松江区的使用并不普遍。本次结果也与一些亚洲国家（如日本、韩国）的结果类似，然而，与一些西方国家的研究结果相反。据统计，美国每年有16万～20万例PEG，目前已取

代外科胃造口术，成为长期肠内管饲喂养患者的首选。在波兰，4586名接受家庭肠内营养的患者中，65%的患者使用PEG管管饲，14.3%的患者使用鼻胃管喂养，表明PEG在西方国家较为流行。

究其原因，患者置入PEG管的决定受多方面的影响，取决于疾病的预后、患者的意愿、风险与收益的权衡。社会生活、身体形象和亲密关系、不确定性和焦虑恐惧、并发症和照顾者的负担是影响决策的核心因素。一方面，患者担心管饲喂养会改变他们与朋友和家人的社会关系，尤其是在公共场所进行喂养时；另一方面，由于个人和文化信仰，许多患者不希望异物插入身体，尤其在女性患者中最为普遍。此外，对疾病过程和预后未知的恐惧、对PEG管护理的担忧和照护的负担均会影响患者的置管决定。而在我国，PEG管置入较少也可能源于临床医生对PEG管喂养的认识不足、患者和家属的抗拒和科室间的配合不佳等因素，这些因素导致医生更倾向于保守治疗以避免争议，而非做出更佳的选择。在一项针对我国525名临床医生的调查中，高达241名医生表示不知晓PEG，284名医生表示对PEG认知有限，可能导致有限的PEG管置入。基于此，有关PEG管喂养的教育计划和培训课程对于改善临床医护人员知识和技能缺乏的情况是必要的，对于需要但犹豫是否使用PEG管进行长期营养支持的患者，对PEG有足够了解和熟悉的医护人员将更有说服力和可信力，并且，简化PEG管放置程序，建立多学科营养团队，帮助决策也有助于患者获得更优的治疗。

我们调查发现，长期管饲的患者以神经系统疾病最为常见，其次为癌症患者和头部创伤患者，诸如运动神经元紊乱、脑血管意外、认知障碍、瘫痪和头颈部癌症等慢性疾病已经被确定为进行PEG管插管的适应证，由此导致的长期吞咽困难是放置PEG管的常见指征。研究表明，颅脑损伤后吞咽困难的发生率为27%～30%。此外，8.1%～80%的脑卒中患者、11%～81%的帕金森病患者、7%～29%的阿尔茨海默病患者报告有吞咽困难。无论何种疾病导致的吞咽困难都会减少口服摄入量，导致宏量营养素和微量营养素的缺乏。因此，PEG管是需要长期管饲喂养患者的首选，而脑梗死、癌症和头部损伤的患者更有可能需要长期管饲，值得临床医护人员关注。然而，近期研究对老年痴呆患者的管饲喂养存在争议。在痴呆症患者中，与口服喂养相比，通过 PEG 管进行肠内喂养并未显示出改善吸入、压力性损伤、肺炎或死亡率的益处。因此，目前美国老年医学会指南建议痴呆患者进行口服喂养，而非放置 PEG 管。

本次调查显示，管饲时间超过 4 周的患者以男性为主，且随着年龄的增加而增加，这与先前的研究一致，可能与吞咽困难在老年人群中更为常见有关。此外，患者的共病率较高，且多为卧床不起状态，随着全球老龄化进程的加剧，在面对患者的长期护理时更应重视管饲喂养的全程管理，当患者需要长期管饲时，医护人员应考虑患者个人情况，优化专业决策。

肠内营养输注可采用多种喂养方式。定时推注指在一天中的不同时间，使用注射器在 5～15 min 内注入 200～400 mL 肠内营养制剂或自制匀浆食物，类似于正常饮食。对于主动、警觉、低误吸风险的患者，定时推注是首选的管饲喂养方式。对于定时推注方式不耐受的患者，重力滴注是一种替代选择，通过重力流将肠内营养制剂更缓慢地输送到胃内，时间通常超过 30 min。最后，连续输注可控制输注速度，且对于接受空肠喂养的患者和对定时推注和重力滴注都不耐受的接受胃喂养的患者来说是优选的方法。值得注意的是，如果进食率过高，患者可能会出现腹胀、痉挛和腹泻等胃肠道症状。

在接受短期或长期管饲肠内营养的患者中，鼻胃管仍是最常见的导管，胃造瘘管的实际应用有限。在患者特征中，长期管饲喂养的患者以神经系统疾病最为常见，其次为癌症患者和头部损伤患者，性别以男性为主，且随着年龄的增加而增加。此外，患者的共病率较高，且多为卧床不起状态。随着全球老龄化进程的加剧，在面对患者的长期护理时更应重视管饲喂养的全程管理，当患者需要长期管饲时，医护人员应考虑患者个人情况，优化专业决策，及时评估患者是否需要造瘘营养管置入，帮助患者获得更佳的治疗。

第二节 临床肠内营养支持

住院患者普遍存在营养不良的风险,而营养不良与不利的临床结局密切相关,影响患者的康复,增加患者的经济负担。因此,在医院中尽早给予住院患者营养风险筛查和营养支持,对改善住院患者住院期间的营养状况具有重要的临床意义。住院患者营养支持的价值来源于早期肠内营养的效果,肠内营养可为那些无法获取足够的口服摄入以满足其营养需求的患者提供关键的宏量和微量营养素。

临床中,肠内营养最常应用于损害吞咽功能的神经系统疾病,如脑卒中、肌萎缩侧索硬化和帕金森病等,很多患者出院后仍需要长时间的肠内营养支持,考虑到住院费用较高和家人照顾不便,此类患者肠内营养支持需逐步过渡到社区及家庭环境中。近年来,医院-社区(卫生服务机构)-家庭[hospital-community(health service organization)-home,HCH]护理模式在不断探索中,其在慢病管理中发挥着重大作用,在肠内营养支持中也将发挥巨大潜力。本节将重点介绍医院及社区肠内营养支持内容。

一、住院患者营养风险及营养不良现状

住院患者普遍存在营养风险,ESPEN对营养风险的定义是"现存的或潜在的营养和代谢状况所导致的疾病或手术后患者出现不良临床结局的风险",并建议应常规进行营养风险筛查。而由于疾病状态、创伤应激、炎性反应等加剧机体分解、代谢,自身组织消耗增多,住院患者营养不良的发生也很常见。营养不良通常以营养供应不足或营养总量不足为主,在住院患者中是一个持续存在的问题。据统计,住院患者营养风险的发生率为25%~79%,营养不良发生率为15%~60%。

营养不良导致患者对临床治疗的耐受性和顺应性降低,在疾病恢复、并发症的发生、死亡率及住院花费等方面都存在很大影响,是我国卫生保健领

域的巨大挑战。ESPEN 认为，对存在营养风险或可能发生营养不良的患者尽早进行临床营养支持可以改善临床结局。营养支持可为机体提供疾病康复所需的营养底物，有助于预防并发症和不良临床结局，改善患者预后，降低医疗总支出。因此，加强对营养不良的预防和治疗，强化营养管理，意义重大。

二、住院患者的肠内营养支持供给

肠内营养由于其符合生理过程、能预防肠黏膜萎缩、有利于维护肠道屏障功能和全身免疫系统功能、减少肠道细菌移位、实施方便且不易出现严重并发症、费用相对低等优点，已成为胃肠功能基本正常的患者进行营养补充和治疗的首选。在临床实践中，肠内营养最常应用于损害吞咽功能的神经系统疾病，如脑梗死、肌萎缩侧索硬化和帕金森病等，此类患者大多需要长期进行肠内营养治疗。当患者疾病好转、病情平稳后，可由医院转入社区或家庭环境中，获得持续、全程的营养支持，充分调动医疗资源，利于降低医疗支出。

基于此，HCH 营养管理模式可有效帮助长期肠内营养患者的营养管理。

三、HCH 营养管理模式

HCH 营养管理模式是中国抗癌协会肿瘤营养专业委员会首次提出的一种分级管理、三级联动、无缝衔接、双向流通的营养管理模式。该模式落实分级营养疗法，明确医院、社区及家庭在营养疗法中的不同作用及责任（表17-4），把营养疗法的重点放到社区，是一种经济、高效的管理模式。此后，该模式逐渐应用于慢性肾脏疾病患者、儿童及青少年肥胖患者和胃肠恶性肿瘤术后患者的营养管理中，取得良好效果。

表 17-4　HCH 营养管理模式内涵

单位	职责	内涵
医院（hospital）		
H，homestasis	内环境稳定	医院在营养管理中的一个重要作用是维护患者的内环境稳定，维持生命体征稳定也是营养支持的先决条件
O，organ dysfunction/failure	器官功能不全或衰竭	入院治疗的营养不良患者多数是有器官功能不全或衰竭的患者，因此，维护并改善器官功能是医院营养管理的另一个重要任务
S，severe malnutrition	严重营养不良	医院营养管理的对象是严重营养不良的患者
P，precise nutrition therapy	精准营养治疗	医院营养管理实施的营养治疗应该是精准营养治疗，多数不是普通营养支持
I，invasive	有创	有创营养通路的建立，如经皮内镜下胃造口术/空肠造口术、手术空肠造口术等应该在医院内实施
T，team	团队	医院营养管理应该重视团队建设，充分发挥营养支持小组的作用
A，academic	学术	医院营养管理的重要内容之一是推动营养和营养管理的学术研究，促进营养学科建设
L，level 3 diagnosis	第三级诊断	医院营养管理的任务之一是负责营养不良的第三级诊断，即综合测定，也就是确诊
社区（community）		
C，counseling	咨询	社区营养管理的一个主要任务是营养咨询与教育，对各种疾病（包括慢性病、肿瘤）患者一般每 1~3 个月进行 1 次，对其他社区居民每 6~12 个月进行 1 次。营养咨询与营养教育是营养不良五阶梯治疗的基础，是第一阶梯，适用于所有营养不良患者、所有营养管理对象
O，official obligation	法定义务	社区承担了很多的政府法定义务，如预防接种、妇幼保健、慢病防治、传染病防治、精神病防治、老年病防治、肿瘤防治等，其中涉及很多营养相关的法定义务，如儿童生长发育监测、健康教育、目标人群营养指导等

续表

单位	职责	内涵
M, mild to moderate malnutrition	轻、中度营养不良	社区营养管理的对象主要是轻、中度营养不良患者，与医院营养管理的对象（严重营养不良）不同，充分体现了营养不良的分级管理和营养不良的分级治疗
M, media	中介	社区在整个营养管理链条中处于中介地位，担负着连接政府、医院及患者的责任
U, understanding of the benefits of nutrition	理解营养干预的益处	社区是国家医保政策的落脚点，社区营养管理的一个重要内容是让政府、居民及患者理解营养干预的重要性和益处，纠正营养干预浪费医疗费用的错误观念，理解营养干预是节约医疗费用、减少经济负担的有效举措
N, nursing home	护理院	社区营养管理的另一个重要场所是各种各样的护理院，包括养老院、宁养院、精神病院。护理院的照护对象是社区营养管理的重要人群
I, individual management	个体化管理	社区营养管理的一个重要任务是为患者，甚至居民建立营养及健康档案，实施个体化、针对性管理
T, tube feeding	管饲	非创伤营养通路的建立、维护及其管饲，以及有创营养通路建立后的维护及管饲均可以并应该在社区卫生服务机构完成
Y, yearly checkup, nutrition screening & assessment	每年一次体格检查，包括营养筛查与评估，即营养不良的一、二级诊断	对普通社区居民组织并实施每年一次的体格检查，内容包括营养筛查与营养评估
家庭（home）		
H, healthy life/lifestyle	健康生活及健康生活方式	养成良好的健康生活习惯，遵从健康生活方式是家庭营养管理最重要的内容，更是营养预防的核心内容，具有疾病的一级预防及三级预防作用
O, oral nutritional supplements	口服营养补充	家庭营养管理的一个重要内容是口服营养补充，养成口服营养补充的习惯

续表

单位	职责	内涵
M，memo	备忘录	家庭营养管理的另一个重要内容是学会记录，每周记录自己的体重，每日记录自己的摄食量、大小便，每次记录饮食、口服营养补充后的不适症状和不良表现。良好的记录有助于医务人员及时准确判断患者的营养状况和疾病状态。记录的内容不仅仅局限于营养状况，还包括生命体征等。非自主性体重丢失、持续食欲下降及摄食量减少时，应该及时到社区或医院就诊
E，exercise	运动	运动是个体营养管理的重要内容。研究发现，运动是预防疾病、治疗疾病（包括肿瘤）的有效措施。具体要求是每天 30～60 min、每周 5 次的中等强度运动。良好的运动习惯有助于减少疾病、促进康复、强身健体

HCH 模式主张医院的服务对象为重度营养不良患者，社区的服务对象为轻、中度营养不良患者；医院工作职责旨在进行营养三级诊断（即综合测定）、有创营养通路建立、实施精准营养治疗、建立营养团队等，社区工作职责旨在提供营养咨询与教育、定期进行营养筛查与评估、实施管饲及管道维护、关注护理院的照护对象等。该模式对医院与社区的营养管理内涵、职责及对肠内营养患者的营养管理亦有指导。

有鉴于此，本文提出将 HCH 营养管理模式应用于临床肠内营养患者中，并结合临床实际情况，归纳总结医院与社区在肠内营养患者中的作用及职责，为实施分级肠内营养治疗和全程肠内营养治疗提供依据，提高患者生活质量，节省医疗费用及社会经济资源，从而整体提高临床患者肠内营养支持水平。

四、医院的肠内营养支持

医院在患者的营养管理中发挥核心作用，扮演主要角色，其主要职责如下。

（一）营养筛查与评估

由于营养对健康结果产生重要影响，美国肠外肠内营养学会要求医疗机构对入院患者在入院 24 h 内进行营养风险筛查，并评估营养需求，特别是危重症患者，并在此基础上诊断营养不良。

一项系统综述表明，营养不良通用筛查工具和营养风险筛查工具在住院患者营养风险筛查中具有较高敏感性和特异性，推荐用于临床实践。此外，对于危重症患者，营养风险评分含有危重症患者器官功能状态及疾病严重程度等指标，有助于识别那些更可能从积极的营养支持中获益的患者。

护理人员在筛查营养不良风险患者方面发挥着关键作用，营养风险筛查能有效帮助护理人员识别易发生营养不良的患者，一旦护理人员发现患者存在营养不良的风险，即可向医生或营养师报告，进一步明确营养不良诊断。在诊断出营养不良后，即可制订营养干预方案并制订护理计划，并与跨专业团队合作实施计划。

（二）肠内营养的开始和维持

肠内营养的开始应始终遵循对患者的疾病状态、医疗状况及相关风险和益处的全面评估。然而，肠内营养的启动时间可能仅取决于肠内营养的指征及患者的营养状况。对于大多数住院患者，建议在 5～7 d 内无法口服时启用肠内营养。然而，对于中度或重度营养不良的患者，启动时间应更早，以支持代谢需求和防止功能下降。这一概念也反映在对术后患者群体的建议中，建议正常或营养过剩的患者应在手术后 7 d 内考虑肠内营养，中度营养不良的患者应在手术后 3～5 d 内考虑肠内营养，严重营养不良的患者应在手术后 1～2 d 内考虑肠内营养。在危重患者中，建议在入住 ICU 后的 24～48 h 内尽早开始肠内营养治疗，符合肠道生理功能，有益于机体免疫恢复。

根据患者的疾病状态、消化道解剖结构、功能和可及性，以及预期的喂养时间选择合适的肠内营养途径，短期喂养可选择鼻胃管或口胃管，对于超过4周的肠内营养治疗推荐胃造瘘管和空肠造瘘管，可于医院内镜下或手术中放置。

肠内喂养过程中，监测误吸风险、喂养充分性和肠内营养的耐受性对于持续评估适当的肠内营养管理途径和类型非常重要。建议患者将床头抬高30°～45°，以避免误吸的风险；限制患者仰卧的时间有助于减少肠道喂养的中断；胃残余量高的患者使用促动力药物可以增加对肠内喂养的耐受性，减少喂养中断的时间。

（三）肠内营养支持团队建立

专业营养支持团队的概念最初是为接受完全肠外营养的患者开发的，随后在其作用被证明后应用于肠内营养。不但更多的患者达到了适当的能量和氮平衡，而且并发症的发生率也降低了。人们普遍认为，肠内喂养最好由一个多学科团队管理，该团队包括医生、营养护士、营养学家、药剂师，在许多情况下，还有语言治疗师，特别是在使用鼻胃管喂养时。

五、社区的肠内营养支持

对于病情稳定可以出院但无法通过口服途径获得或维持足够营养的患者，应在替代医疗环境中（社区、护理院等）或家庭中继续进行肠内营养治疗。早期出院计划和与患者护理团队的所有成员（如医生、营养师、护士、社工）的积极沟通是成功过渡的必要条件。

社区是营养管理的主要场所和最重要的实施单位，在营养管理中发挥作用最大，扮演角色最多，担负任务最重。尽管我国社区营养管理刚刚起步，但却是大势所趋，是国家政策支持并鼓励的发展方向。

（一）社区肠内营养支持团队

当患者在社区接受肠内营养支持时，营养支持团队以社区医生或全科医生为依托，营养师、社区护士、临床药师、康复医生等共同参与营养管理，有助于加强对患者的监测,并确保营养需求得到满足,并发症风险最小化,从而降低发病率和成本。

(二) 社区肠内营养支持内容

非创伤营养通路的建立、维护及其管饲,有创营养通路建立后的维护及管饲均可以并应该在社区卫生服务机构完成。

社区医护人员是连接医院和家庭的枢纽,负责出院患者的部分医疗护理工作和营养管理。然而,目前社区发挥的作用有限,主要是在家庭访视时大致判断患者营养状况、更换胃管、给患者管口周围皮肤和导管消毒、换药等。随着社区医疗服务的完善,有些患者经过系统治疗,原发病已稳定,无继续住院治疗的必要,根据出院时制订的营养治疗方案,完全可以在社区医生和护士指导下在家庭环境内进行营养支持疗法。社区医生距离患者近,可及性强,而且掌握患者慢性疾病控制情况,因此非常适合对患者进行长期家庭肠内营养支持治疗及营养监测。但是社区医生及护士必须接受相关的专业培训,掌握以下几方面知识。

(1) 监督并指导患者家属正确配制营养液,配制过程中防止营养液污染,水剂营养液使用前摇匀,粉剂现配现用,尽可能配制均匀,无硬块或大的颗粒,否则需用单层纱布过滤。家庭自制营养液可将全天的食物煮熟制成匀浆,冷藏备用,用时注意加热过滤。

(2) 根据不同病情,选择合适的输注方式,喂食前要回抽胃液,确认胃管在胃内可输注。输注时协助患者取合适的体位,患者床头抬高 30°~45°,病情允许时可采用半卧位,注意输注速度,输注完毕后保持体位 30 min,有禁忌证者除外。还要掌握喂养管常规消毒及给药护理方法。

(3) 定期随访,记录患者生命体征、饮食与大小便情况、活动与休息、康复功能锻炼情况等,并适时给予心理护理,进行营养状况监测,包括体重、身高、上臂围、皮下脂肪厚度,根据需要抽血检测血红蛋白、总蛋白、血清白蛋白等营养指标及肝肾功能、电解质等情况,监测机体组成成分,以了解机体的肌肉、脂肪含量及水肿情况，了解营养支持的效果，及时调整方案。

（4）能够识别并发症，包括导管阻塞，导管渗漏、脱出、断裂，造口局部感染，患者对营养液不耐受，出现恶心、呕吐、腹泻、腹胀等问题，能够处理简单的问题，处理不了的要及时转诊。

第三节　家庭肠内营养支持

家庭肠内营养是在家经胃肠道为患者提供机体所需能量和各种营养素的营养支持方式，作为医院营养支持治疗的延伸，主要应用于癌症、神经系统疾病和胃肠道系统疾病患者。随着住院时间的缩短，HCH 护理模式的发展，患者在医院获取有效营养支持的时间减少，对于一些疾病治愈或病情平稳但仍需长期获得营养支持的患者，家庭肠内营养有助于提高患者治疗依从性和满意度，改善患者营养状况，降低再入院率和医疗成本，维持社会功能，并提高健康相关生活质量。

一、家庭肠内营养的发展

现代家庭肠内营养自 20 世纪 60 年代于美国兴起，主要用于口服摄入量低于维持营养或水合状态所需量的患者（即口腔功能失常而胃肠功能完好者），对于无法通过口腔维持营养的患者来说是一个重要的医学进步。随着对营养支持的重视及居家医疗服务的发展，使用人数不断增加。据估计，1992 年美国有 152 000 名（463 人/百万人口）患者接受家庭肠内营养，到 2013 年急剧增加至 437 882 名（1385 人/百万人口）患者。2011 年英国报告显示，每百万人口中有 92 人接受家庭肠内营养，71% 的患者在次年继续接受家庭肠内营养。中国华西医院一项家庭肠内营养的回顾性调查显示，2018 年共开具家庭肠内营养处方 4619 例。

二、家庭肠内营养实施的条件

通常家庭肠内营养开始于住院期间,并作为长期的营养支持方式于家庭中延续。符合下面 5 个条件者推荐使用家庭肠内营养:预计家庭肠内营养时间在 4 周以上;肠内营养在医院内开始,耐受良好 1 周以上;患者病情稳定,允许在家庭接受治疗;患者或照顾者得到充分的训练并掌握家庭肠内营养相关的知识和能力;家庭和社会环境能保证家庭肠内营养安全实施。准入条件见表 17-5。

同时,其他因素如医疗保险覆盖范围、肠内营养制剂的获取、实验室检查和护理支持的可及性、可接受的家庭环境和令人满意的社会支持等均应考虑,以确保 HEN 的安全实施。

表 17-5 家庭肠内营养准入条件

- 无法经口进食或口服营养补充无法满足机体的营养需求
- 经口摄食或通过肠内通路装置进行补充喂养
- 预计在家接受治疗时间至少 4 周
- 疾病状态稳定
- 对营养支持方案耐受
- 患者和家属接受
- 合适和安全的家庭环境

三、家庭肠内营养适应证和禁忌证

(一)适应证

存在营养不良/营养不良风险的患者于出院前,均可考虑家庭肠内营养(表 17-6)。常见适应证包括神经系统疾病(神经血管和退行性疾病)、恶性肿瘤(头颈部、食管或胃部肿瘤)导致的严重吞咽困难、非肿瘤性胃肠疾病(如食管狭窄、肠瘘、炎症性肠病等)和囊性纤维化等。

其中,神经系统疾病和恶性肿瘤患者应用家庭肠内营养较多。De Luis 等通过对接受家庭肠内营养患者长达 12 年的调查研究发现，49.5% 的患者由于神经系统疾病（如脑血管意外、多发性硬化等）开始进行家庭肠内营养，30.2% 的患者是由于头颈部肿瘤。澳大利亚一项研究报道，肿瘤、非恶性呼吸系统疾病和神经系统疾病是家庭肠内营养患者的主要诊断。我国一项对 1348 例接受家庭肠内营养患者的单中心研究显示，消化系统疾病（肠瘘、肠梗阻、重症急性胰腺炎、炎症性肠病、消化系统肿瘤）占患者总数的 69.6%，头颈部肿瘤和神经系统疾病占患者总数的 16.2%，其他疾病（如单纯营养不良等）占患者总数的 14.2%，表明我国家庭肠内营养较多应用于消化系统疾病患者中。

表 17-6　家庭肠内营养适应证

吞咽困难
- 神经系统疾病：肌萎缩侧索硬化、系统性硬化症、帕金森病、脑血管意外

恶性肿瘤和/或高代谢状态导致营养不足
- 囊性纤维化
- 烧伤
- 恶性肿瘤
- 慢性阻塞性肺疾病
- 慢性感染

术前或术后营养不良

上消化道梗阻
- 食管狭窄
- 胃出口梗阻（胃恶性肿瘤、胰腺炎等）

吸收不良或消化不良状态
- 炎症性肠病
- 胰腺外分泌功能不全/慢性胰腺炎
- 肝硬化

严重胃运动障碍

自主摄入不足
- 酗酒
- 长期抑郁
- 神经性厌食
- 年老咀嚼功能下降

（二）禁忌证

存在严重肠功能紊乱、胃肠道梗阻、胃肠道出血、严重吸收不良或严重代谢失调等疾病或症状的患者不得进行家庭肠内营养。若患者预期寿命＜1个月，或患者和/或其法定监护人不同意启用家庭肠内营养，通常不应启动。此外，ESPEN不建议对晚期痴呆患者进行家庭肠内营养。

四、家庭肠内营养的喂养实践

（一）营养支持途径

家庭肠内营养包括口服和管饲营养素两种途径。当患者能安全经口摄入营养物质时，口服营养补充途径既方便又可以满足大部分患者的能量需求。而当患者因各种原因无法经口进食时，家庭肠内管饲营养是一种挽救和维持生命的有效方法。

对于家庭肠内管饲营养管路的选择，主要取决于预计使用时间、肠道功能的完整性、胃排空功能和误吸的危险性，包括经鼻和经皮两种途径。经鼻途径包括鼻胃管、鼻十二指肠管和鼻空肠管管饲，经皮途径包括胃造瘘管和空肠造瘘管管饲。从采用的置管手段和方法上来讲主要包括床边置管、经影像引导下置管、内镜引导下置管及手术（开放手术或腹腔镜手术）置管等方法。欧洲临床营养与代谢协会对短期（＜6周）使用家庭肠内营养的患者推荐使用鼻胃管或鼻空肠管，长期（≥6周）或终生使用家庭肠内营养的患者推荐胃造瘘管或空肠造瘘管喂养；有胃排空障碍和误吸等情况者应选择经十二指肠或空肠置管喂养。然而，一项来自西班牙肠外肠内营养学会的家庭和门诊人工喂养小组（NADYA-SENPE）的调查研究显示，鼻胃管管饲仍是最常见的家庭肠内营养方式，且使用时间一般超过1年，其次是胃造瘘管管饲。此外，与皮肤平齐的小型胃造瘘装置因其更美观，在需要长期家庭肠内营养的患者中逐渐流行，且对儿童患者来说也更为方便、安全。

（二）输注方式

根据临床需要、安全性和所需的喂养效果要求，家庭肠内营养的输注方式包括一次性推注、重力滴注及连续性输注。

若采用一次性推注方式，建议将全天的总量分成 4～6 次推注，输注量根据患者的营养需求和耐受情况而定，通常为 200～400 mL，推注时间 5～15 min。鼻胃管或胃造口置管患者均可使用一次性推注方式，采用专门的肠内营养推注器将喂养制剂推入胃中。重力滴注可使营养制剂较为缓慢地滴入胃中，通常持续时间 30～45 min，对于耐受性较差的患者来说是另一种选择。

为了增加患者在家行家庭肠内营养的安全性，保证肠内营养管路连接正确，2016 年，ENFit 连接器（ISO 80369-3）问世。新型 ENFit 连接器为肠内营养输送系统提供了适用于所有设备的安全、一致的连接通路。它采用螺旋式连接的方式，相较于先前的滑动式连接方式，能有效防止连接器被拉开，避免营养液被泵到体外的情况；较硬的塑料材质可以防止泄漏，最重要的作用是防止错误连接。

而连续性输注常经输液泵输注，可控制肠内营养制剂的输注速率，具有准确性强的特点，大多用于空肠喂养的患者及无法耐受推注和重力滴注的患者。在实际应用中，诸多患者偏好循环夜间喂养，因其可以提高喂食效率，并允许患者白天进行正常活动。紧凑型便携式输液泵可在背包或大手提袋中携带，为需要持续输注或喜欢在白天输注营养制剂的患者提供便利。

（三）家庭肠内营养制剂

在现代家庭肠内营养护理实践中，有许多不同的配方可供提供者和患者选择：标准配方、要素膳或半要素膳、匀浆膳、特殊膳、模块化产品。其他特殊配方根据肠内营养接受者可能患有的潜在疾病进行分类，包括免疫调节配方、肝病专用配方、肾病专用配方、胃肠道功能不全配方、糖尿病配方等。具体内容可见第三章肠内营养制剂。

配方的选择主要取决于患者和配方性质两方面。患者因素包括营养需求、既往史和现病史、器官功能、胃肠功能、喂养途径和液体状况；配方性质包括营养成分、能量密度、分子大小、是否含纤维素、渗透压、黏稠度、管理方法和成本。目前，大部分指南推荐使用标准配方启动家庭肠内营养。

五、家庭肠内营养的组织与管理

随着营养技术的不断成熟和营养优势的凸显，国内外家庭肠内营养服务已广泛开展，其涵盖组织结构、服务内容、管理流程等。

美国自 1985 年开展了家庭肠内营养登记服务，家庭肠内营养的管理在发达国家中处于领先地位。家庭肠内营养处方由医生开具并提供给医疗设备公司，如家庭护理公司。医疗公司提供上门服务配送营养液及管饲设备，其费用由私人保险服务公司负担。美国专业组织机构，如美国肠外肠内营养学会，为医生提供关于营养途径、配方、监测和并发症等方面的指导，确保做出有利于患者预后的决策，形成营养师参与家庭营养保健工作的实践模式，职能包括提供医学营养管理，监测和评估营养结果。另外，美国针对突发的紧急情况制订了应对的工作计划并制订了指南，以提高家庭肠内营养的应急服务能力，增强家庭营养服务的安全性。

英国人工营养调查小组是英国肠外肠内营养学会于 1996 年发布和建立的，是这个领域内最大的组织。英国人工营养调查小组记录接受家庭人工营养患者的相关信息，同时也收集医院和社区提供营养支持的服务和组织的资料。

西班牙自 1992 年开始由肠外肠内营养学会的家庭和门诊人工喂养小组进行专门的家庭营养注册与管理，其通过面对面会议或其他方式与患者进行交流，同时进行远程监控，及时获得有关营养治疗的并发症、再入院情况和生活质量的信息。

而对于管理模式，国外多采用多学科专业团队的联合管理。多学科团队包括医院营养管理团队、社区营养管理团队、营养公司护士、预算负责人。其中医院营养管理团队由作为顾问的胃肠病学专家、医院营养师、营养专科护士，以及口腔健康顾问或理疗师等组成，其主要职责在于评估患者的营养需要和制订、调整肠内营养方案，并早期实施肠内营养；社区营养管理团队包括社区联络护士、社区营养师、访视护士、全科医生，其主要职责是为患者提供肠内营养从医院到社区、家庭的延伸服务，如患者的转介联络、家庭肠内营养操作指导、鼻饲管更换、康复状况的评估等。营养公司护士配合医院和社区团队为患者配制合理的肠内营养物，并负责后续相关材料的供给及更换、回收等，以及为患者及家属提供必要的额外培训，并为患者及家属开通24 h服务热线。而预算负责人主要负责肠内营养的经费管理。Dinenage等成立了一个由营养师、营养护士、语言治疗师和家庭护理公司护士组成的多学科团队，采用标准护理路径为家庭肠内营养患者提供服务，有助于改善患者体验，节约成本。

六、家庭肠内营养并发症

大多数营养管路喂养问题都可在家庭环境中解决，然而，几乎25%的家庭肠内营养患者在导管放置6个月内再入院，且在最初18个月中需额外进行3~5次家庭访视。在实践过程中，家庭肠内营养患者常出现并发症，主要有机械性并发症、胃肠道并发症和代谢性并发症。据报道，家庭肠内营养患者最常见的三种胃肠道并发症是便秘、腹胀和呕吐；最常见的机械性并发症是导管堵塞、导管脱落、导管意外拔出和渗漏；最常见的代谢性并发症包括电解质、维生素和微量元素过量或缺乏。

胃肠道并发症的出现会影响患者对肠内营养制剂的耐受性，继而导致患者营养不良。CAFANE研究旨在探讨家庭肠内营养给药方式与患者胃肠道并发症之间的关系，并发现特定的家庭肠内营养模式可防止便秘和反流。在该研究中，鼻胃管管饲比胃造瘘管管饲腹泻风险低，但导管堵塞的风险较高；而间歇性重力滴注相较于一次性推注，有助于防止呕吐、反流、便秘、腹泻和腹胀的发生。多种策略可能有助于缓解这些胃肠道症状，包括调整肠内喂养的输注速率、改变肠内配方，以及在适当的情况下使用抗酸药或止泻药等药物。

对于导管堵塞，选择合适的营养制剂并加强管道冲洗可有效降低堵管的发生率。若对喂养管施加意外牵拉或内部固定气囊破裂无法固定，容易造成导管脱落和意外拔出。对于 PEG 患者而言，如果导管脱出发生在瘘道成熟之前（置管后 4 周内），不应尝试盲目更换，此时胃和腹壁可能已分离，重新插入容易造成导管错位，患者应接受抗生素治疗并监测是否发生腹膜炎，如果出现腹膜炎症状，应及时治疗；对于未发生腹膜炎的患者，可在几天后重新放置新的导管。如果胃造瘘管不慎在初次放置 4 周后移位或移除，在窦道完全闭合之前尝试直接更换胃造瘘管是安全的。PEG 患者易并发感染，典型症状表现为造口部位压痛、红斑和脓性引流。为了帮助系统地评估 PEG 造口周围感染，Mundi 等提出了一套客观标准（表 17-7），该标准对造口处部位红斑、硬化和渗出物进行评估，最终对感染风险进行分级。总分 < 8 分为低危，8～9 分为中危，≥ 10 分为高危，高危患者需密切监测或住院治疗。通常不建议做造口周引流液培养，因其通常包含皮肤污染物。

表 17-7 PEG 造口周围感染评分

项目	分值	内容
红斑（R）	0	无红斑
	1	$0 < R \leqslant 5$ mm
	2	5 mm $< R \leqslant 10$ mm
	3	10 mm $< R \leqslant 15$ mm
	4	$R > 15$ mm
硬化（I）	0	无硬化
	1	$0 < I \leqslant 5$ mm
	2	5 mm $< I \leqslant 10$ mm
	3	10 mm $< I \leqslant 20$ mm
	4	$I > 20$ mm

续表

项目	分值	内容
渗出物	0	无渗出
	1	浆液性渗出液
	2	淡血性渗出液
	3	血性渗出液
	4	脓性渗出液

其他并发症可见理论篇第七章肠内营养并发症与防治。

七、家庭肠内营养监测

接受家庭肠内营养的患者应由多学科团队定期监测营养状态，定期评估患者体重和水合状况，以确定肠内营养的充分性。肠内营养配方和水量的调整可根据每个患者的情况而定。所有接受家庭肠内营养的患者至少每年进行常规实验室检查和微量营养素水平监测，若低于正常标准，则应增加监测频率。此外，建议定期进行骨密度筛查。

同时，欧洲临床营养与代谢协会建议定期进行生活质量评估，推荐的评估工具为家庭肠内营养健康相关生活质量问卷。该问卷可以评估不同病情、不同肠内营养方式（如口服、管饲等）家庭肠内营养患者的健康相关生活质量，如表 17-8 所示。问卷包括 17 个条目，分为身体功能和日常生活、社会生活 2 个维度。每个条目都由 a 部分和 b 部分组成。a 部分感知与家庭肠内营养相关的某些情况的频率，条目 1～9 评分赋值：从不 =−1 分，有时 =0 分，总是 =1 分；条目 10～17 评分赋值：从不 =1 分，有时 =0 分，总是 =−1 分。b 部分则是患者对提到的 a 部分情况的重要性评价：不重要 =1 分，重要 =2 分，非常重要 =3 分。每个条目得分计算方法：a 部分得分乘以 b 部分得分；总分计算方法：17 个条目得分之和。问卷总得分为 −51～51 分，−51～−30 分表示生活质量非常差，−29～−11 分表示生活质量差，−10～10 分表示生活质量普通，11～31 分表示生活质量好，32～51 分表示生活质量非常好。

表 17-8 家庭肠内营养健康相关生活质量问卷

条目	身体功能和日常生活（a 部分）： 从不 – 有时 – 总是	社会生活（b 部分）： 不重要 – 重要 – 非常重要
1	在家庭肠内营养使用过程中，我可以保持正常的一日三餐时间	对我来说，保持正常的一日三餐时间是：
2	家庭肠内营养，能够满足我的饮食特定喜好（如质地、温度、色香味）	对我来说，家庭肠内营养满足我对饮食特定的喜好是：
3	当我接受家庭肠内营养治疗后，我感到更加自由和灵活	对我来说，感觉自己身体自由和灵活是：
4	当我接受家庭肠内营养治疗后，我可以继续我的日常生活和工作（例如：浏览手机、做饭、购物、打扫卫生、看电视）	对我来说，能够进行日常生活和工作是：
5	自从接受家庭肠内营养支持治疗开始，我觉得我的身体状况正在改善	对我来说，感觉我的身体看上去更健康是：
6	我可以很方便地在药店、网上买到家庭肠内营养制剂，也很容易得到家庭肠内营养处方	对我来说，能很方便获得家庭肠内营养制剂是：
7	通过家庭肠内营养支持治疗，我感觉我的营养状况得到了改善	对我来说，我觉得自己营养状况得到改善是：
8	在接受家庭肠内营养期间，我的体重有所增加	对我来说，体重增长是：
9	有了家庭肠内营养，我可以外出和朋友聚会	对我来说，能外出和朋友聚会是：
10	家庭肠内营养引起我的皮肤不适，如干燥、刺激感、感染	对我来说，家庭肠内营养引起的皮肤不适是：
11	家庭肠内营养影响了我的睡眠	对我来说，睡眠好是：
12	我担心我的身体适应了家庭肠内营养后，再也不能像以前一样正常进食了	对我来说，我的身体适应了家庭肠内营养后可能不能像以前那样正常进食是：
13	在家庭肠内营养支持治疗过程中，我怀念咀嚼和品尝食物	对我来说，咀嚼和品尝食物是：
14	在家庭肠内营养支持治疗过程中，我会因为进食感到身体不适，如胃部坠胀感、口干、反酸、食管反流	对我来说，在家庭肠内营养过程中，进食时感到身体不适是：

续表

条目	身体功能和日常生活（a 部分）： 从不 – 有时 – 总是	社会生活（b 部分）： 不重要 – 重要 – 非常重要
15	在使用家庭肠内营养时，我的家人会更加关注我的营养状况	对我来说，我的家人密切关注我的营养状况是：
16	在家庭肠内营养治疗过程中，我会把和朋友的活动限制在吃饭以外的范围	对我来说，把与朋友的活动限制在吃饭以外的范围是：
17	自从接受家庭肠内营养支持治疗开始，我更关心我的健康	对我来说，更重视自己的健康是：

八、出院指导

研究表明，通过向患者提供全面的指导教育，在家庭肠内营养过程中许多潜在并发症的发生率都可以最小化或完全预防。同时，应定期评估患者和/或家属对家庭肠内营养实践和监测的知晓和掌握程度。具体指导内容见表 17-9。

表 17-9　患者出院前需要指导的项目

序号	内容
1	肠内营养的数量，以及应选择什么品牌
2	液体总量的需求
3	喂养时间，日间或夜间
4	肠内营养泵的使用及故障处理（如果使用泵）
5	是否允许患者在使用家庭肠内营养后摄入其他食物（任何限制？）
6	个人护理，家庭肠内营养对日常生活的影响（淋浴、游泳、聚会、假期）
7	谁来实施管喂的工作［患者，家庭，（家庭护理公司）护士］
8	如何充分固定管道
9	如何通过导管给药
10	如有脱位，谁来更换或重新插入喂养管
11	喂养管堵塞时应采取的措施
12	发生物理并发症（脱位、喂养管堵塞和/或材料断裂）和生理并发症腹泻、便秘、误吸、体重变化、脱水时，应联系谁
13	患者应多久评估一次，由谁和在哪里评估

第十八章　肠内营养相关的健康科普教育

一、背景

渐冻症在医学上称为肌萎缩侧索硬化，为运动神经元疾病中最常见的一种，是一种上、下运动神经元并存损害的慢性、进行性神经系统变性疾病，属神经系统难治性疾病，与癌症、艾滋病、白血病、类风湿关节炎并称为世界五大疑难杂症。目前我国约有 20 万"渐冻人"，但肌萎缩侧索硬化病因和病机尚不完全清楚。肌萎缩侧索硬化起病隐匿，进展缓慢、持续，随着病程的延长，肌萎缩和肌无力可逐渐扩展至躯干及颈部，晚期可累及呼吸肌，出现呼吸困难、咳嗽无力、肺部感染，但整个病程中患者均无意识障碍。

研究表明，尽管肌萎缩侧索硬化目前仍是一种无法治愈的疾病，但仍有许多方法可以改善患者的生活质量、延长患者的生存期。2021 年 6 月 15 日，患有肌萎缩侧索硬化的英国科学家彼得·斯科特-摩根去世，他是世界上第一位真正的"赛博格"。陪伴他度过最后时光的是 3 根"生命线"：1 根胃造瘘管、1 根膀胱造瘘管和 1 根结肠造瘘管，回顾他的整个医疗干预过程，护理的重要性逐渐显现。

肌萎缩侧索硬化患者及其家属的护理需求一般分为心理护理、一般护理、康复锻炼、饮食护理、吞咽护理、呼吸护理等。针对"渐冻人"这类群体的护理，也存在特殊性和难度。本章节主要关注如何解决患者的饮食和吞咽功能障碍，让更多的患者认识并了解胃造瘘管的益处，让胃造口置管患者的家庭更好地运用这一生命通道。

医学上通常将营养支持方式分为肠内营养和肠外营养，肠内营养作为营养支持方式的首选，具备顺应生理结构、保护肠屏障功能、无严重代谢性并发症、安全、经济等优势。目前肠内营养方式包括经口、鼻胃管、鼻肠管、胃造瘘管和空肠造瘘管等多种途径。尽管经鼻胃管为临床常见的管饲营养方式，但在临床应用时仍存在问题。

PEG 是指经腹壁穿刺后，将胃造瘘管置入胃腔并通过该造瘘管注射营养物质行肠内营养的方法。ESPEN 推荐胃造瘘管适用于肠内营养＞4 周、神经性肿瘤放化疗患者等，如因各种不同原因导致吞咽和进食困难、意识不清、厌食及神经性呕吐的患者，尤其适用于经口摄食障碍，胃肠功能较正常且需长期管饲营养支持的患者。经皮胃造口术作为一项微创手术，具有操作简单、费用低廉、创伤小、疗效好等优点，已逐渐成为临床建立肠内营养通道的首选方法。

与传统鼻饲管治疗相比，胃造瘘管的管径更大，能给患者提供营养组成更丰富的膳食匀浆，满足其对多种营养物质的需求，从而进一步改善机体的营养状况。胃造瘘管位于患者上腹部，可避免长时间置管对鼻咽黏膜、食管及胃部贲门黏膜的损伤，减少食物误吸、胆汁反流、胃酸反流等事件的发生风险，从而减少吸入性肺炎等并发症的发生。近 40 年来，胃造口术在国外和我国沿海部分发达地区已经广泛应用于临床，随着医疗技术的日新月异和治疗理念的进步，已得到不断改进。

二、科普内容

肠内营养的应用已极为广泛，目前仍以鼻胃管较为多见。受限于中国人的传统认知观念，大多数患者无法接受胃造口术这一治疗方式，且家庭负担重和照护需求高也是影响胃造瘘管发展的重要因素。因此，本章节我们的主要目的是希望能通过改进宣传途径、建设科普基地等方式，让更多的患者和人群能接受胃造口术这一营养方式。

（一）建设"线上+线下"融媒体平台

1. 肠内营养基础知识传播

腹泻是肠内营养最多见的并发症，发生率为 2.3%～30.6%。其原因与营养液的配方组成、浓度、输注速度、输注量及温度有关，或者由血清蛋白低下、药物的使用导致肠道菌群失调等引起。因此，首先应对腹泻、腹胀的原因做出评估，后根据具体情况及时对症处理，如降低营养液的浓度并适当加温，调整输注速度，开始宜慢，以后根据患者的适应情况及每日所需量而调整输注速度，让肠道逐步适应。蛋白低时可静脉补充蛋白，出现腹胀时，可应用双歧因子调节，必要时予洛哌丁胺 2 mg，每天 2 次，首剂加倍，或蒙脱石散 3 g，每天 3 次。有研究显示，将多酶片添加到营养液中，能够加快营养液吸收，并能减轻腹胀、腹泻症状。因此，肠内营养制剂的选择、输注都需具备一定的专业技能。目前，针对鼻胃管进行的肠内营养剂输注在家庭应用中较为多见，PEG 肠内营养制剂的选择也应遵循以上原则。我们可制作成宣传手册，采用线上、线下同时发放的方式，提升和增加患者及照护者的相关知识、技能储备。另外，也可同时对有意愿行 PEG 的人群进行初步的宣传，以提高接受度。

2. PEG 术前准备

全面的术前准备有助于减少并发症的发生。在置管前，患者应完善体检，对口腔、牙齿及咽部等部位进行广泛清洁。经皮胃造口术虽仅须局部麻醉，但为减少胃内食物造成造口感染的风险，术前 6 h 应禁食，术前 2～3 h 应禁饮。另外，因造口区域的毛发有可能会干扰手术，一般建议患者在术前用剃须刀将左上腹皮肤的毛发剃干净。因此，为了提高手术效率和患者体验感，应借助线上融媒体平台，将相关内容上传至公众号进行推送，或建立群聊，以便随时解答患者疑问。

3. 动物模型案例展示 +3D 医学动画演示

胃造口置管是个复杂、严谨的手术过程。依据操作辅助方式不同，经皮胃造口术可在胃镜室、手术室、DSA 室、监护室等场所实施。一般病情稳定者可选在胃镜室进行，重症患者可选择在病房或者在 ICU 床边进行。由于 PFG 价格昂贵，操作较为复杂，因此其必须在影像科完成。腹腔镜下胃造口术则因操作中需要全身麻醉及气管插管，故多建议在手术室完成。

对大众来说，手术室是个充满神秘色彩的地方。有些患者听到"手术"的字眼，即会担心、害怕。因此，让患者更直观、全面、生动地了解这一治疗方法，有助于减轻患者及家属的焦虑情绪。此外，为保证手术的成功率，术前定位准确很关键，但这些操作往往不能为患者肉眼所见。因此，传统的口头宣教和文字宣教或许不能达到很好的效果。团队在前期动物实验的基础上，可将整个过程拍摄成片，或制作成 3D 医学动画上传至线上平台，不仅可让患者及家属了解到整个模拟操作的真实过程，也减少了操作者的工作量。

4. 线上"一对一"个性化管理

造瘘管置入术后的操作和居家护理也尤为重要。造瘘管后期的使用、维护及造口周围皮肤的护理要点都需要患者及其家属知晓。教会患者及照护者对异常情况判断、紧急处理的方法较为关键，且从造瘘管置入术后第一天开始，尽早地采取相关的干预措施，了解必要的护理知识有助于照护者更好地实施居家护理，降低并发症发生的概率。团队可设置线上交流平台二维码，让每位患者进入线上平台，通过线上交流，方便患者及照护者随时进行线上咨询及指导。患者可通过平台和团队随时沟通、交流，实现"一对一"个性化的指导模式，针对患者的特殊问题，团队也可动态了解患者病情变化，对其进行实时干预。若有必要，也可进行线上连线，对其进行更加细化、全面的指导。这种面对面直观的方式可减少患者非必要来医院的麻烦，若有异常，也可随时告知患者来院就医，实施预防性干预，为患者后期使用胃造瘘管提供更好的帮助。此外，团队会为每位患者建立个人护理档案，实现"线上＋线下"同步管理，以实时记录患者情况，方便与患者的沟通交流，也有助于团队对患者实施全程化的病情管理。

5. 实训中心 VR 眼镜情景体验

胃造瘘管置管 4 h 后，即可进行肠内营养。但进行肠内营养输注之前应判断患者是否有发生并发症的风险，并且肠内营养制剂的选择和喂养顺序也十分重要。在进行胃造瘘管喂养之前，需要考虑患者的消化与吸收功能、是否合并代谢与器官功能障碍、是否需要限制液体摄入量等因素，且需要在专业团队的支持与指导下，动态评估患者的耐受情况。同样地，教会患者及照护者居家喂养技能也同样重要。经胃造瘘管管路进行肠内营养支持是一个严谨的过程。一般需要注入生理盐水，并等待 1 h 观察患者无不良反应后，12 h 后开始给予清淡流质饮食，24 h 后开始注食。在综合评估患者及照护者的护理能力后，如果发现其动手能力、理解能力、配合度等欠缺，可安排其进行 VR 眼镜实景体验。体验者们通过佩戴 VR 眼镜，不仅可真实感受到这一模拟情景，也可最大限度地体验胃造瘘管的使用、护理过程，可让他们在以后的操作中增强信心。

（二）构建区域联动模式

团队的相关产出成果将首先应用于上海交通大学医学院附属第一人民医院（简称市一医院），进而在区域内进行推广。作为区域内唯一的三甲综合医院，市一医院在学科发展中扮演重要角色。胃肠造口穿刺技术及相关护理技术，目前在国内仍处于发展期，市一医院具备这一技术的推广和应用能力，能够帮助患者提高生活质量。如果患者在居家使用造瘘管时出现问题，市一医院可以通过医护联合门诊牵头，可辐射至周边社区卫生服务中心，利用病例平台，将行 PEG 后的患者档案与社区卫生医疗机构共享，制订联合方案，以便与社区形成区域内的联动护理模式。此外，社区卫生服务机构的相关从业人员可在市一医院进行培训、学习，进行线上连线，以便对患者和工作人员进行定期跟踪、指导。

（三）打造肠内营养科普品牌

1. 品牌内涵：让科普插上人文的翅膀

人文科学的涉及范围主要包括人的精神、文化、价值、观念等。那么作为医院和从业者，我们面对的都是特殊的个体，他们患有各种疾病，因此身心状态都会发生变化，让这类人群在特定的环境和情境下接受自己的疾病与相关知识并不容易。譬如本章节伊始提及的肌萎缩侧索硬化患者群，关注他们后期的心理变化或许更加有意义。人文关怀涉及众多学科，也受多重因素的影响，医院将时刻把人文关怀的理念、内涵贯穿于科普活动中，与相关领域专家合作，听取专家的意见、建议，开展系列科普活动，让市一医院的人文色彩时刻为科普品牌保驾护航。

2. 让科普文章赋有"十八般武艺"的文学色彩

在日常工作时，我们面对的患者具有不同的文化背景，不同的文章体裁可能会有不同的宣传效果。团队中不乏较高文学修养的成员，因此，在写公众号推文时，我们可以尝试撰写诗歌、散文、小说这类体裁的文章，让人耳目一新，不仅可以激发患者的学习热情，也易引起共鸣。同时，我们也可鼓励有意愿的患者朋友，让他们现身说法，积极投稿，把他们一些好的创意分享给其他患者，给他们提供一个优质的交流平台。

3. 让科普搭上传媒的快车

随着近年来自媒体的迅速发展，人们越来越依赖于从各类平台上获取资讯，内容易懂、涉及面广、获取方便。团队可通过电视、广播、报纸、网站等平台积极、广泛地宣传健康科普知识。除此之外，微电影、3D医学动画片也是不错的方式。团队可对接专业的自媒体公司，在专业技术上提供支持，将相关成果应用于我们的系列科普活动中。

4. 让科普具有时尚色彩

近几年，辩论赛、演讲比赛及脱口秀表演等形式受到大众的推崇。各类综艺节目的大热和真人秀纪录片收视率均居高不下。可见，这类形式的受众人群也较广。随着医务人员登上脱口秀的舞台，大家也意识到科普的形式可以继续扩展，让科普挂上时尚的色彩不失为一种新的方式。

(四)小结

随着社会的进步和普罗大众整体素质的提高,公民对医学知识的需求逐年增加。为了填补科普教育与需求间的空白,医务人员必定要在其中发挥重要作用。如果把科普教育比作是疾病预防的哨岗,那么我们医务工作者就是岗前的士兵,医务人员如何将医学知识传达给普通群众,士兵用什么方式能把大门守牢,都值得我们长久地思考、规划。

第十九章 肠内营养相关的伦理学问题

一、伦理学基本内容

(一) 基本理论

1. 美德论

(1) 美德论的内涵：美德论又被称为德性论、德行论。从伦理学意义上看，德性是指个体所具有的理解、内化与践履伦理原则和道德规范的秉性、气质和能力，德性就是化"德"为"性"，达到"从心所欲不逾矩"的境界，而麦金泰尔则认为"德性是一种获得性人类品质"。这些都表明，德性概念所标识的是道德主体自身完善的一种人格境界。这种理论相信：一个人只要拥有适宜的美德，自然就会做出好的道德判断，即做出合乎伦理的行为决策、评价和辩护。美德是指在一定社会的历史条件下经过长期的道德实践而逐渐形成的、受到普遍尊崇的、具有普遍和永恒价值的优秀道德品质。关于美德论，中西方都有丰富的传统伦理理论资源。

(2) 美德论的特点

1) 强调个人行为的稳定性：对于个人美德的评价，并非根据一时一事的行为表现，而是根据个人一贯性、长期性的行为表现。在医学实践中也是如此，医务人员只有在医学实践中将具体美德始终如一地坚持下去，才能被称之为有美德的医者。

2) 强调个人行为的自律性：美德论强调个人自律和自我控制。医学美德论强调医务人员自觉自愿地保持和提升个人的职业道德修养，全心全意地为患者服务。不论在什么情况下，都要自觉地履行医学道德义务，而这正是医学美德修养所必需的。

(3) 美德论在医学实践中的运用：美德论以品德、美德和行为者为中心，研究和探讨人应该具有什么样的道德品质，有道德的人是什么样的人，人应该具有什么样的品德或品格。不同的时代、不同的国家、不同的民族对美德内容的理解和概括有所不同，要求也不一样。中国传统德性伦理在医学实践中提倡医者的奉献精神和医德规范，如仁爱救人、清廉正直、医术精湛、不畏艰难、勇于创新、谦虚好学和献身精神等。西方传统德性伦理在西方的医学实践中，始终是行医者恪守的职业信条。从《希波克拉底誓言》开始，就强调医务人员对于医学的奉献精神和牺牲精神，追崇医德的至善境界。18世纪后期，英国爱丁堡大学医学教授约翰·格雷戈里在1772年出版的《关于医生的职责和资格的演讲》中指出，同情应当作为医生的首要美德；认为医生对患者应有基本的道德责任，这种责任包括仁慈、耐心、关怀、谨慎、保密、道义、公正和同情。

美德论及其包含的具体美德要求无疑对医学伦理学的理论和实践产生了重要的影响作用。

2. 后果论

(1) 后果论的内涵：后果论又被称为效果论、效用主义或功利主义、目的论或价值论等。根据这种理论，社会确立道德的目的不是为了道德本身，而是为了社会的存在、发展，以及为了增进每个人的利益；道德规范的确立和完善及伦理行为的决策、评价和辩护强调后果、效用和价值。也就是说，在"如何制定和完善道德规范"和"如何做出道德判断"这两个方面，都强调"后果"。功利主义的"最大多数人的最大幸福"是代表和反映这种伦理思想本质的核心原则。

(2) 后果论的特点

1) 强调行为的结果，不重视行为的动机：判断某个行为是否善，主要看这个行为是否带来好处。而不论行为者出于什么动机，只要产生更大的快乐和幸福，就是善的，是应该被鼓励和赞赏的。

2) 以个体经验为基础，以经验生活中的苦乐感受为标准：这与道义论的超验性不同,功利主义者在行为前进行利益的权衡,通过计算利弊得失来决定是否采取行为,采取何种行为。

(3) 后果论在医学实践中的运用:后果论作为一种道德理论,它主张人的行为道德与否看行为的后果,凡行为结果给行为者及其相关的人带来好处,或带来利大于弊的行为,则是道德的,否则就是不道德的。后果论的核心主张是把与行为相关的感性快乐与痛苦作为伦理学思考的出发点。判断行为的善恶主要依据行为所能带来的快乐与痛苦的数量关系,如果一个行为能够带来的快乐比带来的痛苦多,那么这个行为就是善的,反之就是恶的。

随着医学实践的发展,功利主义伦理学作为基本的伦理理论成为生命伦理学的一种必然诉求。功利主义伦理理论为世人提供了一种基本的道德思考模式,主张从行为后果对人的幸福和快乐的影响程度来判定行为的正当与否,而且功利主义不是单纯从原则出发,而是主张具体地分析和比较可供选择的不同的行为后果。这一理论的后果论思路,对个人和社会幸福的注重、对个人利益和社会利益关系的调和及对道德制载力的研究,都为伦理学的研究和应用提供了理论上的有益启示。事实上,现代生命伦理学理论的建立和成熟,功利主义伦理学理论扮演了重要的角色,因为无论是生命质量的确定、生命价值的判断、死亡方式的选择,还是有限卫生资源的合理分配、医疗卫生事业的宏观决策等,都存在依据什么样的标准进行价值判断和道德选择的问题,在这种选择中,功利主义伦理学的理论在方法和原则上具有不可替代的功用。

3. 道义论

(1) 道义论的内涵:道义论又被称为义务论或非目的论等,这种理论认为:其一,社会确立道德的目的在于道德自身,在于完善每个人的品德,是为了实现"人之所以异于禽兽、人之所以为人"。孟子曰:"人之有道也,饱食、暖衣、逸居而无教,则近于禽兽。"其二,行为是否道德,其终极的标准只能看它对行为者的品德、道义的效用如何。而不能看它对全社会和每个人利益的效用如何;凡是能够使行为者品德达到完善、实现人之所以为人者的行为,不论它如何减少行为者和整个社会的利益总量,因符合上述道德目的，就是应该的、道德的；相反，则是不应该的、不道德的。

(2) 道义论的特点

1) 道义论在道德评价中注重行为本身是否符合道德规定，强调行为的动机而不是以结果为评价善恶的依据。因此，也有人把道义论称为动机论，认为只要行为的动机是善的，不管结果如何，这个行为都是道德的。

2) 伦理道义论以社会或群体的整体利益及其公正分配为道德考量目标，它所关注的重心不仅是单个道德主体的权益和目的，更多的是所有道德主体之间的权益（包括道德权利与道德义务）的公平分配和合理安排，是诸道德主体（个人或群体）之间的伦理关系和道义承诺。因此，它的规范内容和规范形式往往与社会的制度安排内在相关，也就是与社会的基本制度结构，尤其是和国家法律规范系统有着内在一致的关联，甚至相互支持，是制度（规范）互补关系。

3) 道义论对规范有效性的寻求总是普遍主义的，甚至是绝对道义性的。道义论的这种道德普遍主义规范主张或绝对化的道义诉求，缘于它对道德判断的某种形式化条件的前提性依赖。行为在道德上是否正当合理，不能由其所产生的具体效果来确定，而应当首先看它是否与某种确定的道德原则或道德规范相符。这样一来，道德原则或道德规范就成为行为是否符合道义的基本判断和评价标准。因此，伦理道义论者往往把制定这种具有普遍有效性的道德原则（规范）或康德所说的"绝对（道德）律令"当作伦理学的第一要务，视为建立某种伦理理论体系的头等大事。

(3) 道义论在医学实践中的运用：道义论侧重的是道德行为动机，不注重行为的后果，而诉诸一定的行为规则、规范及标准，其理论的核心是义务和责任。也就是说，行为的正确与否，并不是由行为的后果来决定的，而是由这个行为的动机和标准来决定的，注重的是行为的动机是否是"善"的，行为的本身是否体现了预设的道德标准，这样就突出了道义理性的地位，把道义行为的内在本质认定为是预设的和普遍的。道义论强调履行义务的行为动机这种观念在医学实践中有着悠久的历史。从古巴比伦的《汉谟拉比法典》

到古印度的《妙闻集》,从古希腊的《希波克拉底誓言》到古阿拉伯的《迈蒙尼提斯祷文》,中国传统的医学经典《黄帝内经》《千金要方》等都包含了对医者的道德义务和行医动机的特别强调。

(二)基本原则

1. 尊重原则

(1) 尊重原则的含义:尊重原则要求医务人员尊重患者。欧美一般称为自主原则,即对自主的人及其自主性的尊重。知情同意、知情选择、保守秘密和隐私等均是尊重患者的体现。广义上的尊重原则还包括医务人员尊重患者及其家属的人格。

(2) 尊重原则的内容

1) 尊重患者的生命:生命是人存在的基础,是人的根本利益所在。尊重患者的生命,首先,要尽力救治患者,维护其生命的存在,这是对人的生命神圣性的尊重;其次,要通过良好的医疗照护提高患者的生命质量,以维护其生命价值,这是尊重人的人格生命的具体体现。尊重人的生命及其生命价值是医学人道主义最根本的要求,也是医学道德的基本体现。

2) 尊重患者的人格尊严:即把患者作为一个完整的人加以尊重。尊重患者作为独特个体的生命存在,重视其生命的质量,体悟其因病痛所忍受的痛苦,将减少对患者的身体伤害和缓解患者的痛苦作为伴随救治过程的道德主旨;尊重患者的内心感受和价值理念,重视社会和心理因素对患者的影响。

3) 尊重患者的隐私:隐私是指一个人不容许他人随意侵入的领域。主要包括两方面内容,一是个人的私密性信息不被泄露;二是身体不被随意观察。医疗职业的特点决定了医生常常可以了解到患者的某些隐私,涉及患者从未向他人谈到或暴露过的身心领域。医生有义务为患者保守秘密,以免泄露信息给患者带来伤害,同时,医生也有义务在为患者实施检查、治疗时保护患者的身体不被他人随意观察。

4) 尊重患者的自主权:自主主要指自我选择、自由行动或依照个人的意愿自我管理和自我决策。患者自主权是指具有行为能力并处于医疗关系中的患者，在进行医患有效沟通交流之后，经过深思熟虑，就有关自己疾病和健康问题做出合乎理性的决定，并据此采取负责的行动。这是患者享有的一种重要权利，与其生命价值和人格尊严密切相关。

2. 不伤害原则

（1）不伤害原则的含义：不伤害原则要求医务人员在诊治过程中，应尽量避免对患者造成生理上和心理上的伤害，更不能人为有意地制造伤害。

（2）不伤害原则的伦理要求

1）树立不伤害的意识，在医疗活动中首先想到不伤害患者，杜绝有意和责任伤害，把不可避免但可控的伤害控制在最低限度。

2）善于权衡伤害和受益，对有危险或有伤害的医疗措施进行评价，只有相对于受益，危险或伤害能够接受，才符合不伤害原则。

3. 有利原则

（1）有利原则的含义：有利原则要求医务人员的诊治行为应该保护患者的利益、促进患者健康、增进其幸福。有利原则也称为行善原则。在《希波克拉底誓言》中，明确提出并阐明了"为病家谋利益"的行医信条。《日内瓦宣言》规定："在我被吸收为医学事业中的一员时，我严肃地保证将我的一生奉献于为人类服务。""我的患者的健康将是我首先考虑的。"这些都体现了有利原则。

（2）有利原则对医务人员的要求

1）首先考虑患者的利益，做对患者有益的事，努力维护患者的生命健康，当患者利益与科学利益、医生利益发生冲突时，应该将患者的利益放在首位。

2）准确诊断、有效治疗，努力提高医疗业务能力，为患者提供最为准确的诊断和最为有效的治疗，通过高超的医疗技术提高患者的生命质量，满足患者的健康需求。

3）提供最优化服务，对利害得失全面权衡，执行受益最大、伤害最小的医学决策。

4）坚持公益原则，将有利于患者同有利于社会健康公益有机地统一起来。

4. 公正原则

（1）公正原则的含义：公正原则要求医务人员合理分配和实现人们的医疗和健康利益。公正原则包括形式公正原则和内容公正原则。形式公正原则，又称完全平等原则，是指应该同等分配负担和收益。在医疗实践中，此项原则要求类似的个案以同样的准则加以处理。内容公正原则，又称合理差别原则，是指应该合理差别分配收益和负担。到底应该依据什么来判断谁是应得者，应得什么，应得多少，学者们提出可依据需要、个人能力、对社会贡献、在家庭中的角色地位等进行判断。

在医疗卫生领域，公正原则首先强调基本健康权人人平等，在基本医疗保健需求应该上保证人人同样享有。1946年7月22日《世界卫生组织宪章》宣布："享有可能获得的最高标准的健康是每个人的基本权利之一，不因种族、宗教、政治信仰、经济及社会条件而有区别。"对于公民所具有的基本的、合理的医疗护理及获取健康的权利要予以保障，体现人人平等。

（2）公正原则的伦理要求

1）公正地分配医疗卫生资源。其中医务人员既有分配宏观资源的建议权，又有微观资源的分配权，因此应该公正地运用自己的权利，尽力保证患者享有的基本医疗和护理等平等权利的实现。

2）在医疗态度上平等对待患者，特别是对老年患者、年幼患者、残疾患者、精神疾病患者等要给予足够的耐心和尊重。

3）公正地面对医患纠纷、医疗差错事故，坚持实事求是，站在公正的立场上。

二、肠内营养相关政策法规

（一）合适的医院营养治疗也是人权的一部分

2021年ESPEN发表临床营养与人权国际官方报告，提出临床营养是一项基本人权，这是人类历史上第一次把临床营养提高到人权的高度。维护患者权益、践行人道主义是临床医学的最高行为准则，而营养治疗是实现人道精神的最佳途径、是维护人权的最佳手段。营养治疗不仅仅能显著提高疾病治疗效果、降低患者死亡率、提高患者生活质量，而且能大幅度节约医疗费用，还可高度维护患者的尊严和公平。

（二）医用食品的政策法规

1. 肠内营养产品兴起

在临床营养产品类目中，肠内营养产品占有非常重要的地位。在20世纪80年代，肠内营养的理念和技术兴起于临床之际，欧洲将该类产品命名为"特殊医用目的食物"，美国将其命名为"医学用途食物"，当时中国因为临床需要引入，但国内缺乏这一类临床食物的分类，于是以"药品"的名义引入中国。

在《特殊医学用途配方》食品注册管理办法实施前，国内市场上按照医用食品特性进行生产销售的产品主要以药品、特殊膳食食品、普通食品、保健食品等形式存在。其中以药品身份存在的医用食品占据了大部分市场份额，但种类非常少。此外，由于此前国内的药品注册时间长，导致这些注册为药品的医用食品配方更新难度大。

自2013年以来，医用食品有了较为独立的注册及标准体系。2016年7月1日《特殊医学用途配方食品注册管理办法》实施后，医用食品从特膳食品管理中脱离出来，拥有了独立的注册管理文件（《特殊医学用途配方食品注册管理办法》）、产品标准（GB 29922—2013《食品安全国家标准 特殊医学用途配方食品通则》）和生产规范（GB29923—2013《特殊医学用途配方食品企业良好生产规范》）。

2.《临床营养科建设与管理指南（试行）》

为指导和规范医疗机构临床营养科建设与管理，国家卫生健康委员会组织制定了《临床营养科建设与管理指南（试行）》（简称《指南》）。已设立临床营养科的医疗机构，要按照《指南》要求加强建设和管理，不断提高本机构临床营养诊疗能力。鼓励尚未设立临床营养科的医疗机构，根据《指南》要求，逐步建立规范化的临床营养科。

3.《中国老年重症患者肠内营养支持专家共识（2022）》

为了进一步规范老年重症患者的营养支持策略，该共识专家组采用 GRADE 系统推荐原则及改良的德尔菲法，从肠内营养时机、剂量、剂型及营养支持相关并发症、围手术期肠内营养支持等方面对《中国老年重症患者肠内营养支持专家共识（2022）》的条目进行审阅，最终形成了 19 条推荐意见，为老年重症患者肠内营养支持提供了参考依据。

4.《中国急诊危重症患者肠内营养治疗专家共识》

《中国急诊危重症患者肠内营养治疗专家共识》(简称《共识》) 制定前期，全国范围内调查结果显示急诊医护人员在对急诊危重症患者首选肠内营养治疗方面认识一致、接受度高，但是在知识储备、行为实践方面仍存在明显差异。基于此，在多位专家共同努力下，制定本《共识》，以规范临床实践，进一步提高急诊危重症患者的治疗质量。

5. 2021—2022 年国家法规政策汇总

（1）2022 年 9 月国家卫生健康委员会发布，由家卫生健康委员会立项制定《食品安全国家标准 特殊医学用途配方食品临床应用规范》。目前，该标准已完成起草工作，并进行了公开征求意见。该标准主要规定了医疗机构中特殊医学用途配方食品的基本应用要求及其处方制定方法，用于指导临床医生、临床营养师规范使用特殊医学用途配方食品。

（2）2022 年 5 月国家市场监督管理总局发布《特殊医学用途配方食品生产企业体系检查指南》，旨在进一步明确特殊医学用途配方食品生产企业体系检查要点，规范检查方法，指导各地做好相关体系检查工作。

（3）2021 年 10 月食品安全国家标准审评委员会秘书处发布《特殊医学用途配方食品良好生产规范》（征求意见稿）。

（4）2021 年 1 月国家卫生健康委医院管理研究所组织临床营养项目专家

工作组起草了《特殊医学用途配方食品(FSMP)临床管理专家共识(2021版)》，并向社会公开征求意见。

(5) 2021年10月18日—11月18日国家市场监督管理总局对于《特殊医学用途配方食品注册管理办法（征求意见稿）》向社会各界公开征求意见。对《特殊医学用途配方食品注册管理办法（征求意见稿）》进行了修改完善。

三、肠内营养伦理学问题

营养支持伦理原则认为，为患者提供食物和水属于基本护理，适用于所有患者。虽然管饲喂养可以解决诸多问题，但仍然是一项有创治疗，置管喂养属医疗干预，须征得患者知情同意。患者享有医疗平等权、疾病认知权、知情同意权、隐私保护权、医疗过程的监督权、医疗赔偿权。在特定情况下（例如神志不清或患有精神病），患者可享有社会责任和义务的免除权。知情同意权是指为患者提供真实而充分的医疗信息，使患者或其家属有充分时间深思熟虑，自主做出选择。另外，要防止知情不足、同意有余的状况。营养支持的知情同意需向患者提供下列信息：①诊断结论及其依据、损害、风险（轻、中、重度营养不良）；②治疗方案及其选择（肠内营养和肠外营养的选择，外周静脉导管、经外周静脉的中心静脉心导管或中心静脉导管的选择等）；③病情预后及不可预见的意外（中心静脉导管导致的血气胸等）；④暴露患者隐私部位的告知；⑤治疗费用。滥用无关和弊大于利的辅助检查（造影、CT等）；滥用肠内营养、肠外营养、谷氨酰胺、免疫营养；滥用有创医疗技术操作，如中心静脉穿刺、术中空肠穿刺置管等，都是有悖于营养支持的伦理道德的。

因此，在建立营养通路及进行人工要素膳营养支持时必须考虑到医学伦理的一般原则，即自主、公正、获益、无伤害和避免无效干预。值得注意的是，我们一厢情愿地认为"营养"是为患者好，无须解释。其实在伦理学家的眼里，肠内营养与应用抗生素、升压药及吸氧等治疗并无区别，微创与大创也无差异。故对一位有自主行为能力的成年患者来说，其有权力决定是否接受营养支持及何时开始施行。在未对患者进行告知及解释的情况下，医生无权放置营养管。

在美国，各级法院对终末期患者是否行管饲营养支持有严格的法律规定；在英国，目前唯一实行撤除管饲的指征是法庭裁定的持续性植物状态（persistent vegetative state, PVS）；正统的犹太思想家以特别的视角看待濒死的人，反对在生命的最后岁月阻碍死亡的进程。

舍弃或保留营养支持，取决于营养支持是否符合患者的最大利益，营养支持的风险是否超越了利益，要强调充分尊重患者及法定监护人的自主权。终末期患者进食减少是自然和现实现象，当我们施行营养支持时，必须考虑患者的病情是否有逆转的可能、营养支持能否使患者维持或重获良好的生活质量、营养支持是否只能延长预后不良的濒死期等问题。

无效治疗和放弃治疗的判定应基于临床医学标准，生命价值观是判定的伦理依据。此外，患者及其家属的社会处境、医疗处境、经济处境、人文处境、宗教信仰千差万别。例如，大部分宗教认为，死亡由非脱水和营养原因引起，放弃维持治疗是合理的；部分宗教认为，必须不遗余力地延长寿命。文化背景对营养支持的伦理道德的影响也是显而易见的。例如，非白种人比白种人更难接受"不复苏"（do-not-resuscitate, DNR）的观念。亚洲国家特别是我国，子女孝顺父母是道德的核心价值之一，撤除父母支持治疗被视为不忠、不孝行为。事实上，肠内管饲对终末患者往往弊大于利。

现在，伦理与法律也越来越影响临床治疗的决定。

（1）患者被充分告知后，则增加了我们做出医疗决定的复杂性。

（2）医生的首要职责是对患者负责（有益、无害），同时也要对社会负责（公正）。

（3）社会的责任之一。经过全面而充分地讨论与咨询，从整体上决定如何分配健康医疗服务资源。

（4）患者的自主权应受到尊重，但任何医生不能被迫进行有害治疗或损害患者利益的治疗。

（5）必须保护个人利益不受政府、经济团体、保险公司和其他个人的影响。并由独立于政府的法院来保证。

（6）患者充足而合理的经口摄食属于基本医疗责任。

（7）只要患者能够吞咽，表达想吃的意愿，而没有医疗反指征，就应当为他提供液体和营养素，这属于基本医疗范畴。肠内置管与肠外营养属于医学治疗。

（8）任何治疗计划都应包括液体与营养素的供应，医疗护理应团队工作。

（9）如果医疗计划是为了维持充足的摄入量，征得患者同意后，给予经口或人工喂养。

（10）如果疾病已经处于终末期，宗教、法律、伦理方面均认为只需给予安慰性治疗，使之感觉舒服就足够了。刻意延长他们的生命或应用那些增加他们负担的技术不符合伦理学要求。

（11）管饲和肠外营养是合法的医学治疗手段，不属于基本医疗范畴。

（12）对于无能力成人，法律上医生有责任采取对患者最有利的治疗措施，应遵循患者清醒时的意愿，并与治疗组内的其他成员和患者家属协商，不同国家，患者意愿与其家属意愿的法律地位是不同的。

（13）儿童与青少年应另行考虑，家长有权做出决定。

（14）如果要撤除持续性植物状态患者的营养支持，需要向法庭提出申请，由法庭决定。

（15）特殊情况下，强迫患者饮食是合法的，如针对神经性厌食、绝食罢工等情况。

（16）如果担心无法撤除的无益处营养支持，而不给予患者时限性的治疗，认为是不道德的。

（17）如果出院后继续管饲，伦理学要求是必须确保患者、照顾者及社区卫生保健人员获知充分的相关技术和可能的并发症。

附　录

一、营养风险筛查表 2002（NRS 2002）

1. NRS 2002 筛查对象

年龄 ≥ 18 岁住院患者（包括肿瘤患者），不推荐用于未成年人。

2. NRS 2002 筛查时机

患者入院 24 h 内。

3. NRS 2002 筛查执行者

首诊责任护士。

4. NRS 2002 筛查目的

判断患者有无营养风险，如有营养风险，可以尽早进行营养干预，缓解机体功能的恶化，减少并发症的数量并降低严重程度，减少资源消耗，规范临床营养的实施。

5. NRS 2002 筛查方法

分为以下三部分，详见附表 1。

第一部分　疾病状态，多项同时符合，只取最高分值。

0 分：正常营养需要量。

1 分：营养需要量轻度增加的疾病，如髋关节骨折、慢性疾病急性发作或有并发症、COPD、血液透析、肝硬化、一般恶性肿瘤等。

2 分：营养需要量中度增加的疾病，如脑卒中、重度肺炎、血液恶性肿瘤、7 天内将行胸部或腹部大手术。

3 分：营养需要量重度增加的疾病，如颅脑损伤、骨髓移植、APACHE ≥ 10 分的。

第二部分 营养状态，多项同时符合，只取最高分值。

0 分：正常营养状态。

1 分：近 3 个月体重下降 > 5%，或近 1 周内进食量减少 1/4 ~ 1/2。

2 分：近 2 个月体重下降 > 5%，或近 1 周内进食量减少 1/2 ~ 3/4，或 BMI < 20.5 kg/m² 及一般情况差。

3 分：近 1 个月体重下降 > 5%，或近 1 周内进食量减少 3/4 以上，或 BMI < 18.5 kg/m² 及一般情况差（若有严重腹水，无法得到精确的 BMI 值，则白蛋白 < 30 g/L 记为 3 分）。

第三部分 年龄评分。

0 分：年龄 ≤ 70 岁。

1 分：年龄 > 70 岁。

附表 1 营养风险筛查表 2002（NRS 2002）

一、患者资料			
姓名		住院号	
性别		病区	
年龄		床号	
身高（cm）		体重（kg）	
BMI（kg/m²）			
诊断			
二、疾病状态			

疾病状态	分数	若"是"请打钩
正常状态	0	
髋关节骨折、慢性疾病急性发作或有并发症者、COPD、血液透析、肝硬化、一般恶性肿瘤等	1	
如脑卒中、重度肺炎、血液恶性肿瘤、7 天内将行胸部或腹部大手术	2	
颅脑损伤、骨髓移植、APACHE ≥ 10 分	3	

续表

三、营养状态		
营养状态指标	分数	若"是"请打钩
正常营养状态	0	
近 3 个月体重下降 > 5%,或近 1 周内进食量减少 1/4～1/2	1	
近 2 个月体重下降 > 5%,或近 1 周内进食量减少 1/2～3/4,或 BMI < 20.5 kg/m² 及一般情况差	2	
近 1 个月内体重下降 > 5%,或近 1 周内进食量减少 3/4 以上,或 BMI < 18.5 kg/m² 及一般情况差(若有严重腹水,无法得到精确的 BMI 值,则白蛋白 < 30 g/L 记为 3 分)	3	
四、年龄		
年龄 ≤ 70 岁	0	
年龄 > 70 岁	1	
五、营养风险筛查评估结果		
营养风险筛查总分		
处理		
总分 ≥ 3 分,患者有营养风险,需要营养支持治疗		
总分 < 3 分,患者无营养风险,每周复筛一次,患者如有新出现营养需要量中重度增加的疾病情形,建议及时进行复筛。		
执行人:	时间:	

二、营养状况和生长发育风险筛查工具

此工具适用于住院患儿(除新生儿)的营养风险筛查,详见附表 2。

筛查评估标准:

(1) 高风险疾病:有则 2 分,无则 0 分。

(2) 主观判断患儿有无营养不良的临床表现:由有经验的儿科医生评价,有则 1 分,无则 0 分。

(3) 营养摄入情况：有则 1 分，无则 0 分。

(4) 体重丢失情况：有则 1 分，无则 0 分。

附表 2　营养评估筛查表

科室：　　床号：　　姓名：　　性别：　　住院号：　　入院年龄：　　入院诊断：

评估项目	高风险疾病（详见附表3）	主观判断患儿有无营养不良的临床表现	1：最近 3 天大便 ≥ 5 次/天或呕吐 > 3 次/天 2：入院前 3 天主动摄食减少 3：入院前已有进行营养干预的建议 4：因为疼痛缺乏足够的摄入		在近 1 个月内是否存在体重减轻或 1 岁内儿童存在体重增长过缓		总分	护士签名
分值	有(2分)　无(0分)	有(1分)　无(0分)	有(1分)	无(0分)	有(1分)	无(0分)		

注：低风险 0 分，中风险 1～3 分，高风险 4～5 分。

三、微型营养评定

这是一种针对老年人全面评估的方法，主要适用于 65 岁以上的老年人。详见附表 3。

筛查评估标准：

(1) 若初筛总分 ≥ 12 分，提示无营养不良风险，无须评估。

(2) 若初筛总分 < 12 分，提示有营养不良风险，继续评估。

(3) 若营养不良风险评估总分 (初筛 + 评估) ≥ 24 分，表示营养状况良好。

(4) 若营养不良风险评估总分（初筛 + 评估）< 24 分，当 BMI ≥ 24 kg/m^2（或男性腰围 ≥ 90 cm，女性腰围 ≥ 80 cm）时，提示可能是肥胖/超

重型营养不良或有营养不良风险。

（5）若营养不良风险评估总分（初筛＋评估）17～24分，表示有营养不良风险；若营养不良风险评估总分（初筛＋评估）≤17分，表示有营养不良风险。

附表3 微型营养评定

姓名：	性别：	年龄：
体重（kg）：	身高（m）：	填表日期：

A：过去3个月内有没有因为食欲缺乏、消化问题、咀嚼或吞咽困难而减少食量

0＝食量严重减少

1＝食量中度减少

2＝食量没有改变

B：过去3个月内体重下降的情况

0＝体重下降大于3 kg

1＝不知道

2＝体重下降1～3 kg

3＝体重没有下降

C：活动能力

0＝需长期卧床或坐轮椅

1＝可以下床或离开轮椅但不能外出

2＝可以外出

D：过去3个月内有没有被心理压力困扰或患上急性疾病或经历手术

0＝有

2＝没有

E：神经系统与心理问题

0＝严重痴呆或抑郁

1＝轻度痴呆或抑郁

2＝没有神经系统与心理问题

F1：BMI＝体重（kg）÷身高（m）^{2}

0＝BMI＜19 kg/m^2

1＝BMI 19～21 kg/m^2

2＝BMI 21～23 kg/m^2

3＝BMI≥23 kg/m^2

续表

如不能取得 BMI，请以问题 F2 代替 F1。如果已完成问题 F1，请不要回答问题 F2

F2：小腿围（cm）

0＝小腿围＜31 cm

1＝小腿围≥31 cm

总分：　　　　　　　　　　　　　　签名：

注：0～7 分为营养不良，8～11 分为有营养不良的风险，12～14 分为正常营养状况。

参考文献

[1] 栾晶晶，纪强，刘珊珊，等．肠内营养制剂临床应用进展 [J]．中国新药与临床杂志，2018，37（12）：665-670．

[2] 曹梦思，吴志豪，王红霞，等．特殊医学用途配方食品原料标准进展研究之二：碳水化合物与脂肪 [J]．中国食品添加剂，2022，33（5）：219-226．

[3] 陈斌，董海胜，张国文，等．特殊医学用途配方食品及其应用研究 [J]．食品科学技术学报，2017，35（1）：6-16．

[4] 许静涌，杨剑，康维明，等．营养风险及营养风险筛查工具营养风险筛查 2002 临床应用专家共识（2018 版）[J]．中华临床营养杂志，2018，26（3）：131-135．

[5] 刘婧昀，左群．微量元素铜、锌、硒、铁在机体氧化应激与炎症状态下的变化及机制研究进展 [J]．中国运动医学杂志，2019，38（2）：159-164．

[6] 刘跃华，彭云华，周建平，等．老年胃肠肿瘤患者术前营养状况及营养支持的调查与分析 [J]．解放军护理杂志，2018，35（7）：29-31．

[7] 杜国光，顾文霞．与医学相关的营养与代谢方面的新概念 [J]．中国生物化学与分子生物学报，2019，35（10）：1094-1097．

[8] 楚歆，常志刚，李鹏，等．补充性肠外营养对重症患者预后影响的荟萃分析 [J]．中华烧伤杂志，2020，36（8）：710-717．

[9] 邵小平，林兆奋，李阳洋，等．肠内营养半固化间断喂养对降低危重患者肠内营养不耐受的效果研究 [J]．解放军护理杂志，2020，37（1）：60-62，66．

[10] 韦军民．从欧洲肠外肠内营养学会外科营养指南更新探讨围术期营养支持 [J]．中华消化外科杂志，2020，19（10）：1038-1043．

[11] 解立新, 徐建桥. 危重症患者营养支持治疗 [J]. 中华结核和呼吸杂志, 2019, 42 (9): 641-644.

[12] 陈莉, 李如月, 白春花, 等. 肠内营养预适应对胃癌术后患者早期肠内营养相关并发症及胃肠功能的影响 [J]. 护理学杂志, 2018, 33 (14): 83-86.

[13] 徐晓波, 张崇杰, 徐真蕊, 等. 免疫微生态肠内营养在结直肠癌围手术期加速康复的临床研究 [J]. 中华普通外科杂志, 2018, 33 (8): 685-686.

[14] 陈军, 汪志明. 鼻肠管放置技术在临床营养支持中的规范化应用 [J]. 肠外与肠内营养, 2020, 27 (4): 193-195.

[15] 王奉涛, 宋砚坤, 王倩, 等. 重症监护病房危重患者肠内营养并发症的危险因素分析 [J]. 中华临床营养杂志, 2017, 25 (3): 159-166.

[16] 中国老年医学学会, 中国老年医学学会重症医学分会. 中国老年重症患者肠内营养支持专家共识 (2022) [J]. 中华危重病急救医学, 2022, 34 (4): 337-342.

[17] 余雅琴, 何静婷, 罗洋, 等. 成人经皮胃造瘘护理研究进展 [J]. 护理研究, 2020, 34 (13): 2356-2359.

[18] 孙仁华, 江荣林, 黄曼, 等. 重症患者早期肠内营养临床实践专家共识 [J]. 中华危重病急救医学, 2018, 30 (8): 715-721.

[19] 田小霖, 宋玮, 夏耿红, 等. 肠内营养对神经危重症患者肠道微生态影响的研究进展 [J]. 中华危重病急救医学, 2021, 33 (11): 1393-1396.

[20] 于健春, 李子建. 外科营养支持治疗焦点问题及研究进展 [J]. 中国实用外科杂志, 2018, 38 (3): 250-253.

[21] 吴国豪. 加速康复外科时代营养治疗的合理应用 [J]. 中国实用外科杂志, 2018, 38 (3): 254-256.

[22] 苏文中, 杨广义, 梁卫民. 术前肠内营养对食管癌患者围手术期营养状态及免疫功能的影响 [J]. 临床医学研究与实践, 2022, 7 (21): 59-61.

[23] 李子建, 陈伟. 以加速康复外科为契机优化围手术期营养管理 [J]. 中华外

科杂志, 2019, 57 (7): 513-516.

[24] 费超男, 段培蓓, 杨玲, 等.胃癌患者围手术期营养管理的最佳证据总结[J].中华护理杂志, 2022, 57 (19): 2345-2352.

[25] 中华医学会肠外肠内营养学分会.肿瘤患者营养支持指南[J].中华外科杂志, 2017, 55 (11): 801-829.

[26] 施淑燕, 谢骁旭, 贾晓峰, 等.有关癌症患者营养支持的文献计量分析[J].中华临床营养杂志, 2020, 28 (3): 158-164.

[27] 张甜, 谯丹, 张燕, 等.渐进式营养指引单在口腔癌患者术后肠内营养的应用研究[J].中华临床营养杂志, 2021, 29 (1): 22-29.

[28] 林碧霞, 许丽春.成人不同鼻饲方式胃肠道耐受性的研究进展[J].护士进修杂志, 2018, 33 (10): 887-890.

[29] 陆娟, 王蓉, 李育平, 等.新型鼻饲用具专利技术装置在重症脑卒中患者肠内营养中的应用[J].实用临床医药杂志, 2021, 25 (13): 36-39.

[30] 张玉鹏, 章黎, 黄迎春, 等.中国住院病人营养不良及住院时间延长的危险因素分析[J].肠外与肠内营养, 2020, 27 (3): 136-142.

[31] 薛敏.成人家庭肠内管饲营养管理方案的构建[D].济南: 山东大学, 2021.

[32] CHEN J, ZOU L, SUN W, et al. The effects of nutritional support team intervention on postoperative immune function, nutritional statuses, inflammatory responses, clinical outcomes of elderly patients with gastric cancer[J]. BMC Surg, 2022, 22 (1): 353.

[33] LEW C C H, YANDELL R, FRASER R J L, et al. Association between malnutrition and clinical outcomes in the intensive care unit: a systematic review [Formula: see text][J]. JPEN J Parenter Enteral Nutr, 2017, 41 (5): 744-758.

[34] REINTAM B A, STARKOPF J, ALHAZZANI W, et al. Early enteral nutrition in critically ill patients: ESICM clinical practice guidelines [J].Intensive

Care Med, 2017, 43 (3) : 380-398.

[35] HU B, SUN R, WU A, et al. Severity of acute gastrointestinal injury grade is a predictor of all-cause mortality in critically ill patients: a multicenter, prospective, observational study [J]. Crit Care, 2017, 21 (1) : 188.

[36] CEDERHOLM T, BARAZZONI R, AUSTIN P, et al. ESPEN guidelines on definitions and terminology of clinical nutrition [J]. Clin Nutr, 2017, 36 (1) : 49-64.

[37] TAKAGI K, YOSHIDA R, YAGI T, et al. Effect of an enhanced recovery after surgery protocol in patients undergoing pancreaticoduodenectomy: a randomized controlled trial[J]. Clin Nutr, 2019, 38 (1) : 174-181.

[38] WEIMANN A, BRAGA M, CARLI F, et al. ESPEN guideline: clinical nutrition in surgery[J]. Clin Nutr, 2017, 36 (3) : 623-650.

[39] WISCHMEYER P E, CARLI F, EVANS D C, et al. American Society for Enhanced Recovery and Perioperative Quality Initiative joint consensus statement on nutrition screening and therapy within a surgical enhanced recovery pathway[J]. Anesth Analg, 2018, 126 (6) : 1883-1895.

[40] FOLWARSKI M, KŁĘK S, ZOUBEK-WÓJCIK A, et al. Home enteral nutrition in adults-nationwide multicenter survey[J]. Nutrients, 2020, 12 (7) : 2087.

[41] SINGER P, BLASER A R, BERGER M M, et al. ESPEN guideline on clinical nutrition in the intensive care unit[J]. Clinical Nutrition, 2019, 38 (1) : 48-79.

[42] VANGELOV B, SMEE R I. Clinical predictors for reactive tube feeding in patients with advanced oropharynx cancer receiving radiotherapy ± chemotherapy[J]. Eur Arch Otorhinolaryngol, 2017, 274 (10) : 3741-3749.

[43] BRAY F, FERLAY J, Soerjomataram I, et al. Global cancer statistics 2018: GLOBOCAN estimates of incidence and mortality worldwide for 36 cancers in

185 countries [J]. CA Cancer J Clin, 2018, 68 (6) : 394-424.

[44] TAIPA-MENDES A M, AMARAL T F, GREGÓRIO M. Undernutrition risk and nutritional screening implementation in hospitals: Barriers and time trends (2019—2020) [J]. Clin Nutr ESPEN, 2021, 45: 192-199.

[45] VAN VLIET I, GOMES-NETO A W, de JONG M F C, et al. High prevalence of malnutrition both on hospital admission and predischarge[J]. Nutrition, 2020, 77: 110814.

[46] CURTIS L J, BERNIER P, JEEJEEBHOY K, et al. Costs of hospital malnutrition[J]. Clin Nutr, 2017, 36 (5) : 1391-1396.

[47] MC CLAVE S A, TAYLOR B E, MARTINDALE R G, et al. Guidelines for the provision and assessment of nutrition support therapy in the adult critically ill patient: Society of Critical Care Medicine (SCCM) and American Society for Parenteral and Enteral Nutrition (A.S.P.E.N.) [J]. JPEN J Parenter Enteral Nutr, 2016, 40 (2) : 159-211.

[48] CHRÁSTECKÁ M, BLANAŘ V, POSPÍCHAL J. Risk of malnutrition assessment in hospitalised adults: a scoping review of existing instruments[J]. J Clin Nurs, 2023, 32 (13-14) : 3397-3411.

[49] VAN BLARCOM A, MC COY M A. New nutrition guidelines: promoting enteral nutrition via a nutrition bundle[J]. Crit Care Nurse, 2018, 38 (3) : 46-52.

[50] STROUD M, DUNCAN H, NIGHTINGALE J. Guidelines for enteral feeding in adult hospital patients[J]. Gut, 2003, 52 (Suppl 7) : vii1-vii12.

[51] UKLEJA A, GILBERT K, MOGENSEN K M, et al. Standards for nutrition support: adult hospitalized patients[J]. Nutr Clin Pract, 2018, 33 (6) : 906-920.

[52] DALTON M J, SCHEPERS G, GEE J P, et al. Consultative total parenteral nutrition teams: the effect on the incidence of total parenteral nutrition-related

complications[J]. JPEN J Parenter Enteral Nutr, 1984, 8 (2) : 146-152.

[53] POWERS D A, BROWN R O, COWAN G S Jr, et al. Nutritional support team vs nonteam management of enteral nutritional support in a Veterans Administration Medical Center teaching hospital[J]. JPEN J Parenter Enteral Nutr, 1986, 10 (6) : 635-638.

[54] HOLMES S. Enteral nutrition: an overview[J]. Nurs Stand, 2012, 26 (39) : 41-46.

[55] KING P C, BARRIMORE S E, PULLE R C, et al. "I wouldn't ever want it": a qualitative evaluation of patient and caregiver perceptions toward enteral tube feeding in hip fracture inpatients[J]. JPEN J Parenter Enteral Nutr, 2019, 43 (4) : 526-533.

[56] BISCHOFF S C, AUSTIN P, BOEYKENS K, et al. ESPEN guideline on home enteral nutrition[J]. Clinical Nutrition, 2020, 39 (1) : 5-22.

[57] MUNDI M S, PATTINSON A, MCMAHON M T, et al. Prevalence of home parenteral and enteral nutrition in the United States[J]. Nutr Clin Pract, 2017, 32 (6) : 799-805.

[58] HOWARD L, AMENT M, FLEMING C R, et al. Current use and clinical outcome of home parenteral and enteral nutrition therapies in the United States[J]. Gastroenterology, 1995, 109 (2) : 355-365.

[59] BISCHOFF S C, AUSTIN P, BOEYKENS K, et al. ESPEN practical guideline: Home enteral nutrition[J]. Clin Nutr, 2022, 41 (2) : 468-488.

[60] LIM M L, YONG B Y P, MAR M Q M, et al. Caring for patients on home enteral nutrition: Reported complications by home carers and perspectives of community nurses[J]. J Clin Nurs, 2018, 27 (13-14) : 2825-2835.

[61] MUNDI M S, PATEL J, MC CLAVE S A, et al. Current perspective for tube feeding in the elderly: from identifying malnutrition to providing of enteral nutrition[J]. Clin Interv Aging, 2018, 13: 1353-1364.

[62] STROLLO B P, MCCLAVE S A, MILLER K R. Complications of home enteral nutrition: mechanical complications and access issues in the home setting[J]. Nutr Clin Pract, 2017, 32 (6) : 723-729.

[63] WANDEN-BERGHE C, PATINO-ALONSO M C, GALINDO-VILLARDÓN P, et al. Complications associated with enteral nutrition: CAFANE study[J]. Nutrients, 2019, 11 (9) : 2041.

[64] MUNDI M S, SEEGMILLER S, DAVIDSON J, et al. Prospective assessment of peristomal infections using objective criteria[J]. JPEN J Parenter Enteral Nutr, 2018, 42 (5) : 877-884.